U0335274

海城正骨

——苏玉新学术思想与临床

主　编　苏继承

副主编　苏纪权　付　伟　马福彦　李　鑫
　　　　钟　声　李铭雄　高振宇

中国中医药出版社
·北京·

图书在版编目（CIP）数据

海城正骨——苏玉新学术思想与临床/苏继承主编 . —北京：
中国中医药出版社，2021.2
ISBN 978-7-5132-6333-7

Ⅰ．①海…　Ⅱ．①苏…　Ⅲ．①正骨疗法—中医临床—经验—中国—现代
Ⅳ．①R274.2

中国版本图书馆 CIP 数据核字（2020）第 139971 号

中国中医药出版社出版
北京经济技术开发区科创十三街 31 号院二区 8 号楼
邮政编码　100176
传真　010-64405721
山东临沂新华印刷物流集团有限责任公司印刷
各地新华书店经销

开本 710×1000　1/16　印张 19.5　字数 337 千字
2021 年 2 月第 1 版　2021 年 2 月第 1 次印刷
书号　ISBN 978-7-5132-6333-7

定价　89.00 元
网址　www.cptcm.com

社 长 热 线　010-64405720
购 书 热 线　010-89535836
维 权 打 假　010-64405753

微信服务号　zgzyycbs
微商城网址　https：//kdt.im/LIdUGr
官 方 微 博　http：//e.weibo.com/cptcm
天猫旗舰店网址　https：//zgzyycbs.tmall.com

如有印装质量问题请与本社出版部调换（010-64405510）

海城正骨

——苏玉新学术思想与临床

（编委会）

主编简介

苏继承，辽宁海城人，1964年4月出生。主任医师、硕士研究生导师。长春中医药大学兼职教授，国家级非物质文化遗产"海城苏氏正骨"代表性传承人、海城市正骨医院董事长、法人代表，大骨科主任、医院科协主席。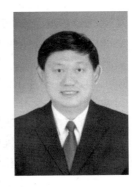

苏继承出身中医正骨世家，在前辈的熏陶下，从小就立志成为一名正骨名医。至今从医40余年，作为学术带头人，他认真发掘整理海城苏氏正骨技术，主张不但要继承传统的苏氏正骨，还要与现代医学相结合，适应21世纪疾病谱的变化，满足患者的需求。因此，他不仅学习掌握中医骨伤科理论和诊疗技术，如手法治疗颈椎病、腰椎间盘突出症和骨折后期康复等，还精通骨折内外固定治疗技术，对比较复杂的陈旧骨折、骨不连等进行中西医结合治疗也取得满意疗效。

在40余年从医生涯中，苏继承坚定不移确定以苏氏正骨为主导的学术思想，对传统的苏氏正骨进行了挖掘和整理，继续完善独具特色的苏氏正骨四法，即"分神复位法""动静固定法""内外用药法""益气练功法"。同时，在海城苏氏正骨学术思想的统领下，既不排斥其他学派的思想，又不闭关自守，从善如流，紧紧抓住传统的医术不放，并不断实践，加以研究、发展和完善，积极引进新的医学科学技术，把好的、现代化的东西拿来为自己所用。通过借鉴别人成功的经验与失败的教训，他明确提出了以中医为主、西医为辅，以手法复位为主、手术为辅，能用手法不用刀，以功能性复位为标准，力求解剖对位，以及"先中后西，能中不西，中西结合"的治疗原则。

主持医院工作20多年中，苏继承推进中医药的继承、创新和传统医学、现代医学协同发展，弘扬中医药文化，加强技术队伍建设，充分发挥中医药的医疗保健作用。他牢固树立科教兴院的办院思想，鼓励扶植学科带头人，开展学术研究，引进新技术、新疗法，组织其他学科开展脊柱外科、关节镜外科、手显微外科和人工关节置换术等。持续收集整理名老中医学术思想、临床经验，并进行系统研究，建立高效的传承方法和个体化诊疗体系，使医院学术水平保持在省内领先地位。

20世纪90年代，苏继承曾参编《中华医药家系列丛书——苏氏正骨》

《骨伤难症百例》《苏氏推拿与临床》等学术专著，与其他国内医疗机构合作编写《骨伤科案例评析》《中西医结合微创骨科学》，以及全国中医药行业高等教育"十三五"创新教材《微创骨科学》等，发表学术论文20余篇，6项改良骨伤科外固定器械获国家发明或实用新型专利，两项科技成果获省政府科技进步奖，承担多项省、市级重点科研课题。尤其是在他主持下，成功申报了"海城苏氏正骨"非物质文化遗产项目，并于2014年被列入国家级非物质文化遗产代表性项目名录。2008年，曾主编《现代骨伤流派名家——苏氏正骨苏玉新》《实用骨伤科系列丛书——康复技术》；2017年4月，主编辽宁省科协资助项目《海城苏氏正骨》。

2018年5月16日，《中国文化报》公布：文化和旅游部关于公布第五批国家级非物质文化遗产代表性项目代表性传承人的通知，文旅非遗发〔2018〕8号，序号05——2952。

项目名称：中医正骨疗法（海城苏氏正骨）。

申报地区和单位：辽宁省海城市。

项目代表性传承人：苏继承。

学术和社会兼职，以及获得的荣誉：

国家级非物质文化遗产代表性项目"海城苏氏正骨"代表性传承人

国家中医药管理局重点专科建设学术带头人

全国基层名老中医药专家

中国中西医结合学会骨科微创专业委员会副主任委员

中国针灸学会针推结合专业委员会副主任委员

中国民间中医医药研究开发协会苏氏正骨分会会长

中华中医药学会骨伤科分会常务委员

长春中医药大学、辽宁中医药大学骨伤方向兼职教授

长春中医药大学骨伤方向硕士研究生导师

辽宁省医院协会中医院管理分会委员

辽宁省医院协会民营医院管理分会副主任委员

辽宁省名中医

《辽宁中医杂志》《吉林中医药》《中国矫形外科杂志》编委

辽宁省交通创伤海城急救中心主任

鞍山市医学会副会长

海城市医学会会长

全国"五一劳动奖章"获得者

辽宁省政府"辽宁省劳动模范"

曾连续五届担任鞍山市人大代表

内容提要

本书以海城苏氏正骨第二代传承人苏玉新的学术思想和临床经验为主，全面系统介绍其流派的兴起和特长，中西医结合微创治疗骨折获得的成果，以及比较成熟的骨伤科实用技术。主要内容包括海城正骨渊源及特色和临证经验选编，如基础理论和临床经验选编，各病种的临床诊治经验。本书可作为向从事中医正骨与微创骨科等领域的临床医生、科研和教学人员、医学生推荐的一部专业参考书。

刘 序

　　骨伤科是我国临床医学的一大学科，与其他临床各科有着同样重要的地位。它是根据中医基础医学知识和临床医学的共同论据，来研究人体皮肉、筋骨、气血、脏腑、经络等由于外伤及其他原因所致的伤害和疾病，并系统地按理、法、方、药的辨证治疗原则，以及手法、手术操作在骨伤科疾病方面的具体运用，从而达到使机体功能恢复正常目的的一门科学。

　　辽宁海城正骨是我国中医骨伤科流派之一，有百余年的历史，是运用中医方法治疗骨折、关节脱位等运动系统疾病的一家骨伤流派。苏氏正骨创始人苏相良，治法自然，符合人体特别是肢体生理功能需要，不拘泥于成方名药，善于广收博采，学他人长处，无门户之见，辨证依据中医学"制器以正之"的学术思想。

　　苏玉新，辽宁海城人，海城市正骨医院终身名誉院长，中医骨伤科主任医师，全国老中医药专家，辽宁省名中医，曾任长春中医药大学、辽宁中医药大学骨伤专业兼职教授，中国人才研究会骨伤分会副理事长，中华医学会鞍山分会中医学组长。从 1962 年开始跟师学徒，全面继承了其父苏相良的事业。早在 20 世纪六七十年代，苏玉新在探索中西医结合治疗骨折时就强调"动静结合、筋骨并重、内外兼治、医患配合"，这是中西医结合治疗骨折的精髓。苏玉新认为，骨折的治疗必须着重于寻求骨折对位准确、固定稳定和软组织之间的平衡，广泛应用传统的手法复位、小夹板固定治疗闭合性骨折，小夹板以其局部三点挤压外固定取代了西医的高超关节外固定。

　　苏玉新怀着为患者解除病痛、济世救人的雄心壮志，决心成为一名优秀的骨伤科医师，将苏氏正骨的雏形发展成为系统的理论，整理完成苏氏正骨的核心——苏氏正骨四法，充分发展了苏氏"分神复位法"快捷、灵活有效的方法。苏玉新以毕生精力，全身心投入，对海城市正骨医院的发展建设起了举足轻重的作用，培养了一批骨科手术人才，为日后发展奠定了坚实基础。近年来，我国骨伤科有了较快发展，具体表现在专科医院大量增加，分科越来越细，专业医师明显增多，各种学术交流活动经常开展。

　　我与苏玉新教授是多年的好朋友，在外伤骨折、骨病方面也有多次交流与探讨，经过中国中医药出版社领导的推荐，现由苏玉新教授的后人总结出版《海城正骨——苏玉新学术思想与临床》一书，我深感欣慰。此书能够在中国中医药出版社出版发行，代表着辽宁省有一支很有影响力的中医骨伤流派，是我们东北地区骨伤科学界的幸事，也为学习骨伤的后辈学子留下宝贵的资料。

国医大师、长春中医药大学终身教授
刘柏龄
2020 年 6 月

金 序

　　我和苏玉新主任医师相识 30 多年了，他是我的好朋友，是令人尊敬的骨伤科专家。我们曾共同探讨交通创伤急救方面相关的问题，彼此相得益彰。后来，我了解到海城市正骨医院真的成立了辽宁省交通创伤海城急救中心，120 急救电话设在该院，还带动了其他科系的发展，我感到十分欣慰，我认为苏玉新真是个干事业的了不起的人才。海城苏氏正骨被列入国家级非物质文化遗产代表性项目名录，苏玉新主任医师在他半个多世纪的医学生涯中做出了巨大贡献，在学术界得到广泛的认可。

　　苏玉新为什么做得这么好，是因为他热爱中医骨伤科事业，特别在于他对中西医结合治疗骨折工作的专注、对患者的深切同情和对事业执着的追求。他是一位著名的骨科专家，不仅医疗技术高超，而且善于用辩证唯物主义思想指导临床实践和科学研究。因为中西医结合治疗骨折是一条前人没有走过的道路，用新方法治疗每一种骨折都要耗费他及同道们的大量心血，都要经过反复的实践。他以严格的治学作风、严谨的科学态度、不断进取的奋斗精神，经过几十年的努力，带领他的团队，使中西医结合治疗骨折的范围不断扩大，治疗效果不断提高，使骨折愈合的理论研究达到了一个新的水平。他带领的海城市正骨医院在短短的十几年时间就从治疗新鲜骨折到治疗陈旧骨折、从治疗关节外骨折到治疗关节内骨折、从治疗四肢骨折到治疗躯干骨折、从治疗闭合性骨折到治疗开放性骨折，都有了新的实践经验和理论。尤其是海城正骨的手法复位小夹板固定，以及后来的骨穿针外固定，精准、微创理念的应用，使海城正骨日趋完善。

　　苏玉新逝世后，他的弟子和传承人总结他的学术思想和临床经验，编写学术专著，这个举措对于海城苏氏正骨经验的传承非常有必要，对于中医骨伤界学术经验的继承发展也非常有意义。愿本书为广大骨伤科临床工作者和中医骨伤科医学生带来思考，留下纪念。本书从苏玉新主任医师个人成长和发展经历出发，诠释了海城正骨暨苏玉新学术思想与临床经验，具有一定的先进性、可读性，因此，我乐于向同道们推荐，感谢中国中医药出版社又出一本好书，谨此为序。

天津中医药大学博士生导师
天津医院交通创伤研究所所长
金鸿宾
2020 年 6 月 16 日

贺《海城正骨》 付梓赋

海城正骨，辽宁之光，源于苏相良，旺于苏玉新，承上启下，二次创业，再续华章。弘扬国家级非遗——海城苏氏正骨，再与出版社签订《战略合作框架协议》。承蒙多名专家指导，友人相助，学科带头人疾书，几经修改完善，《海城正骨》即将出版，吾辈怎不感怀而书之。

海城，物产丰富，人杰地灵，历史蕴厚，钟灵毓秀。其正骨之术，世传接骨圣手。悬壶济世，妙手仁心，术能为民，普度众生；桃李新荣，居功至伟，是固其本流必远，积德而厚义也。

二十世纪五十年代建院，八十年代改革新潮，春雷萌动，杏林喜见新枝。先辈审时乘势，宏图肇兴，筚路蓝缕，锐意改革，俱怀鸿志，开拓进取，百折不挠，传承创新，著书立说，医教研同步。三甲专科，百姓信赖，久誉省内外。国家级非遗项目，跻身全国之列。

纵观历史，人才钟灵，秉苏氏正骨四法，承五大进展、五大突破，又五大攀登，朝气蓬勃，心无旁骛。党建、工会、行政、信息助力，脊柱、关节、创伤、康复无所不能，独显辽宁风骚，见贤思齐，守正致忠，自强不息，历史见证。推崇医院文化，人文精神，各级政府关怀，国家省市专家指导，脚踏实地，众志成城，人才辈出。延苏氏正骨之术，筋伤骨病无所不精，铸特色立于医林，传统与现代巧然融合，形成特色。天道酬勤，一代代正骨人，鸿志满怀，孜孜以求。幸遇"十三五"，响应"十九大"，传承发扬中医，国家力鼎民生，永怀感恩。唯其不忘初心，牢记使命，上下协同奋力，饮水思源，感恩于党和国家。

牢记"患者至上，信誉第一"，精诚、仁和、求本、远志乃我院训。仁心仁术，唯精唯诚，继往开来，任重道远，乃我之决心。吾辈追迹先贤，百年传承；中西并重，微创精准，心无旁骛，讷言敏行，龙头展雄，惠及本省，放眼全国，前程锦绣。今有《海城正骨》面世，系统总结先贤苏玉新学术思想与经验，又与现代医学相结合，孜孜以求，再攀科学高峰。仅此数言，略表心声。

苏继承敬书

2020 年 6 月

前　言

关于推进海城正骨之苏玉新先生学术思想与临床经验的整理工作，我院已经陆续编撰了《中华医药家系列丛书——苏氏正骨》《骨伤难症百例》《苏氏推拿与临床》《现代骨伤流派名家丛书——苏氏正骨苏玉新》《中医骨伤科实用技术系列丛书——康复分册》等学术专著。2018年10月，《海城苏氏正骨》得到辽宁省科学技术协会的资助，被评为辽宁省优秀自然科学著作，并且在辽宁科学技术出版社出版。同时，参编了中国中西医结合学会骨科微创专业委员会集体编撰的《骨伤科微创技术案例评析》《中西医结合微创骨科学》，以及全国中医药行业高等教育"十三五"创新教材《微创骨科学》等著作，分别在人民卫生出版社和中国中医药出版社出版。

此番中国中医药出版社根据选题计划，拟在全国出版一套以当地地名命名的中医骨伤系列丛书，建议我院拟出版的《苏玉新学术思想与临床》专著，以《海城正骨——苏玉新学术思想与临床》命名出版，也可纪念苏玉新先生逝世三周年。经过两年多的系统整理，在全体编写人员的努力下，终于完稿，即将出版，这将是辽宁省海城市正骨医院贡献的又一部中医骨伤力作。

为全面介绍国家级非遗项目"海城苏氏正骨"的内涵，纪念苏玉新主任医师对我国中西医结合骨伤科事业的卓越贡献，全面系统总结苏玉新主任医师的学术思想和临床经验是很有必要的。此书将全面体现苏玉新主任医师学术思想和临床经验，系统介绍海城正骨之学术经验，如苏氏正骨手法、治疗骨折的经验，与骨折复位固定器疗法结合的基础理论、临床治疗方案和技术方法等基础研究成果，以及苏玉新与中西医结合骨科微创理念、理论进展等内容，阐述中西医结合治疗骨折的理论、方法和微创技术，还有抢救性地全面整理、汇总苏玉新先生发表过的学术论文，为中西医结合治疗骨折及微创骨科的发展提供理论、技术和方法。本书系统介绍苏玉新学术思想和临床经验、基础理论、临床治疗方案和技术方法，重点阐述苏玉新在中医正骨及中西医结合骨科领域的学术成就，将为从事中医正骨与微创骨科等领域工作的临床医生、科研和教学人员、医学生提供一部全面的专业参考书，也为明确中西医结合骨科的发展方向和道路提供一种参考途径。

本书主要内容为苏玉新学术思想与临床研究，苏玉新对中西医结合骨科的学术贡献、学术传承、论文选编、专著简介等。在临床经验部分，本书以苏氏正骨特色优势的疾病为主，通过展示苏玉新主任医师治疗思维及思想，将中西医结合微创等方式的融合，揉入编写的内容中，体现在治疗方式中。按部位分章节，每病种从传承人角度编写按语或点评。收入苏玉新主任医师的医案、医话等。同时，本书还收录了近两年来，各学科带头人在参与相关的学术交流中发表的部分代表性学术论文。本书全面体现了苏玉新主任医师的学术思想，介绍了苏玉新的治疗理念和方法，以及其传承与发展。

在本书即将出版的时候，特别感谢长春中医药大学附属医院的著名专家、国医大师刘柏龄教授，天津中医药大学博士生导师、天津医院交通创伤研究所所长金鸿宾教授为本书撰序，感谢中国中医药出版社郝胜利编审、长春中医药大学赵文海教授和《中国骨伤杂志》主编董福慧教授以及海城市正骨医院技术顾问、鞍山市双山医院原骨科主任刘玉臣主任医师给予的全面系统的指导。

编　者

2020 年 10 月 28 日

目　录

上篇　海城正骨渊源及特色

下篇　骨伤疾病临证经验

上 篇

海城正骨渊源及特色

第一章 海城正骨流派源流

第一节 海城正骨开先河

海城市位于辽宁省南部，辽河下游左岸，全境总面积2734平方公里，是具有2000多年历史的文明古城，也是环渤海地区的重要商埠。海城地势东南高、西北低，由东南向西北倾斜。群山卧于东北，大海观于西南，襟山带海。它北靠钢都鞍山，西与辽河油田毗邻，介于以沈阳为中心的工业城市群和以大连为中心的沿海城市群之间，曾是辽东半岛对外开放的前沿阵地。由于海城境内交通发达，有50余条三级公路，形成密集的交通网，1988年就被列为辽东半岛的对外开放城市。

在我国，中医骨伤科流派的形成，可能与我国的地理、历史、传统思想有密切的关系。我国地域宽广，人口众多，但是在旧社会，由于交通不发达，医疗技术和设备落后，迫使许多急症重症患者必须就地抢救治疗，久而久之就在各个地区造就了一批善治跌打损伤的技术人才。凡有一技之长或治疗效果卓著者，名声较大，求医者众多，就会有许多人相随学艺，或为子女，或由弟子，继承流传，这样就渐渐形成了流派。

辽宁海城正骨是我国中医骨伤科流派之一，有百余年的历史，它是中医治疗骨折、关节脱位等运动系统疾病的一个流派。医生通过拔伸、复位、对正、按摩等手法，最后用小夹板外固定，以治疗患者的骨伤疾病。它的形成与海城的地理、历史和传统思想有密切关系。

海城苏氏正骨创始人苏相良（1901—1981），生于辽宁省海城县西柳乡苏家村，1935—1940年在海城县温香乡龙台铺村跟民间医生曲大夫学习正骨，学成后，自1947年起在海城县西关开设"相良正骨所"，1956年7月加入海城镇中西医联合诊所，担任骨科医生。在长期的医疗实践中，苏老先生把经验升华成为理论，初步形成了正骨四法，即"分神复位法""刚柔固定法""内外用药法""自然练功法"，疗效显著，远近闻名，求医者络绎不绝。

海城苏氏正骨认为，骨折后的症状、病机无不反映了阴阳对立统一、互相联系、互相消长转化的特点，只有准确把握病机规律，四诊合参，揣测阴阳，因势利导，才能较准确地辨证施治。苏氏正骨重视整体与局部的因果关系，即精、气、神、血和皮、肉、筋、骨、关节之间的内在联系，强调呼吸吐纳理神、避实就虚分神、行气以治骨、推拿麻醉镇痛、内治理气血、育精血以治骨等主导思想。其治法自然，符合人体特别是肢体生理功能需要，不拘泥于成方名药，善于广收博采，善于学他人长处，无门户之见。辨证时依据中医学"制器以正之"的学术思想，采纳现代医学生理、解剖、病理、生物力学等知识，是传统疗法与现代医学科学两者结合的"嫁接点"。

蒋毓玲（1908—1992），苏相良之妻，1946年随夫行医，完善了"苏氏正骨四法"。她善用点穴法以止痛、镇静、行气、活血，用点、压、顺、推手法使出槽之筋归位，所练就的"拇指功"等，现已成为苏氏正骨继承人必修的基本功。

蒋氏根据患者的不同条件和心理状态，用不同的语言、动作诱导患者，在患者处于"喜"和"怒"的不同情绪时，瞬息完成所施之正骨手法。她偏重于"喜分神"，以温和的语言使患者充满信心，用轻柔的手法检查，以"手摸心会"，再施以正骨治疗手法，霎时即可达到理想对位。海城苏氏正骨重视整体与局部的关系，在处理局部病变损伤的同时，强调对全身气血阴阳盛衰的调整，将局部和全身的治疗融为一体，形成了一套独具特色的学术思想，并在临床中加以验证。

1953年8月，时任国家水利部长的傅作义来海城视察灾情，发生车祸，造成右肩关节脱臼，当时不少医生诊治后不能将其复位，后来经民间接骨医生苏相良先生诊治，将其治愈，从此苏相良名声大振。

1956年4月，全国开展合作化运动，海城镇政府将一些民间医生聚集起来，成立了海城镇中西医联合诊所，苏相良任骨伤科医生。1958年改为海城镇医院，当时医疗设施简陋，职工不足百人。1956年，苏相良的二子苏玉樵也随父参加了中西医联合诊所。当时他们手法复位的特点是很少用麻药，先用白酒喷，再按摩整复，在当时医疗条件极差的情况下，这种不用麻醉就能解决骨伤问题的疗法受到了广大伤者的欢迎。因为当时交通不发达，地域间较为封闭，骨伤科的治疗范围非常局限，一般开放性骨折都无法医治，即所谓"红伤"不治，苏氏的"循经点穴"自然麻醉法自然而然获得极大的医疗市场。1962年，三子苏玉新高中毕业后来院跟师学徒，经过3年零8个月的学习，开始从事骨伤科临床工作。

在漫长的行医生涯中，苏相良深刻体察了广大群众伤痛的苦恼，每每发出缺医少药的感叹，因此更加奋勉自励，勤于实践，将自己所学知识与前人经验融会贯通，并努力把这些经验（包括正骨手法、内外用药诸法）传授给他人。当时的社会有"传儿不传女，传女不传婿"习惯，苏相良先生摒弃这种陈腐观念，除亲授子女外，还分三批共培养徒弟9人，至今仍有弟子活跃在辽南各地医疗战线。苏相良这种扬新摒旧的创举在医院初创时期起了积极作用，也为苏氏正骨日后的发展奠定了基础。

随着苏相良临床经验的不断积累及学术思想的不断升华，其弟子们也逐渐成长成熟，他们继承苏氏正骨的思想，并将其不断发扬光大。弟子们在苏氏正骨四法学术思想指导下总结出来的手法，如膝顶旋腰法治疗腰椎间盘突出症，旋腰扣棘法治疗腰椎后关节紊乱症，两臂夹挤法治疗股骨干骨折、骨不连等独特手法，在临床中获得满意的疗效，使很多患者扔掉拐杖，走向新的生活。就这样，"师传徒，徒再带徒"，不断传承，苏氏正骨造就了一批善治跌打损伤的骨伤科专业人才，尤其是苏氏子女们。在传承中不断完善或创新，使得这一支流派名声较大，求医者甚多，各地有识之士纷纷将子女送来，相随学艺，再由其子女或弟子继承而流传，久而久之，辽宁海城正骨形成了颇有影响力的系统流派。

流派兴起的因素颇多，而辽宁海城正骨之所以能够传承到今天，首先是有过硬的技术。只有技术高超，才能获得显著疗效，这样，不但邻村、邻县的患者前来就医，即使是千里之外的伤员也慕名跨省而来求治。高超的技术和刻苦学习、潜心钻研、谦虚讨教、勇于实践相辅相成、互为因果，这是流派兴旺的因素之一。其次，创始人苏相良有高尚的医德，有救死扶伤的崇高品德，不过分计较经济上的得失。再次，苏相良及继承人苏玉新（二代传承人的代表），苏继承、苏纪权（三代传承人的代表）善于总结，善于传授，作风开明，技术上不保守，同时也善于经营管理。最后，正因为有今天国家所制定的中医政策的正确指引，更增添了其活力。

为了彰显苏相良先生的功绩，海城市正骨医院于2001年10月举行了隆重的"苏相良先生诞辰百周年铜像揭幕仪式学术研讨会"，对苏氏正骨学术思想加以弘扬，同时也对日后的发展起到了积极的促进作用。2017年12月，二代传承人苏玉新不幸逝世，其后人和弟子们先后举办了三次苏玉新学术思想及传承创新研讨会，通过各种形式追思缅怀他的功绩，传播他的学术思想，建立了苏氏正骨传承工作室等，并且系统总结海城正骨的学术思想与临床经验。同时，在人民卫生出版社和中国中医药出版社相关部门的指导下，以及全国各地专家学者的帮助下，整理出版了多部学术专著。参与各级学术团体的活动，并在群体组织内担任领导职务，宣传弘扬了海城正骨的理念和方法，使海城正骨在更大的范围内得到了业界的认可。

第二节　守正传承迈新阶

苏玉新

（一）学医经历

苏玉新是从 1962 年开始跟师学徒的，1984 年主持医院工作，全面继承了其父苏相良的事业，但是，在事业发展的过程中也充满了坎坷。由于自身的努力加之党的中医政策引导，苏玉新逐步成为骨伤科主任医师，辽宁省名中医和国家名老中医药专家，在海城正骨流派的传承中起到了举足轻重的作用。

20 世纪六七十年代，医院和人才的发展经历了巨大的波折，海城骨伤止步不前，由于治疗范围有限，只限于对闭合性骨折、脱位和软组织损伤进行治疗，即"见血不治"。党的十一届三中全会以后，医院逐渐走向正轨，时任院长苏玉新等主张应向正骨专科医院发展，在统一思想的基础上，进行了卓有成效的工作，争取领导支持，全院逐步向骨伤科过渡，培养专业人才，购置专业设备，经过苏玉新奔走呼吁和坚持不懈地努力，终于在 1981 年 4 月将海城镇医院改为海城县正骨医院，隶属于海城县卫生局领导。苏玉新广泛开展社会活动，当选县政协委员，苏玉樵等到鞍钢铁东医院骨科进修，后派出人员学习麻醉等专业知识，回院后建立手术室，开展髓内针、钢板内固定治疗骨折等，结束了"见血不治"的历史。

早在 20 世纪 50 年代，在党和政府的倡导下，我国一批有志于骨科工作者开始中西医结合治疗骨折的探索历程。他们从独特的视角出发，将东方医学的思维模式与现代科学技术相结合，苏玉新等治疗骨折的穿针外固定微创理念，就是建立在中西医结合基础上的特色疗法之一。

1982 年 4 月，苏玉新参加由吉林省卫生厅举办的"全国骨伤科外固定培训班"。6 月，中国中医研究院骨伤科研究所孟和教授应苏玉新邀请，首次来院参观考察，传授骨科复位固定器疗法，此后苏氏正骨与复位固定器疗法（孟氏架）两者之间的完美结合，成为医院新的医疗特色，其医疗体系亦由此发生了历史性的转变。之后，苏玉新担任院长兼党支部书记，苏玉樵担任副院长，主抓医疗工作。改为专科医院以后，苏玉新、苏玉樵等刻苦钻研专业技术，了解国内外学术动态，培养专业人才，为医院快速发展做了充分的准备。在此期间，苏玉新实行一系列措施，将企业厂长（经理）负责制引进医院，对职工实行内部聘任制，工资待遇实行双轨制，最大限度调动了职工的积极性。医院举办"鞍山市骨伤科师带徒班"，先后两期共有67名学员参加学习，后来均被授予"中医正骨医士"职称。如今这些学员经过派出深造和在职继续医学教育，逐渐成为医疗骨干和学科带头人。苏玉新在学习医疗技术的同时，不闭关自守，无门户之见，善于学习他人的长处；同时在学习过程中注意突出苏氏正骨法的特点，保持中医特色。如苏玉新在处理颅脑、胸腹等复合创伤及危重病症时，除了运用现代医学外科技术外，还结合中医辨证施治原则，使用中医中药治疗，发挥中医学调整整体功能的优势，获得了显著的疗效。对损伤后久治不愈的创口，苏玉新借鉴天津骨科医院的传统验方，结合他多年治疗创伤不愈合的临床经验，研制了苏氏生肌象皮膏，对于久治不愈的创口获得满意的治疗效果。

（二）探索创新

早在20世纪五六十年代，苏玉新在探索中西医结合治疗骨折时就强调"动静结合、筋骨并重、内外兼治、医患配合"，这是中西医结合治疗骨折的精髓。假使说"动静结合"是对骨折固定与活动这一对矛盾的对立统一关系科学而精辟的概括与认识，那么，苏玉新认为"筋骨并重"则是对人体中骨与软组织的关系处理的准则，其实质是在复位、固定、康复各个阶段都强调要尽可能减少损伤程度与再损伤的发生，特别是对软组织要充分加以合理维护。"筋骨并重"的核心是微创与无创理念，它所追求的是完美统一，不能顾此失彼。

从20世纪80年代开始，苏玉新开始广泛应用结构简单的外固定支架，如中国中医研究院骨伤科研究所孟和教授的骨折复位外固定器、上海第六人民医院于仲嘉教授的单侧多功能外固定器等，并在总结其经验的基础上广泛应用于临床。其中股骨近端的手法复位外固定支架治疗颇受广大患者欢迎，尤其适用于老年患者。据医院数据库统计，1995—2006年共治疗随访股骨颈骨折、粗隆间骨折约3286例，优良率占89.35%。穿针外固定是半介入疗法，它是将复位后的骨体保持几何位置相对不变，从而达到骨愈合。此方法从生物力学、生物学、伤口处理和功能恢复等诸方面入手，为解决同期治疗多种组织损伤与功能重建的矛盾创建了有力条件，使恰当的治疗原则得到了有效的贯彻，使很多棘手的问题变得简单。

中医和西医治疗骨折不外是先复位、再固定、后活动，而骨折复位固定器疗法，是集整复—固定—活动为一体的新器械与新方法，是骨科中西医结合的典范，具有不开刀、痛苦小、疗效好、费用低、疗程短等优点。它突破了传统中医与西医思维方式的束缚，取中西医之长，避中西医之短，并得到发挥，在治疗手段上进入了新时期，有了新的重大发展与突破。经过几十年的实践与研究，在临床与基础方面的经验积累逐渐丰富之后，发展起来的中国骨折复位固定器及其疗法，与中医传统正骨疗法相比，无论在整复、固定、活动、用药等方面，都发生了很大变化，在适应证、疗效、疗程方面都有了很大发展与提高。但就其核心思想内涵而言，还始终坚持着东方医学整体疗法的思维模式与现代科学技术紧密结合的原则，因而受到社会赞许，也为西医同行所认同，并正在走向国外骨科领域。尽管如此，它仍存在诸多缺点，如针道感染，过粗的穿针导致针道周围的应力骨折，过于强硬的支架系统会发生较大的应力遮挡作用而造成延迟愈合或再骨折，某些部位限制穿针外固定的应用等。目前海城人正在对上述问题进行研究，加以克服。

（三）开拓视野

在保持医院特色（苏氏正骨与孟氏架结合）的同时，苏玉新不忘与世界接轨，不忘引进现代骨科的先进技术，如带锁髓内钉治疗四肢骨干骨折、加压空心钉或者可吸收钉治疗关节或近关节骨折等技术。有了苏氏正骨坚强的整复技术力量的支持，上述固定技术同样也都在闭合复位的基础上进行，将骨科微创技术体现得淋漓尽致，同样突显了苏氏正骨的魅力，且弥补了外固定支架无法解决的一些实际问题，更加拓宽了医院的治疗范围，更加有效地解决了患者的伤痛。带锁式髓内钉因其操作安全，固定可靠，可早期负重，进行关节功能锻炼，尤其是具有抗旋转和纵向固定，防止骨折处短缩，恢复肢体长度的优势，因此是针对股骨、胫骨多段粉碎性骨折最佳治疗方法。本院曾在2000年报道，全年应用带锁式髓内钉治疗长骨干骨折42例，优良率达97.6%。空心钉主要优点为螺钉的中空结构可穿入导针，在手术中先以导针定位，然后螺钉穿过导针再拧入骨内，提高了操作的准确性。该钉适合于任何松质骨骨折的固定，尤其在股骨颈骨折的治疗中更显示其优越性，其优点是对骨折端加压可靠、固定稳定及手术操作简便。医院曾报道，应用中空螺钉治疗股骨颈骨折34例，优良率达90%以上。可吸收钉用于不负重的骨和关节，可修复局部的功能，减少二次手术痛苦。

骨折治疗大体分手术、非手术及介于二者之间的半介入疗法，各有其适应证，应根据具体情况、设备条件和技术能力辨证施治。通过多年的临床实践，苏玉新认为，不管固定器材及治疗办法如何千变万化，理想的骨折治疗方法应该是维持最理想的骨折位置直至愈合，适应不同愈合时期骨折端的应力状态，不干扰骨折处的血运，尽量保证患者在治疗期间生活自理。各种骨折治疗方法均有其优缺点和适应证。假如非手术方法能取得较好的效果，一定以非手术疗法为主，在临床实践中应该严格掌握手术适应证。采用中西医结合治疗骨折是目前比较理想的方法。

众所周知，在骨折治疗上，中西医方法不同，但目的相同，就是要恢复原有的生理结构。新中国成立初期，广大农村和中小城市大多数是中医，仅在大中城市少数西医医院有骨科。苏氏正骨创始人苏相良先生当时整骨，就是依靠人的固有感觉器官，发挥人的本能，靠眼看、耳听、手摸和对比测量等方法来诊断，应用巧妙的手法将骨折整复，在骨折局部施行夹板固定，局部及全身用药，鼓励患者早期功能活动，从而形成了自己独特的流派。苏玉新则是对各种骨折固定进行准确分析，并科学地运用骨折固定方法，得到了比较理想的疗效。

苏玉新在20世纪60年代广泛应用传统的手法复位、小夹板固定治疗闭合性骨折。小夹板以其局部三点挤压外固定取代了西医的石膏超关节外固定，且其对骨断端血运无干扰，对肢体外形无损伤，简单、安全，符合骨折自身的正常愈合过程，这无疑是一项进步。但缺点是固定效果不牢靠，特别是对于不稳定骨折或关节内骨折，骨折畸形愈合发生率高（如股骨干骨折畸形愈合平均为45%），是阻碍其继续发展的重要原因。苏玉新针对这个缺点进行了深入的研究与探索，提出了关节内骨折需正确放置压垫，指出了压垫形状、放置点、厚度等的重要性，在一定程度上解决了关节内骨折夹板固定的难题。而对于不稳定性骨折，苏玉新提出了需有效配合皮牵引或骨牵引的治疗手段，并提出牵引轴线如何调整以配合夹板压垫放置等问题。上述的研究在很大程度上拓展了夹板固定的适应范畴。

然而，随着骨伤疾病严重性、复杂性，能量程度的提高，复杂骨折、不稳定性骨折和多发骨折越来越多，夹板固定越来越显示出其局限性。20世纪80年代初，苏玉新已发现有很大一部分骨折不能再单纯靠夹板来进行固定与治疗了，因此通过学习的机会，结识了中国中医骨伤科研究所孟和教授，将孟老的外固定技术带进了苏氏正骨的临床中。在这里，苏氏正骨思想与孟老的学术思想产生了共鸣，苏氏正骨四法与孟氏架形成了完美结合，由此一发不可收拾，在苏氏正骨手法基础上所应用的外固定支架种类越来越多，治疗范围越来越广，疗效也越来越好。骨折复位外固定器、单侧多功能外固定器等得到了大范围的使用，也形成了苏氏正骨的特色。

例如穿针外固定是半介入疗法，它是将复位后的骨体保持几何位置相对不变，而达到骨愈合。此方法从生物力学、生物学、伤口处理和功能恢复等诸方面入手，为解决同期治疗多种组织损伤与功能重建的矛盾创建了有力条件，使恰当的治疗原则得到了有效地贯彻，使很多棘手的问题显得简单、易解决。这是中西医结合的产物，其实也是中国接骨法（CO学派）的代表作，从一开始就显示出其独有的活力，解决了很大一部分小夹板固定无法解决的棘手问题，尤其是使一些不稳定性骨折得到了稳妥有效的固定。据海城市正骨医院数据库统计，自开始使用外固定支架以来，共随访治疗股骨颈骨折、股骨干骨折、胫腓骨骨折、肱骨骨折及尺桡骨骨折 75326 例，优良率约 89.63%，其高效优质的治疗结果获得了广大患者的欢迎及同行的认可。

苏玉新对于骨折治疗观点的升级及变换是我国临床医师对于骨折治疗观点变换的缩影。同样的，西方临床医师对于骨折的治疗也经历了阶段性的变更。AO 组织（国际内固定协会）刚成立时，他们关于骨折内固定的观念是：解剖复位、所有骨折片都要坚强固定、无创操作和早期无痛功能锻炼，目标是通过完全复位和绝对稳定达到没有骨痂形成的一期愈合（直接愈合）。这需要直视下复位，骨膜下剥离，广泛暴露骨折端，并通过钢板外的各式拉力螺钉和四周的夹钳来达到坚强固定和绝对稳定，各种钉、板足以实现这一目标。AO 学派坚持这一理念，发展了一系列独特的复位固定器具和内固定器材（早期自压型钢板和随后的 DCP 等），取得了良好的临床疗效，骨折得以解剖复位，并且远端肢体功能短期即可恢复，一系列的临床研究和文献报道都证明了这一技术的成功。钢板需要有足够的长度以保证骨折功能锻炼时不发生再移位，其设计和材料性能都不断改善，但却都忽视了邻近钢板的骨皮质和骨折的生物学反应。钢板下的骨质减少、骨痂形成和哈佛氏管增多最初被认为是由于应力保护造成的，后来发现真实的原因是坏死皮质骨的再塑形反应所致，而钢板下皮质骨坏死和骨折端间隙坏死又是由局部缺血造成的，并非由应力保护和骨折端间加压造成。

进一步的发展建立在以下两方面的观察。一是临床研究发现内固定治疗时没有彻底制动，并且没完全接触的骨块，仅保持其血运就可以坚强愈合，Ganz 把这种内固定称为生物内固定。二是有活性的骨块对于不稳定具有很大的耐受性。后者可以解释动物骨折后尽管骨折极不稳定仍可愈合，而内固定治疗时虽然骨折间的缝隙和不稳定性极小，仍会发生骨不连。研究表明，钢板和骨的变形能力很小，即便骨折端间一层骨细胞坏死也无法达到绝对稳定，而传统手术必然要破坏局部血运，骨细胞坏死是必然的，所以追求所谓绝对稳定是不现实的。因此在骨折端加压绝对稳定的治疗原则基础上发展了生物学治疗原则——内固定器材起内夹板作用，使骨折相对稳定，但保持局部血运和骨折块的活力，二者互为补充。这种治疗很成功，结果令人惊讶。间接愈合可获得早期坚强的骨性连接，同时由于缺血骨坏死造成的生物学并发症如骨不连、再骨折等大为减少，力学方面的并发症增多不明显，而且这种并发症也较易治疗。只要伤后患者骨折块的血运没有完全破坏（如严重开放骨折），这种方法都可取得很好的疗效。由此西方骨科医师对于骨折的治疗从AO观点升级为BO观点，BO观点代表作是带锁髓内钉闭合穿针术、微创钢板接骨术（即MIPO）。

观察东方及西方对于骨折治疗观点的改变，苏玉新认为其实最终两者在某种意义上已走上了一致的方向，最终强调的都是生物学的固定，即强调了微创理念在骨折治疗上的体现。不同的是中国走向了CO时代，西方走向了BO时代，不大规范地说，是方法不同，但理念一致。

不管治疗的手段如何变换，应该讲，理念的变换才是最关键的，因此要正确把握骨折的治疗选择，严格来讲就是要把握住治疗的理念。纵观骨科历史上骨折治疗手段的发展，不外乎闭合复位石膏外固定术、切开复位钢板或髓内系统内固定术、闭合复位小夹板外固定术、闭合复位穿针外固定术、闭合复位经皮髓内系统内固定术或钢板内固定术，治疗方法多种多样，且都曾风靡一时。面对种类如此繁多的骨折治疗办法，如何进行有效、合理的选择，是一名有责任心及崇高事业心的骨科医师面临的一个难题。从治疗的观点来讲，前两者是AO观点的体现，而后三者则是CO或BO观点的体现。

当然，随着患者伤情的日趋复杂，对骨折固定方法的选择愈趋严格。苏玉新根据医疗发展的实际，适应目前微创骨科理念的发展，提出骨折复位新标准，即解剖轴线的重新排列，控制旋转移位和肢体短缩，尽可能避免对骨折愈合能力的任何损伤。同时提出骨折愈合的新观念，即局部血运和软组织是关键，不追求长骨干部和近关节骨块的严格解剖复位，而注重长度、旋转移位和轴线的恢复。保持碎骨块的血运是关键，而骨块稳定则在其次。他还提出理想的骨折治疗方法应该是维持最理想的骨折位置直至愈合，适应不同愈合时期骨折端的应力状态，不干扰骨折处的血运，患者在治疗期间生活自理。而这些标准恰恰是如何合理选择固定方法的标准。

小夹板以其不超关节固定、三点加压固定为特点，体现了布带约束力、纸压垫应力、肢体重力、肌肉收缩内在动力、断端啮合力和必要牵引力所组成的外固定力学系统。苏玉新将其主要应用在无移位的骨干骨折或复位后稳定性强的四肢闭合性骨干骨折上。

(四) 引进先进技术

中国中医科学院骨伤科研究所生物力学实验室原主任孟和教授，于20世纪70年代研制成功了骨科复位固定器疗法，应用于临床后取得了较好的疗效。该疗法于1982年被苏玉新等学习引进。两者的结合，其基础是中西医结合，兼容内外固定的优点，具有整复和固定的双重功能，该疗法的学习应用丰富了苏氏正骨的内容，使其水平更加提高。

由于复位固定器调节灵活，既可加压，又能牵引，其主张内固定与外固定结合，既可以提高骨折端固定的稳定性，又可减少对骨折端周围组织的医源性损伤。由于穿针在远离骨折端的干骺端部位，通过骨干的截面核心，还可减少钉板固定的偏心作用。针径较细，用针较少（一般为1~2枚），使固定具有弹性，骨折端得到生理性应力刺激，减少了刚性固定的应力遮挡作用。并且不侵入骨折部，仅靠杆件和穿入骨折上、下端的克氏针，与肢体组成一个几何形状不变的力学体系，提供牢固的固定作用，使复杂骨折的治疗变得简单、方便，便于开放性骨折换药，有利于软组织的修复。陈旧性骨折可结合手法折骨及必要的手术，以矫正畸形；关节内骨折，可利用"筋束骨"和复位固定器的可调性，在关节上下端进行牵引固定；不稳定骨折，使用复位固定器做支撑固定装置，骨折端得以牢固地固定。这些优势，使苏氏在治疗开放性骨折、不稳定骨折、关节内骨折、复杂骨折和陈旧骨折方面取得了长足的进展。

苏玉新又根据自己的使用经验，对其进行了一些改进和发展。在临床中发现孟氏复位固定器的弧形压板对于维持骨折端的位置和防止骨折移位，其作用是可靠的，但是，欲使其纠正骨折端的侧方移位和骨折片的分离，压板就显得作用小且不直接。为此，苏玉新在孟氏小腿骨折复位固定器的基础上，研制了顶骨针代替弧形压板，利用固定环的螺旋调节装置对顶骨针加压。这种方法可使力直接作用到移位的骨体上，能很好地纠正骨折片的分离移位和断端的侧方移位。苏玉新将手法与器械结合复位的方式，是依据孟和教授提出的手法—器械—手法—器械的原则。在复位固定后10天左右，即可进行上下关节的活动，对于股骨干与胫腓骨等下肢骨折，可下床拄拐步行活动。这种疗法有利于血循环的改善，既可以提高骨折的愈合速度，也可因生理性应力刺激，提高骨痂的质量。对一些特殊病例，必要时也可辅以按摩治疗。

　　苏玉新将骨折复位固定器疗法及由此衍生的各种支架疗法应用于四肢骨干不稳定性骨折、开放性不稳定性骨折以及股骨颈骨折、股骨粗隆间骨折、股骨髁上骨折、股骨髁间骨折、胫骨平台骨折、踝关节骨折、跟骨骨折、肱骨髁间骨折、桡骨下端的粉碎骨折（史密斯骨折、Colles 骨折、巴顿骨折）等关节内骨折或近关节骨折的治疗。

　　在临床实践中，苏玉新还在不断进行新的拓展，除将骨折复位固定器疗法及各型外固定支架固定疗法应用于骨折延迟愈合、不愈合和畸形愈合的治疗，还将此疗法应用于感染骨折的治疗中，在确保骨折端稳定的情况下，应用中西药对创面加以治疗，必要时，可以植骨，以促使骨折愈合与创面的修复同时进行。其范围还拓展到骨病的治疗中，如治疗退行性膝、踝骨性关节炎等，也取得了明显的效果；对于肢体畸形的矫正也在外固定器的治疗范畴之内，例如先天性髋内翻、膝内外翻、踝内翻、肢体长度不均衡、身材矮小等都可应用。由于目前开展的病例较少，经验还不是非常成熟，但已显示出其特有的优点。

　　苏氏正骨法与骨折复位固定器（孟氏架）的结合，扩大了中西医结合小夹板治疗骨折的范围，提高了疗效，缩短了疗程，丰富了中西医结合的治疗范围与手段。它是中西医骨科临床与生物力学研究的结果，是医生与工程技术工作者有机结合的结果，是中西医结合治疗骨折在思路与方法上的又一次拓宽与深化，是骨折治疗史上又一次飞跃或质的改变。

　　切开复位加压钢板内固定有明确的优点，但只要医师在手术操作过程中注意遵循微创操作观念及无菌观念，同样也适用于很大一部分骨折治疗，它并没有被淘汰。对于关节内粉碎性不稳定性骨折，如胫骨平台粉碎性骨折，肱骨近端粉碎性骨折合并肩关节脱位，类似于这类无法通过闭合复位手段来完成复位的骨折患者，苏玉新就会选择切开复位加压钢板来达到其治疗目的。在 BO 观念下产生的带锁髓内钉，苏玉新常将它用于骨干的多段骨折，但他在临床应用中反复强调，此种骨折选用带锁髓内钉的前提是闭合复位，否则将失去这种固定的优势，很容易造成骨折段的坏死及骨不连。

　　这就是苏氏正骨的特色，也是苏氏正骨手法强势技术力量的体现。至于时下较受骨科界关注的微创接骨板技术，苏玉新则保留其观点，认为该技术的使用一定要在有绝对适应证及有成熟经验医师指导下进行，以保证其疗效。从固定的理念上，苏玉新赞同这种技术的开展，但认为应以谨慎的态度来对待这种新技术，应充分进行术前、术中的细节讨论。

（五）骨折康复理念与方法

苏玉新认为，由外力造成的四肢骨折较为多见，且往往伴有肌肉、肌腱、神经、韧带的损伤，因长时间的固定或牵引会引起肌力低下、肌肉萎缩、关节活动受限、体位性低血压、心肺功能及全身功能低下等。因此，早期正确的康复训练可促进骨折愈合，以避免软组织挛缩，扩大关节活动范围，缓解肌肉萎缩，从而促进受伤肢体运动功能的恢复。他应用传统的推拿按摩手法治疗"骨折病"和软组织损伤，尤其是开展现代医学指导下的康复训练，在实践中取得了很好的效果。

1. 四肢骨折训练原则 苏玉新主张肢体的固定和功能训练要同步进行，确保固定坚实可靠，以保障训练的正常进行。根据骨折愈合的不同阶段，在训练中及时调整训练计划，以对应不同的训练重点，才能达到促进血肿和渗出物的吸收，加速骨折断端的纤维性连接和骨痂的形成，防止关节的粘连、僵直，恢复正常的关节活动，预防肌肉萎缩，强化肌力，缩短疗程，尽快恢复日常活动能力的目的。

（1）血肿机化期：通常在外伤后 3 周内。此时期进行功能训练的目的和作用在于改善血液循环，促进血肿、炎性渗出物和坏死组织的吸收，防止粘连，促进骨组织的愈合，防止失用性骨质疏松和失用性肌萎缩，增强肌肉力量，预防关节周围组织的挛缩，改善患者的身心状态，防止合并症的发生。具体可按照如下方法进行康复训练。

患肢肌肉等长收缩训练，每天 3 次，每次 30 分钟，以不引起肌肉疲劳为宜（固定稳定下）；患肢非固定关节的被动及主动训练，术后第二天即可练习，每天 3 次，每次 10 分钟，关节活动范围应逐渐加大；健肢及躯干正常活动训练；呼吸训练。

（2）骨痂形成期：一般在伤后 3~10 周。此期训练可促进骨痂形成，恢复关节活动范围，增加肌肉力量及提高肢体活动能力。训练重点是维持和扩大受限关节活动范围，每日 2 次，每次 20 分钟。训练时应注意掌握一个原则，即以骨折端无痛状态下的主动训练为主，安全状态下的被动训练为辅。

（3）临床愈合期：一般在伤后 8~12 周。此时期训练目的在于防止瘢痕组织粘连，最大限度地恢复关节活动范围，增强肌肉收缩力量，提高患者日常生活能力。训练内容以主动运动为主，重点是维持并扩大关节活动范围，增强肌肉力量。此时间因骨折愈合相对牢靠，可适当加大被动活动的份额，但仍以主动运动为主。

2. 吐纳功 西方学者治疗骨折近百年来，一直受"完全休息，绝对固定"观念的影响，骨折整复后施行广泛固定，患者需要卧床休息，不能活动，只能在骨折完全愈合后才能进行肢体活动的功能锻炼，结果给骨折患者带来一系列的恶果。

中医治疗骨折虽然重视肢体活动，特别是关节活动的作用，但由于外固定效果不稳定，缺乏肢体活动的必要条件，所以仍不能使肢体活动在骨折治疗中发挥作用。必须在有效固定的情况下进行安全的功能训练，才能使患者达到骨折愈合及功能恢复同时成功的双重效益。

中医骨伤科的练功疗法源于导引、气功等摄生手段，又称为功能训练。它在脱位、骨折伤筋及其他骨伤疾患的治疗中是一个重要的环节，具有明显的促进损伤愈合、关节肢体功能恢复、增强全身抵抗力和体质等作用，充分体现了"动静结合"的原则，调动了医生和患者两方面的积极性，增强了患者战胜疾病的信心。

苏氏正骨的"自然练功法"源于导引术，法于自然，注重早期功能活动。导引是古代的一种疗法，张介宾说："导引，谓摇筋骨，动肢节，以行气血。""病在肢节，故用此法也。"苏氏正骨借鉴历代有关导引的精华，结合气功的一些内容，尤其是有关呼吸吐纳、静心引意的方法，形成了一套练功法。这些功法法于自然，重视发挥肢体的生理功能，如上肢练功以顺应持物摄拿、下肢练功以培养步履行走为主，并配合全身功能活动，增强全身体质。自然练功法强调早期展开，一般骨折、脱位等经处理后，麻醉复苏即可进行。但在整个治疗过程中，练功也应根据损伤性质、恢复程度、个人体质等多方面因素分期进行，逐渐增加活动量和运动幅度，使练养结合、动静结合，使损伤愈合和肢体功能恢复同时进行。

练功是医生和患者相互配合的治疗过程，医生根据患者的全面情况，制订一个合理的练功计划，安排合适的功法及强度，才能最终取得理想的效果，因此医护人员要熟悉各种功法的治疗作用，因人因病而异。在练功计划实施时，医生要正确指导动作要领，可先自己试做一遍，令患者模仿，指出练功动作的关键所在，解释练功的目的与作用，力求患者动作规范，并积极锻炼、配合治疗。练功要有主次之分，并禁止所有不利于损伤愈合的动作与姿势。

自然练功法是骨折治疗的继续，是恢复功能的先决条件，只有医患紧密配合，持之以恒，循序渐进，才能达到预期效果。

功能活动是骨折治疗的一个重要步骤，医生可指导患者进行功能锻炼和吐纳呼吸，使两者相互协调。通过吐纳呼吸，患者可排除思想中的杂念，集中精神于伤肢的功能锻炼，使伤肢的肌肉运动更加协调统一，维持骨折断端的稳定，促进全身及局部的气血运行，与功能锻炼起到相得益彰的作用。在医护人员的指导下，骨伤科住院患者坚持每天练功两次，每次 30 分钟，有助于肢体功能恢复和疗效水平的提高。

（1）姿势要领："吐纳功"分仰卧式、侧卧式、坐式和立式 4 种姿势，患者可以根据伤情的不同有所选择，分别介绍之。

仰卧式：即仰卧于木板床上，两手置于身侧，掌心向内，两下肢伸直，脚跟靠拢，脚尖自然分开。两眼轻闭或微露一线之光。

侧卧式：侧位，头略向前俯，脊柱微后弓，呈收胸弓背之势。通常以右侧位为佳，右上肢自然屈曲，五指舒伸，掌心朝上，置身前枕上距头 5~6cm，左上肢自然伸直，五指舒松，掌心朝下，放于体侧胯部。右下肢自然伸直，左下肢屈胯屈膝，屈胯约 80°，屈膝约 120°，左膝轻放于右膝上。两眼轻闭或微露一线之光。

坐式：端坐于方凳上，头颈正直，下颌微收，收胸拔背，松肩坠肘，两手掌心朝下，十指舒展，置于两大腿膝部。两足平行分开，与肩同宽，小腿与地面垂直，膝关节约屈曲 90°，两眼微闭。

立式：立于平整之地，双下肢叉开，与肩同宽，双上肢自然下垂，双手掌朝前，全身放松，头正颈直，双眼微闭，入静。回至一息。

（2）功法步骤：以鼻呼吸，先吸足大自然之清气，并以意引气下行至小腹，略停片刻后，再把体内之浊气徐徐呼出。在这一吸一呼过程中，要同时以舌轻抵上腭，停止不动，同时足尖上提，收紧肛门，握拳。呼气时，舌放回，与下齿平，撒手，松肛，足尖落地（卧位放平或下伸）。如此反复 5~10次，用力剧咳三声，以促胸中阴霾消散。收功时去除意守之念，凝神静养片刻，然后搓手浴面，即觉头清眼亮，周身有力，气血循环流畅。如有可能再反复做，每次约 30 分钟。

"吐纳功"是苏玉新多年潜心研究所成，最能体现其特色和优势，"吐纳功"的呼吸法是借鉴中医学中有关导引、气功等养生方法而形成的。其特点是以静为主，辅以默念，同时调畅呼吸，从而达到身松心静、养气强身、祛病延年之目的。"吐纳功"能促进气血的运行，防止离经之血瘀积，有利于肿胀消退、血液流通，通则不痛，即可减少肢体疼痛，减少患者的痛苦。肺主通调水道，有利于体内水分的分布与代谢，防止尿潴留，减少了泌尿系结石和感染的发生率。"久卧伤肉"，"吐纳功"的肢体运动，可防止肌肉萎缩，对恢复肢体的运动功能有较大的作用。故"吐纳功"是治疗骨伤疾病一种良好的非药物疗法。另外，吐纳呼吸法也可以用于功能锻炼。

气血是生命活动的物质基础，宜充足协调、运行正常。气血病的证候：一是气血不足，主要是气血两亏；二是气血运行不畅，主要是气滞血瘀。凡伤后离经之血不能消散，留于肌肤或壅积于脏腑、经络之间，则气滞血瘀。股骨颈及粗隆间、外科颈骨折多见于老年人，他们大多数心肺功能虚衰和气血亏虚，证多属本虚标实，久卧易导致坠积性肺炎等并发症，甚至危及生命。骨折多属于气滞血瘀证，练习"吐纳功"能调节脏腑功能，特别是心肺功能，促进宗气在全身的运行、分布，使呼吸有力，增强肺的宣发和肃降功能。从现代医学角度看，练习此功能增加血液中的 O_2 含量，减少 CO_2 含量，促进气体交换，有利于组织修复和骨折愈合。

3. 固定与活动相结合的理论与方法 中西医结合方法治疗骨折，在"固定与活动相结合"（动静结合）的原则指导下，坚强合理的外固定为肢体活动创造了条件，在骨折愈合期间，可以进行适当的肢体功能锻炼，从而达到在骨折愈合的同时，肢体功能亦完全恢复正常。因此活动和固定一样，也必须根据具体骨折的部位、类型、骨折稳定程度和患者的主观能动作用，制定一整套练功术式，在医生指导下引导患者进行练功活动。指导患者正确运用"自然练功法"是每个临床医生每天医疗活动的重要环节之一。整复、固定和功能锻炼缺一不可，只有这样才能正确指导患者，给患者树立信心，才能达到更好地治疗骨折的目的。

（1）损伤早期练功：损伤后 2 周以内，虽然经过处理，但疼痛、肿胀最为明显，骨折、脱位全靠固定维持，断端尚未接续，筋肉损伤也未愈合。此时练功主要是通过肌肉的静力性主动舒缩，促进气血循行，以止痛消肿，重点预防骨折、脱位的再次移位。

①上肢

提肩吊臂势：适合肩部、上臂部位的损伤早期。患者站立、坐、卧姿势均可，先做深呼吸数次，使思想集中。屈肘90°，手握空拳，肩关节下垂，当深吸气时上提患肩，达到最高处停留数秒；然后深呼气时肩部肌肉放松，利用上肢重量使肩下垂。每日 2~3 次，每次 10~20 分钟。

抓空握拳势：适合肘部、前臂、腕和手部的损伤，患者姿势不限，先深呼吸数次，精神集中，患部在固定位置即可。深吸气时前臂肌肉主动收缩，手指握拳成实心，略停片刻；深呼气时肌肉放松，五指完全伸直。如因肿胀，手指不能完全伸直，则要尽力伸指，直到不能再伸时为止。每日 2~3 次，每次 10~20 分钟。

摆肩飞翔势：适合肩部损伤者。本势是在提肩吊臂势熟练的基础上增加的，患者应两势结合在一起操练。在吸气提肩后，前屈后伸肩关节一定范围。当呼气垂肩过程中，使肩关节外展40°～70°。随呼吸运动，每次练习30分钟，每日练习3次。

持器摄物势：适合臂部损伤者。练习本势的目的在于恢复上肢持器拿物的基本功能。准备一重量适宜的物体，如木棍、茶杯等，让患者练习持、拿、握、端等动作，但要禁止引起骨折移位的动作。物体的重量要由轻到重，动作由简到繁，循序渐进。通过练习，使患者能自己进行日常生活，既可减少护理工作量，又能促进肢体功能的恢复。

屈肘冲拳势：适合上肢损伤、肿痛已消者。断端稳定者，患者双足分开与肩同宽，双上肢屈肘，抱于胁部，调整呼吸。深吸气时将患肢缓慢打出，使肩、肘部伸直，深呼气时将患肢缓慢收回，然后再随呼吸，用健侧上肢重复上述动作。患、健侧交替，每次练习30分钟，每日操练3次。冲拳时动作要稳重而有力。

旋摇手腕势：适合手、腕部损伤，腕部功能障碍，但损伤已稳定者。患者站立或坐位，患肢平伸，调整呼吸均匀后，当呼气时，患腕部做顺时针方向旋转1周，吸气时，患腕部做逆时针方向旋转1周。每次练习20～30分钟，每日练习2～3次。

②下肢

收股绷髌势：适合大腿部损伤者。患者取仰卧位，双下肢伸直。首先以深呼吸运动集中精力，然后深吸气，主动收缩大腿前后侧的肌肉，使髌骨绷紧，但所有下肢关节不产生活动，保持静止，深呼气时放松收缩的肌肉。每日练习2～3次，每次10～20分钟。本势练习时患者如配合不好，可先练习健侧下肢，当获得感觉后，再练习患侧下肢。由于大腿肌肉丰厚，肌力强大，故收缩时要使大腿四周的肌肉同时收缩，利用肌力的拮抗、协同作用，保持骨折端的稳定。

钩踝蹬足势：适合小腿及足踝损伤早期的患者。患者宜取平卧位，双下肢伸直，先以深呼吸运动开始，调整情绪，精神专一后，当深吸气时主动收缩小腿肌肉，踝关节及足趾极力背伸，达到最大限度后，略停数秒，然后于深呼气时放松肌肉，并使踝及足趾极度跖屈。每次练习10～20分钟，每日可行2～3次。练习时要注意动作与呼吸的配合。

③脊柱

意念引颈：适合单纯颈椎损伤者。患者或坐或卧，先以深呼吸调整思想，精神专一后，双目微闭，使气下行引聚于丹田中，再用意念引丹田之气沿督脉上行至颈部，以意引气托头牵引颈部。数分钟后，导气行任脉，下降于丹田。每日可练习 1~2 次。开始时不易获得感觉，可配合颈部牵引。如患者始终没有气行任督二脉的感觉亦无妨，只要以意念上引颈部即可，不必强求气感。

挺腹张背势：适合胸、腰椎单纯性屈曲型损伤。患者取仰卧位，损伤部位垫枕。以深呼吸集中思想，然后用头顶床面，双下肢屈膝，上肢屈肘，双足及双肘抵于床上，当深吸气时上挺胸腹，使脊柱反张，略停片刻后，深呼气时缓慢下放胸腰成原姿势。胸腹挺起的高度由操作后的稳定程度来决定，每次练习 10~20 分钟，每日练习 2~3 次。

弓腰收腹势：适合胸腰椎单纯性伸直型损伤。患者取侧卧位，先深呼吸数次，然后当深吸气时收缩腹肌，脊柱轻微向前屈曲成弓形；深呼气时，身体恢复到原姿势。运动幅度要小些，因伸直型损伤脊柱的稳定性较差，练习主要是通过增加全身的活动量，促进全身气血循行。

（2）损伤中期练功：损伤 3 周后，骨折端已有纤维性骨痂连接，筋肉损伤已基本愈合。其疼痛、肿胀已经减轻，可根据情况增加运动量和运动幅度。特别是损伤部位的关节、肢体，要进行一定范围的活动，以达到操作和功能同期恢复的目标。同时也要注意，此时因骨折、脱位部位尚未完全愈合，如练功姿势和方法不正确，有可能引起骨折再移位、脱位复发等并发症，所以只有在稳妥固定的基础上，才能进行一些高强度的锻炼。

①攀索站立势：适合下肢损伤牵引固定，无法下床者。患者双手持牵引架上的扶手，健侧下肢屈膝，单足蹬床面，利用双上肢及健侧腿的力量逐渐站立，但要保持患肢的位置。开始时如不能完全站立，可使整个身体悬离床面。随着锻炼时间的延长，可用健侧腿立于床上，站立数分钟后练习攀索卧床。每次可练习站立数十次，每日练习 2~3 次。

②举腿蹬足势：适合下肢操作，夹板等外固定尚不能下地者。患者仰卧，双下肢伸直，调整呼吸。深吸气时，患腿屈膝、屈髋各 90°，举起小腿，踝关节背伸；深呼气时，足向斜上方蹬，膝关节完全伸直，髋关节呈 30°伸直。患肢反复练习 30 分钟，每日练习 3 次。

③下地步履势：适合下肢骨折较稳定，局部外固定者。开始下床时，应在医护人员指导下进行。首先患者应双下肢垂于床边，双腋部顶住拐杖，双手持握拐杖把手。用拐杖和健足支撑体重，由床边站起。开始行走时，要健肢在前，患肢在后，移动患肢与健肢齐平，依靠双拐承负体重，患肢不要负重过大，一般以局部不痛为原则。而股骨颈骨折、距骨骨折等不易愈合者，

患肢不应负重，再向前迈健腿。随着步履行走的熟练，逐渐向正常步履过渡，一般进行下地步履练习后，患肢都有紫暗、肿胀等反应，故上床后要将患肢抬高，以使静脉回流，必要时配合中药外用和按摩推拿，每日下地练习 2~3 次，每次 20~30 分钟。

④足底搓滚势：适合膝、踝关节损伤，肢体功能障碍者。患者取坐位，健足踩地，患足蹬一圆物上，如木棍、竹管、瓶子等，利用膝踝关节的屈伸活动，来回搓动圆物，以舒展筋络。搓滚时动作要连贯、稳重，避免搓空而使损伤处受到振动。每日练习 2~3 次，每次 20~30 分钟。

⑤仰天俯地势：适用颈部损伤稳定，已去除固定者。患者调整呼吸，站立，两足分开与肩同宽，双手叉腰。深吸气时头颈向后仰，并停留片刻；深呼气时头颈向前屈曲。练习时上身保持不动，动作宜轻柔缓慢，仰俯到一定程度即可。如动作太大太急，可能引起头晕等不适。本势还可用于颈部的慢性劳损等疾患。每日练习 2~3 次，每次 20~30 分钟。

⑥左顾右盼势：适合颈部损伤较轻，局部愈合稳定者。患者站立，双足分开与肩同宽，两手叉腰，先调整呼吸稳定情绪，吸气时头向左旋转至最大限度，呼气时头颈部还原。然后再向右旋转，每次练习 20~30 分钟，每日练习 2~3 次。或结合仰天俯地势共同练习。

⑦飞燕腾空势：适用于胸腰部损伤中期者，能有效地预防腰痛。患者俯卧于床上，双上肢置于身体两旁，两腿伸直。调整呼吸，深吸气时，上身及两腿同时背伸，双上肢后伸，形似飞翔的燕子。深呼气时，缓慢放松上身及双腿，还原成俯卧姿势。每日练习 2~3 次，每次 20~30 分钟。

⑧抱头旋转势：适合胸腰部损伤中后期，脊柱损伤已稳定者。患者取坐位或立位。立位，双足分开与肩同宽，双手十指交叉抱于头后，挺胸直腰，调整呼吸。当深吸气时，上半身先向一侧旋转至最大限度，骨盆固定不动，深呼气时还原成准备姿势，然后再向另一侧重复以上动作。每次练习 20 分钟左右，每日练习 2~3 次。操练时动作要缓慢、稳重，使脊柱充分伸展、旋转。

（3）损伤后期练功：7 周以后，损伤已基本恢复，骨折也已愈合，局部外固定大多解除。此期对在固定期间被控制某些活动的肢体关节要重点锻炼，循序渐进地加大活动次数和范围。嘱患者做些力所能及的轻微工作，自我照顾生活，使肢体关节功能不自觉地得到全面恢复。

此期练功多配合中药熏洗，以舒筋活络。因此练功应在熏洗后立即开始，以促进局部功能的重建。另外，练功还要注意局部和全身练习的关系，锻炼动作的协调统一。

苏玉樵

苏相良之次子（1937—1990），辽宁海城人，骨伤科副主任医师，原海城市正骨医院副院长。

苏玉樵早年随父学徒，深得苏氏正骨要领。1956年参加本院的前身——海城镇中西医联合诊所，在治疗闭合性骨折和脱位时，能够用巧妙的语言和动作来分散患者的注意力，片刻之间将骨折和脱位复位。他又将其进一步发展，令患者做深呼吸或咳嗽动作，或用语言诱导患者的合作，同时施以纯熟、巧妙的正骨手法，未等患者知觉，瞬间已将损伤治疗完毕。此外，苏玉樵对软组织损伤的治疗也十分有效，在中医整体观的思想指导下，十分重视气血学说。他的按摩手法就是循经取穴进行按摩"得气"，可疏通经络、调畅气血。循经点穴手法尚可扩张血管和淋巴管，从而增强血液和淋巴液的流动，既可提高局部和全身的新陈代谢，又可消除局部的瘀血和水肿，缓和血管和肌肉的痉挛，降低周围神经的兴奋性，从而减轻或消除疼痛。在此基础上，开展创伤骨折的治疗。

1976年，苏玉樵曾到天津骨科医院参加软组织及骨关节损伤学习班，后到鞍钢铁东医院（现鞍钢集团总医院）骨科进修，回到医院后建立手术室，开展钢板、髓内针固定术治疗开放性骨折，取得显著疗效。苏玉樵多年来努力发扬苏氏流派的特色和优势，对开放性骨折或一些比较复杂的病例，仍施以外科手术。他坚持以中医为主，西医为辅；以手法复位为主，外科手术为辅。他治学严谨，工作兢兢业业，具有较强的事业心和责任感。1986年，他的右手食指、中指因过度放射线损伤患鳞状上皮癌后截肢，术后仍坚持工作，得到各级领导和职工们的赞誉。他的一生对苏氏正骨的建立和发展贡献卓著，对海城市正骨医院今天的辉煌也有一定的贡献。1988年，苏玉樵带领20余人成立海城市骨伤病医院，从无到有，白手起家，现已初具规模。1990年4月，苏玉樵病逝，享年52岁。其子苏学忠现任骨伤病医院院长，长女苏杰任骨伤病医院药剂科科长，在继承发扬苏氏流派学术过程中均多有建树。

苏玉红

苏相良之四女，1946年3月14日生，辽宁海城人，骨伤科副主任医师，鞍山市医学会骨伤科分会理事。2005年退休后出骨伤科专家门诊，并参与国家级非遗项目"海城苏氏正骨"的宣传和展示活动。

少年时代起，苏玉红即受父亲苏相良先生熏陶，接触苏氏正骨，感触颇深。在学期间为同学偶治小疾，初中毕业后即从医，曾函授学习中医和骨伤专科，参加各类骨伤科学习班，掌握一定的中医基础理论和专业技能，尤其以治疗各类软组织损伤和小儿骨科见长。

苏玉红认为，气是人体根本，是功能动力的源泉。气和血的生理病理关系是气行则血行，气虚则血虚。气血病变的治疗原则是血瘀、血虚均须以理气为主，有气才有血。因此，她主张以行气、活血、散瘀之法治疗骨伤科疾患。她十分推崇"肾主骨"的学说，注意调养五脏之精气，强调肾对骨的生长发育、新陈代谢以及对骨折愈合、骨病防治的重要作用。在用药治疗上，苏玉红注意投用补肾、壮肾药，以促进骨折早日愈合；在益气的基础上，又有机结合练功方法进行锻炼。她强调自主活动的练功形式，对较重的、不能自行活动的重症患者，则亲自进行按摩舒筋，以驱散瘀血，促进循环，解除粘连。

在临床实践中，她对小儿骨科的疑难杂症，如产瘫、先天性斜颈、先天性马蹄内外翻足、先天性髋脱位的手法治疗疗效显著，应用传统的苏氏正骨法治疗肱骨外科颈骨折、儿童肱骨髁上骨折、小腿胫腓骨骨折等四肢骨折可达到理想对位。她曾发表"新鲜三踝骨折徒手复位30例"学术论文等9篇，在海城市举办的历届民间艺术节中担任保健医生，为各国艺术家治疗骨折、脱臼和软组织损伤，受到好评。同时，她在工作中注重培养传人和弟子，指导下级医师以苏氏正骨学术思想治疗骨折和软组织损伤，并完成实习生和进修医师的带教任务。

第三节　代有新人再进取

苏继承

苏玉新之长子，1964年4月出生，辽宁海城人。医学硕士，骨伤科主任医师。海城市正骨医院原党委书记、院长。其父亲苏玉新于1996年生病后，苏继承曾主持医院工作20余年。其间，他带领全院职工创建了三甲中医专科医院，成功申报了国家级非遗项目——"海城苏氏正骨"，使医院进入快速发展的轨道，现为医院法人代表和主要负责人。

苏继承在多年的临床实践中不断了解和掌握治疗老年骨折疾病的新观念、新疗法，尤其是近年来，微创骨科观念和实用技术越来越受到重视。这种实用技术是采用特殊的器械，不损伤组织或尽可能少损伤组织，而达到治愈疾病的目的。术后再按照骨折三期辨证原则用药。初期气滞血瘀，腑气不通，二便不畅，宜活血化瘀、通肤泄浊，予麻子仁丸及牛黄解毒片口服；中期瘀血未尽，骨骼未接，宜接骨舒筋、和营止痛，内服接骨丹及接骨1、2号；后期筋骨连接，但强度仍弱，宜补骨填精，口服接骨 3 号，配合饮用人参木瓜酒，电子治疗仪局部照射及药浴。这种微创手术与传统中药的结合亦是微创骨科理念的具体体现。

苏继承认为，中医是古代劳动人民在从事农业、手工业基础上积累自身医疗保护的经验逐渐形成的，它没有与现代医学结合，保持原来的古老传统，看起来原始落后，但在长期的医疗实践中形成了一套独特的医疗体系和治疗原则，积累了丰富的经验，而且在对疾病的认识上一直保持着辩证唯物观点，总体说来是唯物的、正确的，不足的是它不能对客观事物进行深入细致的说明。西医应用石膏做外固定，传入我国已有百余年历史，石膏能较好地塑形，并能很快定形，适合多种骨折整复后固定的需要。一些西医同仁对采用石膏固定骨折已是轻车熟路，故对小夹板能固定骨折持有怀疑态度。小夹板研究者认为小夹板固定符合力学理论，其固定具有由布带约束力、纸压垫应力、肢体重力、肌肉收缩内在动力和必要牵引力所组成的外固定力学系统。随着研究的不断深化，学者们又提出了骨折端啮合力、骨折周围软组织对维持固定重要性的新观点，把传统的中医正骨固定经验认识上升到理性认识的高度。而 AO 学会提出治疗骨折的 4 项原则：骨折块特别是关节内骨折的解剖复位；设计稳定可靠的内固定，能满足局部生物力学的要求；用无创技术保留骨折块和软组织血运；骨折附近的肌肉和关节早期主动和无痛活动，防止骨折病的发生。此观点亦经过了长时间的验证，因此产生的加压钢板技术风靡至今。加压钢板技术是建立在上述 AO 理论基础上的一种治疗手段，对维持骨折端的解剖位置、允许患者早期活动，无疑优于其他手术方法，但是，它的缺点也越来越被人们所认识，主要是干扰血运、有感染的危险，强硬的钢板替代了骨折处的生理应力，造成钢板下的骨质疏松萎缩、再发性骨折等。上述两种体系所产生的疗法效果各异，皆为临床广泛应用，但问题是如何选择疗法的适应证。

苏继承认为，内固定失败的原因主要归于医疗因素，包括钢板选择过短、操作违规，如有的用 4 孔钢板，仅用上下两枚螺钉固定，螺钉未穿过对侧骨皮质；还有选材不当，如股骨远端应用普通髓内针，未遵循张力侧固定原则；术者操作粗暴，粉碎骨折骨缺损，未及时一期植骨，骨折固定不牢再移位而不愈合；感染增加骨折端的坏死，导致骨不愈合；过分依赖内固定而不用外固定，或外固定不合理，过早拆除内固定进行功能锻炼；手术器材缺损或内固定材料质量低劣；等等。因此不管是切开内固定或者是传统外固定，抑或是介于两者间的微创骨科疗法，都必须根据严格的适应证进行选择。要擅于正确处理固定与活动的辩证关系，把固定与活动的不利因素控制在最低限度，把有利因素尽可能加以发挥，固定从肢体能活动的目标出发，即活动以不影响骨折端的稳定为限度，从这一观点出发，合理运用现有的骨折固定方法，探索新的治疗骨折的方法。

20世纪50年代末，奠定了新中国现代工业文明的基础。随着AO学派的建立，骨科临床开创了新的时期，提出了治疗的三原则：解剖学对位、坚强内固定和早期活动。由此治愈了数不清的骨折患者，而且风靡全世界。在诊断和治疗上，提出了标准化和数字化的概念，对推动骨科进步起到了重要的作用。但是，苏继承主任医师经过临床实践，也看到一些现实的问题，例如手术切口越来越大，内固定的接骨板越来越长，越来越宽、厚、硬，医用材料价格越来越昂贵，以及这种治疗方式所引起的合并症也随之出现，给患者造成的生理、心理及经济负担也越来越重。他认为，目前有些医疗机构在一定程度上已经违背了骨的生理和生物力学规律，势必收不到良好的临床疗效。

医学科学是集自然科学与社会科学于一炉的特殊科学门类，无论自然科学还是社会科学的进步与研究成果，都必然会很快地在医学领域中有所反映。在信息时代，在以社会文明为基础的我国改革开放的40多年中，需要我们不断推出新观念、新思路。从外科学的角度讲，苏继承作为苏氏正骨的第三代传人要以怎样的思维模式才能够顺利地进行新的临床实践呢？

在人类漫长的历史发展进程中，人们总是不断与各种伤病进行抗争，由于生产力低下、物资的匮乏和生活节奏的缓慢，所造成的伤痛都是低能伤。随着生产力的发展，社会生活也逐渐丰富起来，骨科疾病的治疗也随着时代演变的过程变化着。由于现代高新技术飞速发展并被极快地引入医学领域，由于社会进步、科学文明带来人们思想观念的变化，人们对生活质量的追求日益增高，也由于医学模式转换、人类疾病谱的变化，近年来，"微创"理念已成为热门话题。微创骨科理念与技术成为骨科界众多学者追求的共同目标，不少学者对此做了精辟表述。微创并不是一个简单、狭义的概念，决非仅仅用小切口就是微创，在诊断、治疗及康复过程中应更加注意解剖结构、生理功能、心理创伤与形态审美等，所以微创治疗是人文的、绿色的，是符合人们健康发展需要的。苏继承等以闭合手法复位结合骨科外固定器治疗骨折无疑是在"微创"理念方面所做的可喜的尝试。

苏继承认为，微创理念与微创技术是不同的概念。微创理念是绝对的、永恒的原则，是古往今来一脉相承，应该永远坚持不渝的；而微创技术则是相对的，不断变化、不断发展和创新的过程，其具体内容和操作技术，随着科学技术的发展水平和人类对外科技术要求的不断提高而发展、变化。微创理念指导、促使和激励着具体的微创技术不断进步、优化和完善，这是一个不断发展、深化、创新的过程。总之，微创的理念应重于技术，在不具备条件的情况下可以不开展微创操作，但是绝对不能忘记微创观念。

苏继承、苏纪权等通过对微创骨科技术的不懈追求，已成功地将骨折复位固定器与闭合手法复位相结合，体现了微创骨科理念在四肢创伤骨折治疗上的应用，还广泛开展了各种内镜手术治疗骨科疾患。比较成功的，如关节镜检和手术，可开展关节内病理取材、冲洗、关节鼠的取出、软骨剥脱面的修补、髁间棘骨折的固定、半月板破裂的修复或切除；椎间盘镜下切除突出的椎间盘、椎体成形等。操作虽然创伤小、恢复快，但技术要求高，应严格掌握适应证。如果不顾条件、不加选择地应用此方法，致使操作不当，可发生神经根损伤、出血、感染、致瘫和后遗腰痛等。

近年来，微创骨科技术不断进步，许多先进的科技成果应用于骨科领域后，大大改善了人们对疾病的认识，使骨科领域微创治疗的发展突飞猛进，手术技术日趋成熟，治疗领域不断拓宽，新的手术种类不断涌现，使手术更精确、更安全、更有效。苏继承认为，医学科学是随着时代进步而发展并彼此相适应，工业革命前是"见血（开放骨折）不治"，之后就成了"不见血（不开刀）不治"，后工业革命时期即信息时代，由于医学影像学和光导纤维的应用，为开展微创治疗提供了技术上的支持，这是随着人们的思想及物质生活水平的提高而形成的观念。"能简单，不复杂；能保守，不手术，最大程度地恢复和提高患者的日常生活能力"，是我们选择治疗方案的指导思想，体现了人文关怀。21世纪微创骨科的理念应该充分体现这一点。这些具有时代特色的新观念，是苏继承等善于学习和实践的结果。

在苏继承主持医院工作期间，坚持科技兴院和以人为本的办院方针，使苏氏正骨体系不断完善，医院事业得到普遍提升。他提出了临床医师要从经验型向科技素质型转变的人才培养战略，一批中青年业务骨干和学科带头人崭露头角。"十五"期间，共投资5100万元引进高新设备，进一步完善了ICU和内科病房，装备了现代化层流手术室，引进了新型CT、C型臂电视X线机等30多台/件仪器设备。计算机网络以及ISO 9000国际质量认证体系的应用，使医院管理逐步进入现代化。目前，医院承担的国家中医药管理局"全国中医老年骨折病重点专病"项目正在进行"十一五"期间的建设，还承担着国家中医药管理局、省科技厅、鞍山市级课题。隶属医院的辽宁海城正骨研究所系统整理苏氏正骨经验，研发电子治疗仪等系列产品，现已销售至东北和山东等地。接管海城市感王镇医院，建立"120"急救分站，进一步完善了急救中心的功能。并与营口市某民营企业联合生产开发骨科器械，以海城市正骨医院治疗创伤骨折医疗技术为依托的营口永康医疗器械有限公司，是原辽宁省食品药品监督管理局批准注册、专门生产骨外固定器系列的综合性企业，研制开发海城市正骨医院的专利产品，海城市正骨医院占30%技术股。生产单侧多功能外固定器、拱形外固定器、锁针加压固定器、可调式骨盆固定器等，适用于各种长骨开放性及闭合性骨折、陈旧性骨折、显微外科、矫形及关节融合等各种骨科手术，具有设计合理、结构紧密、转动灵活、体积小、重量轻、固定牢靠和使用方便等特点。符合生物力学原理，具有中西医结合治疗骨折的优势。

为保护海城苏氏正骨文化遗产，苏继承、苏纪武、苏纪权等传人制订了五年保护计划。此计划由苏继承负责组织实施，成立非物质文化遗产保护领导小组，由名誉院长苏玉新负责督导，保护内容包括进一步全面深入细致地开展海城苏氏正骨挖掘整理工作，摸清苏氏正骨的发展历史沿革，以及传承情况，将所获资料进行归类、整理、存档，以资料整理为主的保护基础工作，建立长期有效的传承机制，召开研讨会，筹备建立海城苏氏正骨传承和保护基地，传承中国传统医术。对苏氏正骨进行挖掘整理，申报科研课题，在此基础上进行技术创新。建立海城苏氏正骨网站，在互联网上发布信息，传播苏氏正骨法。尤其是在承担中医高校实习生带教期间，苏继承主动授课，认真指导，使实习生感受到苏氏正骨的深刻内涵。在实施五年保护计划中，为提高苏氏正骨传人和弟子的保护意识，苏继承积极培养传承人，逐步健全动态的持续发展的保护体系。

苏纪武

苏玉新之次子，1970年2月生，辽宁海城人。海城市正骨医院原副院长，骨伤科副主任医师。1986年中专毕业后，随父苏玉新学习中医正骨，后参加鞍山市卫生局举办的骨伤科师带徒班；1997年参加辽宁中医学院成人教育学院骨伤成人专业证书班，还曾就读于长春中医药大学骨伤专业。在临床工作中，苏纪武对筋伤推拿治疗颈肩腰腿痛等有较深造诣。在医院管理过程中，他坚持原则，严格依法依规办事，得到了领导和群众的一致认可。2003年，苏纪武当选辽宁省政协委员，2006年任海城市政协副主席、农工民主党海城市主委，现任海城市人民政府副市长。

1993年，由苏纪武负责组建海城市正骨医院假肢科，成功与中国台湾力保德假肢公司合作，运用先进技术和材料制作各种假肢，填补了海城地区该项目的空白。1995 年，假肢科又与德国奥托博克公司合作，采用先进的材料和装配技术，制作各种假肢和支具、各种矫形器及支具，还可提供颈托、腰围、膝关节护具、静脉曲张袜、轻型轮椅、防褥疮坐垫等产品，取得良好的社会效益和经济效益。他善于将理论与实践结合，在专业技术上也有长足的进步。1996 年开始，苏纪武担任主管行政、后勤工作的副院长，他以强烈的责任感、公关能力和敬业精神，提出医院长远发展的思路，他还擅于调查研究，及时发现问题、解决问题，为医院开展医疗活动起到保驾护航作用。

自"海城""苏氏"服务商标被国家工商总局商标局正式授权以后，为了维护医院的知识产权，苏纪武率领有关人员进行商标维权工作，先后在周边市县如鞍山、辽阳、灯塔、岫岩、盖州、瓦房店以及本市取得明显成效。在他的奔走与各地工商局有力支持下，到目前为止，有 15 家医疗机构已在有关部门的督促下，终止了侵权行为，并依法进行了处理，挽回了医院的损失。此后，该类现象没有再发生过。

2004 年，苏纪武主张兴建海城市正骨医院综合大楼，改变医院现有格局，以适应医疗市场的变化。他积极谋划，与相关部门协调，现场指挥。新大楼全面投入使用后，他进一步完善设施，整合资源，培养专业技术人才，配合医疗工作，开展了许多新技术、新项目，使周边市县的广大群众对海城市正骨医院的设施、设备以及医疗技术和服务水平给予了很高的评价，扩大了医院的知名度和影响力，创造了非常好的社会效益和经济效益。

在此基础上，苏纪武牢记苏玉新老院长的教导，以及"患者至上，信誉第一"的办院方针，弘扬正能量，坚决抵制不正之风，杜绝医务人员以各种形式收受"红包"或做违反职业道德的事情。他倡导端正医德医风，在新时期要与时俱进，弘扬苏氏正骨的光荣传统，加速人才培养，不能够片面追求产值利润。同时，他主张禁止扩大收费标准和项目，以减轻广大患者的负担，并且勉励青年医生为打造苏氏正骨这个百年老店而建功立业。

2005 年初，苏纪武任海城市卫生局副局长，后兼任海城市第三医院院长，不失时机地进行"海城苏氏正骨"特色技术宣传，展示医院新形象，为医院事业做出卓越贡献。苏纪武在谈话中多次强调，必须坚持"以患者为中心"的服务宗旨，坚持医院的社会公益性，在医院的基本建设布局、诊疗环境、秩序等方面，实现医院建设指南的要求。2020 年开始，苏纪武组织实施海城市紧急救援中心改扩建工程，满足应急管理及患者安全的要求，以使其趋于合理化、人性化，让党和政府以及人民群众满意。

苏纪权

苏玉新之三子，1972 年 9 月出生，辽宁海城人。现任海城市正骨医院党委书记、院长，辽宁海城正骨研究所所长。医学博士、骨伤科主任医师。中国中西医结合学会骨科微创专业委员会青年主委、辽宁省中西医结合学会骨科微创专业委员会主委。

苏纪权 1994 年毕业于长春中医学院针灸骨伤系；1998 年再次考取该校中医骨伤专业硕士研究生，师从该校附属医院骨科高学汉教授。在学期间，他广收博采，不断充实完善自己的基础理论和专业技能，主要进行了骨关节疾病的深入研究，他的毕业论文"腰痛消治疗腰椎间盘突出症的实验研究"受到导师们的一致好评。

在医院工作期间，他主管科技和继续教育工作，带领医务人员开展先进技术的应用，勤于思考，擅于钻研。几年来，与工程技术人员开发研制了电子治疗仪，以现代科学与中医学脏腑、经络学说等传统理念相结合，该仪器主要产生"生物电"及人体必需的微量元素，具有很强的灭菌、消炎作用；其射束可穿透人体，有明显的止痒、镇痛作用，对末梢血管的作用初为收缩，随后呈持久的动脉性充血，使血循环得到改善，组织营养和代谢过程加强，通透性增高，促进细胞功能的加速再生过程，提高皮肤非特异性免疫能力，标本兼顾，对治疗急慢性骨髓炎有较好疗效，得到了广大患者的好评。除了在本院应用外，该电子治疗仪还销往山东、黑龙江和吉林等地。

在指导医疗工作中，苏纪权重视理论与实践相结合，系统整理苏氏正骨法，包括苏玉新先生中医正骨学术思想，以及在其指导下的手法复位与骨科复位固定器的结合，还有在此基础上的五大进展、五大攀登等，诠释苏氏正骨的深刻内涵，使其具有一定的先进性、实用性和推广价值。在整理苏氏传统用药过程中，苏纪权对精制接骨丹、接骨 1~4 号和伤科外用药等，去伪存真、去粗取精，使理法方药辨证更加得当。他组建了生物力学实验室，对骨科复位固定器疗法大胆改革创新，在治疗骨盆骨折过程中，参与设计完成的"槽形骨盆复位外固定器"等骨科器械获得了国家实用新型专利。同时，他指导下级医师开展科技攻关，指导其科研设计和论文撰写，指导实习生、进修生完成后期教学任务。

2004 年 9 月，苏纪权考取吉林大学第二医院博士研究生，研究方向是脊柱外科和器官移植。在导师指导下，他所做的课题是"RNAi 沉默树突状细胞 CD40 基因治疗心脏移植排斥反应研究"，研究内容和意义是建立大鼠心脏移植急性排斥反应模型，制备 CD40 siRNA 转染供体树突状细胞（DC），抑制其

CD40 基因。于移植前 7 天和术毕时向受体输入 CD40 siRNA 转染的 DC。检测心脏移植物、脾脏和小肠淋巴结 CD40 基因表达和单向混合淋巴细胞反应，计算心脏移植物平均生存时间，为揭示 DC 诱导移植耐受子机制提供线索。在脊柱外科方面，苏纪权也学有所成，擅长应用传统的苏氏正骨技术治疗各种脊柱损伤、退行性病变，以及脊柱侧凸等，取得良好的疗效。他还考取了中国中医科学院博士后科研流动站，师从董福慧教授，出站后，担任海城市正骨医院脊柱科主任、副院长。2016 年开始担任医院党委书记、执行院长，负责医疗活动的开展，倡导新技术、新项目的学习引进。组建了血管外科，完成妇科的升级改造。主持"中医手法智能化正骨机器人""海城市青少年脊柱侧凸优化治疗研究""不均匀沉降理论配合自体细胞生成因子注入治疗膝关节内侧间室骨关节炎"等省科技厅课题的研发。在他主持工作期间，号召全体职工践行苏玉新老院长的办院方针和理念，圆满完成了各项经济技术指标，取得了比较好的社会效益和经济效益。苏纪权还积极推动医院三级骨伤医院建设，树立以医疗为中心，以突出中医药特色、提高临床疗效为目标的行医理念，以及"三甲复审不获全胜绝不收兵"的战略思想，身体力行，认真检查指导，狠抓薄弱环节。在 2019 年 7 月辽宁省中医药管理局评审活动中，海城市正骨医院的工作得到了评审组领导和专家的高度肯定。

在传承创新"海城苏氏正骨"国家级非物质文化遗产代表性项目的同时，他成功申报了"辽宁老字号"，进一步打造苏氏正骨和海城市正骨医院品牌。实施人力资源发展战略，有效地建立人才梯队，引进本科生、硕士生数十名，充实临床一线，培养学科带头人数十名，为医院可持续发展奠定基础。在此基础上，国家级和省级重点专科建设也得到加强。强化干部队伍建设，提高工作效率，保证医疗安全，实行目标管理，使责权利统一，医院各项工作得到高质量、高效率运行。自 2016 年开始，在苏纪权倡导下，海城市正骨医院成功举办了 4 次辽宁省中西医结合骨科微创专业委员会年会暨学术交流会议，中国民间中医医药研究开发协会苏氏正骨分会成功举办了"国家级非物质文化遗产海城苏氏正骨传承创新培训班"，主要侧重于传统手法治疗骨伤科常见病。他身体力行地组织参与相关的学术交流活动，扩大了海城正骨的知名度和影响力，在全院范围内组织开展科研、教育活动，科研、带教工作得到了长春中医药大学和鞍山市、辽宁省科技管理部门的肯定，于 2018 年、2019 年成功申报了两项省级在研课题，开展了"海城市青少年脊柱侧凸优化治疗研究"课题研究工作。

第四节　苏氏正骨蓬勃发展新花开

苏久明

苏久明于1980年3月出生，苏玉新直系长孙，主治医师。2004年毕业于长春中医药大学，本科学历，现任海城正骨医院四肢创伤手足显微外科住院医师，辽宁省中西医结合学会骨科微创委员会委员。

因自幼受到祖辈熏陶，苏久明对中医正骨产生了浓厚兴趣，立志成为一名骨伤科医师，毕业后在医院骨科门诊得到苏氏正骨第二代传承人苏玉新主任医师及苏玉红主任亲自传授四肢骨折及关节脱位传统手法复位技术。

其间，师承苏氏正骨第三代传承人苏继承院长，学习苏氏正骨传统的"分神复位法，刚柔固定法，内外用药法，益气练功法"，即正骨四法，又结合中西医微创技术，将之提升为"无痛接骨法，微创手术法，标本兼治法，康复训练法"之新四法，并加以灵活运用。其中"分神复位法"具有快捷、灵活、有效的特点，可以做到瞬间无痛接骨，为患者减轻了病痛。

2006年，苏久明到海城市正骨医院四病区（四肢创伤手足显微外科）工作至今，努力钻研四肢创伤骨折及显微外科手术技巧。2015年到吉林大学中日联谊医院骨科进修学习1年，学习了四肢创伤骨折手术技能，在此期间得到该科教授刘光耀主任的亲自指导教学。作为海城苏氏正骨第四代传人，苏久明继续传承着海城正骨以人为本、仁心仁术、患者至上、信誉第一的服务宗旨，忠诚、进取、自律、诚信的精神，时刻牢记生命所系，健康之托，努力将海城苏氏正骨发扬光大。

苏　昶

苏昶于1976年4月出生，辽宁海城人，为苏玉新的侄孙，主任医师，辽宁省中西医结合学会骨伤科专业委员会委员，辽宁省中西医结合学会骨科微创专业委员会委员，辽宁省细胞生物学会足踝外科分会理事，辽宁省细胞生物学会人工关节与3D打印技术分会理事，海城市医学会老年科分会副主任委员兼秘书长，现任海城市正骨医院老年骨折及骨关节科小组长。

苏昶于1997年毕业于长春中医药大学骨伤系，本科学历，毕业后回医院工作，先后在骨科门诊跟随苏氏正骨第二代传承人苏玉红主任医师系统学习苏氏正骨手法，配合小夹板治疗各类常见的四肢骨折，熟练掌握了苏代正骨的传统手法，并灵活加以运用。后到医院老六疗区任住院医师，跟随赵政伟副主任医师系统学习苏氏正骨手法，配合孟和架及多功能外固定支架固定各类四肢骨折，丰富了自己的临床经验。2004 年，到膝关节科、小儿骨科任住院医师，跟随杨兆宏主任医师学习运用现代微创膝关节镜技术治疗膝关节的半月板损伤、前后交叉韧带损伤、复杂的胫骨平台骨折。2006 年，到骨关节及老年骨伤病科任住院医师，师从付伟主任医师，运用传统的苏氏正骨手法结合现代的外固定支架，系统治疗老年性股骨颈 Garden Ⅰ、Ⅱ、Ⅲ 型骨折，股骨粗隆间的 Evans Ⅰ、Ⅱ、Ⅲ、Ⅳ 型骨折，取得了满意的疗效；运用现代人工关节置换技术，进行全髋关节及半髋关节置换，治疗老年股骨颈 Garden Ⅳ 型骨折，疗效确切，大大改善了老年骨折患者的生活质量。还跟随苏氏正骨第三代传承人苏继承主任医师系统学习传统苏氏正骨手法和理论，整理挖掘苏氏正骨原创技术并加以运用，于 2012 年被医院公派到北京大学人民医院骨关节科，全面系统地学习髋膝人工关节置换技术，并得到了国内知名专家吕厚山教授、林剑浩教授手把手地教学，一年后回到医院骨关节科工作，于2014 年被医院任命为苏氏正骨第四代代表性传承人之一。后来，苏昶更加努力地工作，挖掘整理苏氏正骨的传统手法和原创技术，结合现代医学知识、技术，为苏氏正骨事业发展不遗余力，为广大患者解除病痛，受到领导和同事们的认可，同时也得到了患者的好评。

李 鑫

李鑫，1984 年 5 月出生，吉林洮南人，长春中医药大学中医骨伤专业毕业，硕士研究生，副主任医师。现任海城正骨医院创伤手外科住院医师，辽宁省中西医结合学会骨科微创委员会委员兼副秘书长，辽宁省足踝外科学会理事。现在长春中医药大学攻读博士学位。

李鑫的祖父研习中医数十年，擅长中药炮制与配制。受其祖父影响，李鑫自幼对中医药产生了浓厚的兴趣，2003 年考取了长春中医药大学中西医结合专业，在校期间注重基础理论学习与实践，将传统的中医药基础理论与西医的知识方法相结合，在提高临床疗效的基础上，综合协调，相辅相成，立志成为医学理论基础扎实、实践技能功底深厚、临床经验丰富的医生。

2008 年，李鑫报考了长春中医药大学苏继承教授的研究生，跟随苏继承教授学习中医传统手法及骨折外固定穿针疗法，实习与工作期间也不忘理论学习，深入研读《医宗金鉴》《救伤秘旨》《伤科集成》等著作，并积极参加国内各大医学专科会议，做到"走出去，拿回来"。2012 年，到河南省洛阳正骨医院学习考察，研习常见的四肢骨骨折的手法整复、小夹板外固定，尤其是对于疑难性骨折，如跟骨骨折的夹板固定，以及股骨头缺血性坏死的中草药治疗有着深刻研究，对于小儿肱骨髁上骨折手法整复、膏药外敷、瓦型纸壳固定有着独特见解。

李鑫重视归纳总结前人的学术思想，溯本求源并学以致用。他将张安桢教授关于伤科的病理机制概括为"骨科创伤疾病无论是外伤还是外邪侵犯，瘀都是一切疾病的病理机转核心，当肢体受到外力创伤，肢体局部肌肉筋骨损伤，多导致脏腑气血功能紊乱，产生一系列相应的证候"。对刘柏龄教授关于骨折愈合机制的理论加以深入探讨，从微观实验的角度对活血化瘀、肾主骨的理论进行了示踪观察，以辨证论治的观点，探讨理气药物中的枸橼酸对骨折的影响和作用。这些研究虽然是初步的，但对于中医骨伤科的发展有着重要的意义。

李鑫认为，随着中医伤科理论基础日臻完善，诊疗过程中应更重视整体辨证。他汲取洛阳平乐正骨传承人郭维淮教授的主张，认为伤科医师要更加重视对复合伤的诊治，注重维持生命体征及微循环的平稳，从生物力学的角度探求骨折、脱位及筋伤的移位机制，保护重要脏器的功能。参与了在研课题"青少年脊柱侧凸的优化治疗""不均匀沉降理论配合自体细胞生成因子注入治疗膝关节内侧间室骨关节炎"等课题项目，全面、系统地起草了计划书、工作报告、技术和随访报告等，并组织实施，有力地促进了医院科研、教学工作的开展。

正所谓前人栽树，后人乘凉，作为海城苏氏正骨的第四代传人，李鑫亲历了苏氏正骨流派为辽宁省乃至全国各地百姓所带来的福祉，更坚定了发扬海城苏氏正骨学术的信念，将传统的中医手法与现代新兴技术理念紧密结合，大胆研发，勇于实践，为海城苏氏正骨百年兴旺添砖加瓦。

其　他

苏悦、苏明扬、苏长庚、苏久辉等，均出身于海城苏氏中医正骨世家，在祖父、父亲等前辈的熏陶下，初步学习掌握了传统苏氏正骨的理论和技术，基本掌握了祖父苏玉新中医正骨学术思想。他们弘扬中医药文化，继承发扬海城苏氏正骨的传统特色，在各自的岗位上做出了成绩。

第二章　海城正骨理论基础

中医学认为：精、气、神是人体重要的生理功能和营养物质的概括，一般称之为人体"三宝"。苏氏通过多年临床实践，根据骨伤科的特点和传统中医学基础理论，强调在处理局部病变时，重视精、气、神、血的生理功能，调整四者的功能状态。对于皮、肉、筋、骨、关节损伤的合理治疗，可加速精、气、神、血的恢复。在骨伤科疾病的整个变化过程中，虽然病在皮、肉、筋、骨、关节等局部，但必然要影响整体，反映到全身，受累最明显的是上述四者。

重视整体与局部的关系是苏氏的又一特点。在处理局部病变损伤的同时，强调对气血阴阳盛衰的调整，将局部和全身的处理治疗融合在一个方案中，形成了一套独具特色的治疗骨伤病患方法。苏玉新认为，筋骨、皮肉、关节的损伤和全身病理变化具有因果关系，两者在疾病的发展过程中密切相关，相互影响，应辩证地处理好局部和全身病理变化的相互关系，分清主次，有所侧重，全面兼顾。

在医学发展过程中，特别是在科学技术取得突飞猛进发展的近代，苏玉新认识到传统的中医骨伤科虽然有许多特色和优点，但同时也清醒地看到，它在治疗手段等方面有些内容已经落伍，亟待整理提高，以适应当代骨伤科临床的需要；同时，他认为传统中医只有吸收、学习先进的科学知识，补充必要的内容，才能更有生命力，突出自身的特色。

苏氏正骨广泛开展中西医结合工作，在保持和发扬自己特色的基础上，形成了一套治疗骨伤科疾病的经验和措施，现就其正骨理论基础略做介绍。

第一节　调神以治骨

"神"是中医学的基本概念之一，是神志、神明之简称。在中医学中，神有广义、狭义之分。广义之"神",为人体生命活动总的外在表现,常通过人体形象、面色、眼神、言语、反应能力、肢体活动等多方面表现于外;狭义之"神",指人的精神、意识、思维活动,系高级神经活动的结果,由心所主。神的物质基础是气血、津、精,神是各脏腑功能和生命活动之主,因此古人称"得神者昌,失神者亡",可见神在人体生命活动中所起的重要作用。

人的各种感觉也属于神的功能的一部分,疼痛作为一种刺激性较强的感觉,亦需心神以感受之,并通过神显露于外。苏玉新认为,骨折、脱位等损伤疾患,局部最突出的症状即为疼痛,这种疼痛不仅内伤心神,使心神逆乱涣散,主观感觉难以忍受,还会造成心理紧张、心绪紊乱;局部也会因疼痛刺激出现筋脉拘挛、皮肉挛缩,骨端常被牵拉、固定在不良的位置上,对复位造成一定困难。

苏氏处理筋骨皮肉损伤,强调全身病机变化,首先是神志方面的紊乱。调神应在治骨之前,调神可使患者主观感觉的疼痛得以缓解,局部筋络松弛,为复位创造有利条件。调神应先查神,辨心神的病机变化。一般说损伤之后,心神可有亢奋、颓废、得神、失神之分,故亦有虚实之变。一般的损伤,其神志多表现为亢奋,如损伤部位剧痛、面容痛苦、目光焦虑、精神紧张、呻吟不已、烦躁不安或性急易怒等,其原因多为皮肉筋骨损伤,经脉破裂,气血壅滞,心神为滞气瘀血所扰,故为兴奋亢进之实证,治疗应用分神镇痛之法。严重损伤或素体真气匮乏者,又遭外力打击,使气血外逸,心神无根,形神相离,而致失神之虚证,患者表现为目光呆滞或暗淡无神、语声低微、反应迟钝,甚者神志昏迷、不知痛痒、呼吸微弱、面色灰白、脉微欲绝,皆为失神之象。失神者应急定神、回神、安神,进行紧急的救治。

所谓"分神复位"是在上述认识基础上,根据损伤的神志病理变化和心神的生理特性等,在长期的临床实践中总结出来的。分神是将调神和镇痛有机结合起来,对于损伤后神志亢奋者施用的治疗方法,在正骨之前操作,又贯穿整个正骨过程之中,其目的在于调整心神逆乱亢奋的病理变化,平抑阴阳气血的失衡;更为重要的是,由于分神镇痛可减轻或消除局部的疼痛,缓解筋肉拘紧,从而可为复位创造一个良好的前提。分神镇痛是苏氏正骨法中最具特点的学术观点之一,它是在骨伤科临床中运用中医七情、藏象、气血等理论基础上逐渐升华总结而成的。

一、情志生克调神

中医学认为喜、怒、忧、思、悲、恐、惊七情是神的一部分,也是五脏的功能之一，是人对不同刺激因素在情绪、心态上的反映和心理变化。

苏玉新认为，中医学"治未病"和"七情内伤"的理论，说明七情过激影响脏腑、气血功能，是导致疾病的原因，因此调节情志宜早不宜晚。早期脏腑、气血功能受损伤不重，多可不药而愈；过晚则脏腑紊乱，气血凝结，常药而不效，譬犹渴而穿井、斗而铸锥，不亦晚乎。基于这一认识，苏氏根据七情的五脏分属关系，利用五行的生克乘侮规律，早期运用情志生克法，调整患者的七情过激和不足。七情生克法首先要明确患者的情志状态和心态推移的原因，从患者的性格禀性、受伤原因以及神之外征等各方面综合判断，明其七情之太过、不及，运用扬其不足、抑其有余的以情治情方法，使之达到七情平和、脏腑协调、气血流畅之状态。

因此，七情生克法属于心理治疗的范畴，以调节患者的情绪状态为主要目的。如患者平素即为懦弱文静之人，因卒然事故而伤，思想上毫无准备，受伤后情绪多以极度恐惧为主，调神则需壮胆消除其恐惧，应鼓励患者树立战胜疾病的信心；若患者禀性暴躁，又因殴斗被伤，伤后常以躁怒情绪为主，则着重于调整其全身的神志变化，抑其盛怒，可告知其不配合治疗将导致的后果，即以悲胜怒之法。

二、呼吸吐纳理神

呼吸是肺、肾等脏腑功能的一部分，生命活动的重要表现。呼吸不仅可使清气入内，浊气排出，也可促进气机的开启，促进气血运行。神的物质基础是气血，因此调整患者的呼吸吐纳，可以达到疏理心神的目的。

苏氏认为，损伤之后，由于局部经脉受伤，骨节错动，气血壅滞，神取胜于此，故感损伤疼痛。同时由于心情紧张，还会有呼吸浅表的表现，特别是胸腹部损伤更为明显。呼吸浅表则体内浊气不能彻底排出，自然界之清气亦不能充分吸入，导致气滞、血瘀、神凝更为严重的情况。呼吸吐纳法就在于打断这种恶性循环，通过患者本身呼吸节律的调节，使呼吸节律回归正常，建立新的良性平衡。呼吸吐纳法经呼浊吸清，使肺肃降宣泄气机的功能得以恢复，开郁启闭，畅气行血，分神定痛。同时，即使整复完成后，也应令患者继续呼吸吐纳，起到安神定志的作用；练功时配合呼吸吐纳法，可使气行痛定，促进损伤愈合和肢体功能的恢复，这是自然练功法的特点和内容之一。中医学很早就重视呼吸吐纳的生理作用，在养生导引术、气功中都经常用到，苏氏将其运用到骨伤科疾病的治疗中，是对此的发展和提高。

三、避实就虚分神

损伤之证，局部筋骨经脉断裂，血瘀气滞，气机壅滞，神凝损处，故而疼痛较剧。患者不仅心情紧张，同时精神和注意力都集中于损伤部位，惧怕他人摸索，给处理和治疗带来不便。虽然利用情志生克法和呼吸吐纳法可能减轻患者的紧张心理，但一旦接触损伤部位准备进行复位时，很容易再次诱发患者的紧张情绪，造成筋肉拘挛，难以复位。苏氏在中医理论"上病下取""左病右取"的理论启发下，应用避实就虚法，在分散患者注意力、缓解紧张情绪的同时迅速处理损伤。

所谓避实就虚法，即是在整复和手法推拿时，先在健侧或远离损伤的部位进行操作，以转移其精神集中点，趁患者未察觉时骤然施法，以达到复位和治疗的目的。这种方法要求选择好适应证，常用于损伤较轻、移位不多的骨折和单纯关节脱位、筋出槽、骨错缝等，精神较紧张或儿童等不能配合治疗者，如桡骨小头半脱位。另外，要求医生要认真准备，同时具备娴熟的手法，操作时要迅速、快捷、灵巧、轻柔，使患者未觉痛苦时骨折、脱位就已整复。这一特点在苏氏的手法复位中有充分体现。

第二节　行气血以治骨

气血是人体重要的营养物质，气与血无论在生理还是病理方面，都有十分密切的关系。气能生血，血能化气；气能行血、摄血，血能载气、含气，故气为血帅，血为气母。气血运行于周身，环流不息，外而充养皮肉筋骨，内而灌溉五脏六腑，是一切组织器官进行生理活动的营养物质，古人曰"足受血而能步，手受血而能握，指受血而能摄"即是此意。外力作用于肢体，除筋骨受累之外，还会引起气血的病理变化，也即"跌仆闪挫，卒然身受，由外及内，气血俱病也"，故对于筋骨损伤必须外治筋骨、内理气血，尽快消除损伤对人体的影响。

应用正确的手法复位、夹板固定或正确的手法复位加孟氏架，很好地解决了骨折对位对线及妥善处理复合伤的问题，为防止骨折病的发生、避免关节僵直和肌肉挛缩、最大限度地恢复关节的功能，通常采用熏洗疗法以促进气血的恢复和运行。其代表方剂如熏洗药粉1、2号，1号适用于上肢，2号用于下肢和脊柱，二者区别在于牛膝和桂枝的应用。

处方组成：红花、当归、川芎、防风、荆芥、牛膝、伸筋草、透骨草等。

功能与主治：活血祛瘀、通经活络。用于各种骨关节损伤、劳损、风湿痹痛及骨折后期康复功能。

推拿麻醉，中医学中早就有记载，如《内经》"按之则热气至，热气至则痛止"，对按法的止痛作用进行了描述。苏氏运用推拿手法在复位前行麻醉镇痛操作，其目的在于行气活血、缓解疼痛。损伤致痛的最基本病机为气滞血瘀神凝，即不通则痛。推拿具有止痛镇痛功效的经穴，使气血或循经而行，或绕经而走，消除损伤局部的气滞血瘀，则神散而痛止。

推拿麻醉取穴则多以循经取穴为主，手法以推、点、按等刺激性较强者为常用，使患者产生得气感为宜，即热气至而痛止。

推拿麻醉具有良好的镇痛安神作用。苏氏整复骨折、脱位时，在复位之前和复位中通常都会使用，以使患者在无痛或轻微疼痛中接受治疗。推拿麻醉既是调节气血的治疗方法，又是分神复位的内容之一，所谓"无痛接骨"，即是上述调神方法和镇痛麻醉、整复手法综合运用的结果。

一、内治理气血

骨折、脱位等损伤病证中，气血受损的程度及其变化是与损伤程度相一致的。苏氏正骨在长期临床实践中，总结了一套骨伤科调理气血的治则。这些治则虽与三期用药原则大致相同，但有些认识有着独到之处，最主要的特点是把损伤三期用药原则和辨证施治相结合，根据患者的具体情况，治法和方药有所不同，体现了辨证用药的原则性和灵活性。

损伤初期的主要病机变化是气滞血瘀，故一般都以行气活血为治疗重点，或攻下逐瘀，或调气和血。这些治则从宏观上把握了损伤早期的主要矛盾。但是，由于患者素有阴阳气血盛衰的体质差异，又有年龄、职业、性别、地理区域等多方面的不同，损伤的程度和部位也有差别。因此治疗上就要求将诸多因素都加以考虑，在三期用药的基础上重视辨证施治的运用。相同损伤的患者可能治疗不同，而不同的损伤病证可能治疗相同，即中医所说同病异治、异病同治的具体表现。如肩关节脱位，青壮年患者气血充足，以活血化瘀方药治之即可；而机体肝血不足之女性或老年患者，应在活血行气药中加入些许养血壮筋之品，以防习惯性肩关节脱位的形成。

代表方剂为：苏氏接骨 1、2 号方。

苏氏接骨 1 号方：红花、白芷、儿茶、牛膝、制丝铜（制自然铜）、生龙骨、制申姜（制骨碎补）、制马钱子、当归、土鳖虫、川断、三七、冰片、制乳香、制没药等。功能与主治：活血化瘀、消肿止痛。用于跌打损伤、筋断骨伤、瘀血肿痛、闪腰岔气、接骨止痛。

苏氏接骨 2 号方：制川乌、制草乌、土地龙、制乳香、制没药、制南星、制自然铜、土鳖虫等。功能与主治：活血化瘀、消肿止痛。用于跌打损伤、风寒湿痹、肢体疼痛。

损伤中期的内治法则即接骨续筋。前人的大量实践和研究都说明某些中医方法具有明显的促进骨折、脱位等损伤愈合的作用。苏氏运用这一原则，着重辨别筋或骨损伤的孰轻孰重，分清主次，或以养血续筋为主，或以益气接骨为主，治有侧重。代表方剂如苏氏接骨 3 号方。

苏氏接骨 3 号：熟地、牡丹皮、云苓、山药、五味子、泽泻、枸杞子、菟丝子、肉苁蓉（寸云）等。功能与主治：补肾益精。用于肾虚腰痛、盗汗遗精、头晕耳鸣。

二、育精血以治骨

精是构成人体最基本的物质之一，也是人体生长发育及各种功能活动的物质基础，有先天和后天两种。先天之精来源于父母，与生俱来，构成胚胎发育的原始物质，激发各脏腑功能，并终生受用；后天之精来源于摄入的饮食水谷精微，经脏腑化生而来。两者皆内藏于肾，具有许多重要的生理作用。

骨骼在中医学中被称为奇恒之腑，内充骨髓。骨髓由肾精所化生。肾主骨，主要是指肾精对骨骼的营养作用。苏玉新认为：骨骼遭受外力作用而损伤，必内及于髓，导致肾精发生病理变化。骨折、脱位等病证一般都有骨伤精损的病理变化，但对于大多数中焦脾胃健运的骨伤患者来说，只要在损伤后，尤其是中后期饮食营养充足，精损可自愈，不必直接用药物补养。只有年高精乏，或禀赋不足者，方需给予填精益髓、强筋壮骨之剂。目前，临床上有一流弊，即无论患者体质、病情如何，骨伤后期都应以补肾壮骨为主，一味使用滋补之品，这种做法不仅造成了大量药品的浪费，同时也给国家、集体、个人增加了过重的经济负担。这种不负责任的盲目用药，违悖了中医学辨证施治的原则，是不可取的。

中医学认为精与血具有密切的关系，表现为精可化血，血能生精，这种关系被称为精血同源。由于肾与精、筋与血以及精血、筋骨之间在生理上存在相互滋养的关系，因此一般可通过养血生精之法，以达到益精壮骨之目的。即损伤初期化瘀活血，中后期养血强筋等，可使气血充足，血生精髓，益养骨骼。苏氏的育精血治法主要遵循以上原则。代表方剂有苏氏愈骨丸 1 号。

处方组成：熟地、枸杞子、山萸肉、淫羊藿、肉苁蓉、龟甲胶、鹿角胶等。功能与主治：滋补肝肾，强筋壮骨，行气止痛。另外，也有少数精虚骨痿者，如年事高迈、禀赋不足，骨折损伤后愈合迟缓或迟迟不愈，皆是精虚髓涸，筋骨失荣所致。

为促进损伤愈合和机体的恢复，应选用一些血肉有情药物，填补真精、强壮筋骨，如鹿茸、狗骨等。代表方剂有精制苏氏接骨丹。处方组成：当归、白芍、川芎、红花、牛膝、乳香、没药、延胡索、三七、血竭、制自然铜、穿山龙、伸筋草、枣仁、煅龙骨、夜交藤、制马钱子、黄瓜子、冰片等。功能与主治：活血化瘀、通经活络、祛寒追风、消肿止痛、益气接骨。用于各种跌打损伤、筋断骨折、腰腿寒痛、瘀血肿痛、烦躁不安、气血两亏等症。成人可在服用接骨丸时用人参木瓜酒送服。处方组成：白人参、木瓜、当归、川芎、红花、防风、制川乌、制草乌、千年健、地枫、土地龙、甘草、红曲等。功能与主治：祛风除湿、舒筋活血。用于风寒湿痹、筋骨疼痛、四肢麻木、腰膝无力。

第三节　治法自然

中医学起源于对人体和大自然的朴素唯物认识，受到中国古代辩证法哲学思想的深刻影响，其基本特点之一，就是强调了人与大自然的统一。自然有人类赖以生存的各种必要条件，但这些条件的变化，也必然直接或间接地给机体以影响，导致人体产生相应的效应。如这些条件变化及人体反应在一定范围内，机体能够适应，即不引起疾病；若超越这一范围，人体不能适应，就会发生相应的病理变化。人与自然界的这种关系，被称为人与天地相应。

苏玉新传统治疗措施中体现了一个鲜明的学术特点，就是顺应自然，尽量符合人体特别是肢体的生理功能需求。正是在这种思想指导下，治疗方法不拘泥于成方名法，多有创新，以尽快尽早恢复各种功能为出发点。例如苏氏在治疗急慢性腰痛症时，患者低于术者取坐位，双腿分开，双手抱头，助手一人双手推压患者双膝部，术者坐患者背后，用膝顶住腰前点，双手搬住患者双肩，以膝顶点为轴向伤侧进行转动，反复多次，旋转度逐渐加大，当患者不紧张时突然用力重复旋转三次，此时可听到"咔嚓"的声响；然后术者膝顶对侧对称点，同样重复旋转，当患者不紧张时突然用力重复旋转三次，最后膝顶在痛点的水平线棘突间，搬双肩后仰三次，用手局部顺理，拇指点压痛点及内侧新环跳穴数次，令其弯腰、直腰活动。此时患者常自觉深呼吸，痛消失，能直走，出现喜悦面容。苏氏正骨体现了中医学天人合一的学术特点，主要表现在以下几方面。

一、接骨续筋以行气血

人们在日常生活和劳动、工作中，出现跌仆闪坠、物碰器打等是难以避免的，但并不一定都引起损伤，只有骨骼筋络脆弱或暴力较大时才会发生骨折、脱位等病证。筋脉是运行气血的通路，骨节是气血汇聚之处，筋骨受损必然会引起气血运行的障碍，障碍的程度与骨节错动、筋络损伤的程度相一致。

苏氏分神复位法把正筋骨和行气血统一起来，重视复位作用和效果。该方法认为，对于有移位骨折等损伤，要求达到解剖复位，只有将移位的筋骨接续端正，才能使气血复通，恢复肢体和机体气血运行的生理活动。另外，临床即使没有发现明显移位的损伤，也应运用分神复位手法进行操作。因为分神复位不只是整复移位的筋骨，更重要的在于促进局部气血的运行。在这种思想指导下，分神复位法有很强的技巧性，要求整复时尽可能一次成功，勿伤气血，并应及早复位，不使气血积滞过久，所有这些都是为了消除损伤对机体功能的影响，顺应生理常态。

二、接骨续筋以复动

肢体是运动的器官，一旦损伤，其运动的生理功能即受到障碍。仅采用分神复位以接筋骨、行气血，肢体运动的功能还难以完全恢复。因此，必须加以固定，所谓"制器以正之，以辅手法之所不逮"。

苏氏的"刚柔固定法"采用多层柳椴木夹板固定伤损处，利用薄木片的柔性，使夹板和肢体密切地均匀接触，利用多层木片叠用和外用绷带包扎增加夹板的刚度和整体固定作用，起到了接续伤肢的作用，为肢体恢复运动打下了基础。

肢体的运动是生命活动的一个特征，对于全身气血运行和脏腑功能有促进作用，过度休息就会使周身气血循行缓慢，脏腑功能减弱。中医所谓"久卧伤气""久坐伤肉"即指此而言。

骨折、脱位损伤后，肢体由于骨关节不能活动、筋不能束骨而不利关节，丧失了本身功能，特别是下肢、腰背部损伤者，不能站立和行走，长期卧床，肢体得不到气血充养，愈合缓慢，肌肉萎缩，关节失用，严重者还可出现正气不足，外邪侵袭，变生他证。自然练功法即是为了恢复伤肢运动而设，强调肢体骨折、脱位损伤一旦固定稳妥，即开始练习活动。

在进行练功时，首先强调全身的运动，通过未受损伤肢体功能锻炼，加强五脏六腑功能活动，促进周身气血运行，辅助正气，增加机体抗御外邪的能力，减少全身疾病的发生。其次，认为局部伤肢的功能锻炼以恢复患肢的生理活动为主，上肢练习持摄握拿，下肢练习站立行走，使患者在损伤后尽早获得其伤肢的运动功能。最后，要求注意配合呼吸吐纳、气功等养生方法，以加速损伤的愈合。

三、苏氏对骨折处皮肤出现"青紫黄"的认识

苏玉新主任医师在数十年骨伤科临床实践中，通过详细观察与思考，结合现代医学知识总结出不少通俗易懂的理论，并且对患者积极告知，鼓励患者，使之能够积极配合治疗，促进了骨折愈合和局部皮肤的修复。

他还进一步丰富了中医望诊的内容。比如，患者在骨折后经过一周左右的治疗（手法整复或骨穿针外固定），他在做检查后，发现青紫后局部发黄，其中发黄由外周向中心发展为顺，否则为逆，常会告知患者，恢复不错，"有钱难买青紫黄"。接着，他会向患者解释：外伤后出现青紫是由于局部皮下瘀血等原因所致，青紫后局部发黄是因为瘀血吸收的原因，是病情转归的表现，是患处逐渐恢复的象征。苏氏正骨第三代传承人苏继承、苏纪权等不断将此理论在临床上进行广泛应用，同样获得了很好的效果。

从现代医学的角度解析这种现象，就是组织损伤后，从血管中逸出的红细胞被巨噬细胞摄入并由其溶酶体降解，使来自红细胞血红蛋白的 Fe^{3+} 与蛋白质结合成电镜下可见的铁蛋白微粒，若干铁蛋白微粒聚集成光镜下可见的棕黄色较粗大的折光颗粒，称为含铁血黄素。实际上骨折后周围皮肤或者在外伤磕碰部位出现的黄色或者棕黄色，就是含铁血黄素的颜色。磕碰后皮下出血，先是紫的，然后是红的，最后发黄，说明瘀血吸收已经接近完全了。

正常时人体血脉运行畅通，周流不息。若皮肉挫伤，则局部气血凝滞，血行之道阻滞不通，逆于皮肉之间，引起经络阻塞，营卫不从，郁而化热，以致瘀热为毒。如《灵枢·痈疽》指出："营卫稽留于经脉之中，则血泣而不行；不行则卫气从之而不通，壅遏而不得行，故热；大热不止，热盛则肉腐，肉腐则为脓。"这阐明了若瘀血内停，阻滞了经脉的通道，可引起一系列的病理变化。除有肿胀、疼痛、瘀斑外，还可出现发热等症状。甚则因热毒炽盛，血气凝滞，可致局部热腐化脓。

　　所以，根据病史考虑伤后发青紫，原因是伤后小血管断裂导致的出血。中间发黄考虑可能是伤后感染，也可能是伤后渗出导致的。只要没有自发的皮下出血就可以放心，经过适当的治疗会很快恢复的。此时，苏玉新通常会嘱咐患者要注意休息，加强营养，保持伤口处清洁，避免感染。最好每日换药，可以用苏氏传统的消炎膏、口服苏氏活血化瘀丸等药物治疗，也可以配合生物电或微波理疗，或者在局部进行热敷，以尽快促使瘀血的吸收。与此同时，苏玉新对弟子们进行传承，不断丰富了这一理论和告知技巧。这也是海城苏氏正骨的基础观点之一。

第三章　海城苏氏正骨四法浅析

海城苏氏正骨创始人苏相良应用传统医学理论，熟练地进行医疗实践，苏玉新等传人加以不断完善，日臻成熟。临床医学，首重诊断，在临证中，除了采用中医的诊疗方法，如八纲辨证和气血经络学说，还应用现代医学手段，结合 X 线、CT、MRI（磁共振）和实验室检查，个体化诊断，采用中西医结合方法治疗骨与关节损伤。本章重点介绍苏氏正骨的基本方法。

第一节　分神复位法

此法产生于 20 世纪 40~50 年代，由于当时的医疗条件所限，不能每个病例都实施有效的药物麻醉，因此苏相良在总结前人的手法经验和中医学理论精华的基础上，经大量临床实践，把推拿麻醉镇痛与正骨手法相结合，用巧妙的语言和动作分散患者的注意力，片刻之间将骨折和脱位复位，此即所谓"分神复位法"。

但是，对一些复杂病例，仍须辅以药酒喷敷，即将药酒喷敷于患处，使伤者感到局部寒凉刺骨，减轻心理紧张状态，分散注意力，使肌肉松弛。药酒通常用红花、桂枝、牛膝、伸筋草、透骨草等中药，在白酒中浸泡数月而成，备用。在整复时，肌肉松弛能够保证治疗效果。一些软组织损伤也会应用此法。这在当时缺少理想麻醉的情况下是比较可行的方法，且有"喜分神、怒分神"之说。

苏氏之妻蒋毓玲于 1946 年随夫行医，以调治七情丰富完善了"苏氏正骨四法"中的"分神复位法"。根据患者的不同条件和心理状态，用不同的语言、动作诱导患者，在其处于"喜"和"怒"的情绪时，瞬息便完成所施之正骨手法。她偏重于"喜分神"，常以温和的语言，使患者充满信心，用轻柔的手法检查，以"手摸心会"，再施以正骨治疗手法，霎时即可达于理想对位。其善用点穴法，以止痛、镇静、行气、活血，用点、压、顺、推手法使出槽之筋归位。其所练就的"拇指功"等，现已成为苏氏正骨继承人必修的基本功。

第二代传人苏玉新又将其进一步发展，即令患者做深呼吸或咳嗽动作，或用语言诱导患者的同时进行手法复位。苏玉新将神、气、血和七情的相生相克乘侮关系相联系，运用推拿麻醉手法，明显减轻了局部的疼痛，使骨折、脱位的整复在无痛或微痛的状态下进行。他十分重视气血学说，认为外来的伤害可造成经脉阻塞、气血凝滞，局部的损伤可影响整个人体的经络通畅和气血运行。苏玉新的循经点穴手法可疏通经络、流动气血，还可扩张血管和淋巴管，增强血液和淋巴液的流动，既能提高局部和全身的新陈代谢，又可消除局部的瘀血和水肿，缓解血管和肌肉痉挛，降低周围神经兴奋性，从而减轻或消除疼痛。

有口诀曰：气功手法解分神，施法刹时能还形。骨断筋伤可捺正，筋翻离位归其中。关节脱位当即行，筋骨无痛复位灵。

第二节　刚柔固定法

此法是苏玉新根据"以柔制刚，以刚克柔"的哲学思想，通过长期反复实践总结的经验，至今仍是指导临床医生的基本功和必修课。

从历史上看，中医骨伤科固定器械不外乎两大类。一类为较硬而厚的木夹板，可认为是以刚为主；另一类为用较软的竹帘、秫秸帘、纸壳，即以柔制刚。前者过于刚硬，常造成皮肤压疮；后者固定力不足，易出现骨折再移位。

苏玉新的刚柔固定法，则是利用辽宁当地盛产的薄柳椴木片，根据骨折部位不同，选用单层、双层及多层叠加组成夹板，布带结扎后用厚绷带整体包扎。这种薄木片塑形能力好，可以均匀地与皮肤各部密切接触，使夹板的固定力通过软组织作用到整个骨折的上下端，产生较大的固定力，又不容易发生皮肤压疮等并发症。绷带包扎增加了夹板的整体刚度，提高了固定性能。《医宗金鉴·正骨心法要旨》云："爰因身体上下，正侧之象，制器以正之，用辅手法之所不逮，以冀分者复合，欹者复正，高者就其平，陷者升其位，则危证可转于安，重伤可就于轻。"苏氏在这一古训的启发下进行辨证施治，充分反映了他不拘常法的创新精神。苏氏自制柳椴木小夹板治疗四肢骨折，在过去的数十年里有过许多成功的病例。

苏氏典型的正骨手法有：托腕按压法治疗腕舟骨骨折、推挤指叩治疗桡骨小头翻转移位、超锁肘稳前臂七块夹板治疗肱骨髁上骨折、折顶回旋治疗尺桡骨双骨折、举臂摇肩法治疗锁骨骨折、对牵提压法治疗胫骨分离骨折等；以及应用膝顶旋腰法治疗腰间盘突出症、肩扛法治疗凝结肩、足蹬法治疗肩关节脱位、提腹带足治疗腰椎滑脱症等；屈髋曲膝上提法治疗髋关节后脱白等软组织损伤和脱位等。以后，苏氏正骨手法与复位固定器结合，包括孟氏支架和单侧多功能支架结合治疗四肢骨折都要施行准确的复位，即使在电视X线下也要有"以柔制刚，以刚克柔"的观念，才能达到理想疗效。

有口诀曰：复位归原需固定，上下关节能活动。抬高吊悬血归肝，断骨肢节同复康。制器牵引新法施，动静结合是关键。

一、典型手法举例

（一）托腕按压治疗腕舟骨骨折

腕舟骨骨折是腕关节骨中最常见的一种骨折，由于腕舟骨骨折初期极易被误认为"腕部挫伤"，所以常造成误诊误治，使之成为骨伤难症之一。腕舟骨骨折之所以被误诊，其主要原因是临床检查不认真，对此处骨折缺乏警惕而未能及时摄X线片；或骨折轻微，只有裂隙而无移位，X线片上骨折显示不清，或投照部位及中心不在舟骨上，因而骨折线显示不出来。

腕舟骨骨折的诊断要点是：骨折时阳溪穴（鼻咽窝）处平坦，并明显肿胀、压痛，腕舟关节活动部分受限，背伸、桡偏活动时疼痛加剧，第一、二掌骨有轴心叩击痛。有上述证候即可确诊。

此类骨折若因误诊而治疗不当，延期愈合，可形成骨质硬化或骨折缺血性坏死，腕关节将因此而丧失功能，临床应慎重。治疗腕舟骨骨折，苏氏通常以超腕关节小夹板加纸压垫，采取伸直尺偏25°位固定，这样可使舟骨骨折所承受的剪力转变为纵轴挤压力，有效地控制了腕关节及第一掌指关节活动，达到使腕舟骨完全制动的目的，所以有利于断端愈合。

1. 手法整复　患者仰卧，肩外展80°，屈肘90°，一助手握肘前臂，另一助手握住手指，做力度适当的对抗拔伸牵引。此时，自然地使前臂处于轻度旋前位，腕关节呈中立尺偏位。拔伸2~3分钟。医者站在伤肢外侧，面对伤肢远端，两拇指按住远端骨折段的背侧桡侧，两手2~3指重叠地托住腕关节掌、尺侧。助手先将腕关节背伸，轻度桡偏，术者两拇指向掌侧、尺侧按压，助手随之将腕关节做掌屈、尺偏。手摸心会，至整复满意为止。

2. 固定方法　骨折复位后，用4块小夹板在前臂做超腕关节固定。4块夹板的长度均由前臂中段起，桡侧板至掌指指间关节处，背侧、尺侧3块板均至掌指关节之上，将腕关节伸直，固定在尺偏25°位。

3. 功能锻炼　整复固定后即可做握掌活动，以使腕部肌肉收缩，使骨折断端产生纵轴加压紧密吻合，而达到"筋束骨"的目的。10周后拆除外固定，可练习关节屈伸活动。

4. 药物治疗　术后按骨折三期辨证用药，内服苏氏接骨丸1、2、3号。

5. 康复　局部手法按摩，生物电照射，拆除外固定后，做活血化瘀中药药浴。

（二）推挤指扣治疗桡骨颈骨折翻转移位

桡骨颈骨折翻转移位，临床少见，教科书及有关骨科资料上亦无整复方法。其病因病机多为间接暴力，由于跌倒时上肢伸直，肘部突然外翻和伸直的外力过大，桡骨小头与肱骨小头撞击而致桡骨颈骨折。骨折后，桡骨小头骨折片的下缘贴远侧骨折面的桡侧缘，且两骨折面互相垂直。桡骨小头骨折片没有下滑，说明环状韧带完整，桡骨小头翻回原位时不会出现旋转。此类骨折在X线透视下整复，应适度掌握牵拉力，以恰到好处地保证桡骨小头骨折片顺利复位。

1. 手法整复　臂丛麻醉成功后，X线透视下（带电视屏者更好），患者仰卧，两助手微屈患肢腕部并向外上方徐徐牵引，以恢复桡肱关节间隙，纠正桡骨远侧断端向近侧移位，术者左手拇指置于桡骨小头下缘略偏后部位，推挤桡骨小头使其复位，其余四指紧扣上髁部位向桡侧扳，使肱桡关节间隙张大，以便桡骨小头翻回原位；右手拇指置前臂掌侧中下1/3尺桡间隙部位，其余四指使桡骨远侧断端偏向桡侧略背侧，以便使桡骨小头翻回原位，同时也可帮助纠正桡骨远侧断端向尺侧移位。第二助手在牵引的同时，再做前臂的被动旋后活动，以使桡骨远侧断端向桡侧略向后移动，X线透视下，显示骨折复位满意即可。

2. 固定方法　复位满意后，肘微屈，将备好的略呈塔样的弧形纸压垫用胶布固定于桡骨小头下方偏后部位，用塑形符合肢体的超肘关节小夹板固定。前臂悬吊在平脐位置，固定4周。

3. 术后调理及功能训练　初期鼓励患者做用力握拳及屈伸腕关节活动。4周后拆除外固定，训练屈肘，内服苏氏接骨丸1、2、3号。

4. 药物治疗　局部手法按摩，生物电照射，以上肢熏洗药药浴。

（三）四指托提治疗儿童肱骨髁上骨折

儿童肱骨髁上骨折肘内翻畸形的发病率较高，形状是肘部内翻，前臂内旋，肘不能垂直靠体，而影响正常肢体功能。为此，苏氏在分析治疗肱骨髁上骨折，防止肘内翻畸形的过程中，总结出以四指托提法整复，以调整髓中线为标准，效果极佳，并自行设计了"以超锁肘稳前臂7块小夹板固定法"，治疗儿童肱骨髁上骨折，效果理想。这是因为前臂稳定而不内外上下摆动，使整复后的骨折牢固地保持在生理位置上，因而杜绝了肘内翻后遗症的发生。

1. 手法整复　臂丛麻醉成功后，患者仰卧，上臂外展，一助手双手握住近折端，上牵下压；另一助手拉前臂向上对抗牵引，一手腕向下对抗，即"欲合先离"。术者一手四指并拢放于近端上方，向内下方用力，拇指放于远折端凹陷之处；另一手四指并拢，将远折端向下外方托提，用拇指触摸，如近端骨折块消失说明"离而复合"。

2. 夹板制作与固定方法　用卫生纸做两个半环塔形纸垫。取柳木小夹板7块，厚度适中，具有一定的纵形弧度。先制内、外、后侧板各1块，其宽度、长度相等。前侧板1块，其长度是外侧板的3/5。前臂托板1块，长度以鹰嘴至第一节指骨为度，宽与前臂宽相等。拉板两块，宽度是托板的1/2，长度从肱骨中段屈肘90°至前臂中段（放于内外侧）。毛巾1条，绑带3条，包扎带1条。经上述手法整复后，纸垫于骨折的近端交错处放置。木板按常规放置后，关键是内外后侧板要超出肘鹰嘴部4cm，屈肘90°，以内外拉板将肘固定，使前臂稳定而不内外上下摆动，以增强骨折的对位稳定性。

3. 术后调理及功能训练　卧床3天，肢体吊悬高于心脏位，保持手指血运良好，防止出现张力性水疱。3天后根据血肿吸收情况，适当增加纸垫的厚度，以防止断端移位。两周后X线摄片复查，如有移位，可予手法矫正。固定后应及早做握拳、伸指和屈伸腕关节活动，4周后拆除外固定。

4. 药物治疗　初期，活血化瘀，消肿止痛。当归5g，川芎3g，赤芍8g，熟地10g，黄芪15g，桑枝10g，延胡索5g，没药8g，姜黄3g，水煎服。中期，通经活络，生痂长骨。内服苏氏接骨丸2号。后期，补肾壮骨，恢复功能。乳香5g，赤芍5g，骨碎补10g，伸筋草8g，白术10g，茯苓3g，水煎服。苏氏接骨丸3号常规服。

5. 康复　局部手法按摩，TDP波或生物电照射治疗，用活血化瘀中药熏洗。

（四）顶椎拉肩推迫治疗胸骨柄体错位

胸骨柄体错位，多由直接暴力挤压所致，临床上少见，目前尚无比较成功的整复方法，可谓骨伤难症之一。胸骨后方有气管、食管、大血管和神经通过，解剖部位十分复杂，若错位或骨折，易产生压迫症状，严重者可引起胸内出血而危及生命。

苏玉新自行设计了"拉肩顶胸椎推迫法"，通常可做到一次性复位成功。本法设计合理，应用了生物力学原理，故收到了事半功倍之效，为临床手法整复胸骨柄体错位提供了成功的施术手法。术者必须与助手密切协作，以使突出之胸骨体与凹陷之胸骨瞬间抵合。

1. 手法整复　患者取坐位，双手叉腰、挺胸，头后仰。助手站于患者后侧用两手扶其双肩，右腿屈膝顶于 4~5 胸椎处。令患者屏气鼓胸剧咳，助手向后拉肩与单膝向前顶胸做对抗牵引，使胸椎正常的生理弧度改变成反张角。术者立于患者前侧，右手掌根抵于突出的胸骨体上，待助手将胸骨柄体重叠拉开时，术者用力向后推迫，瞬间柄体平整，复位满意。

2. 固定方法　整复后，用硬纸板垫软敷料加压包扎，肩部"8"字绷带保持两肩后背位，患者取半卧位坐，1 周后解除固定。

3. 功能锻炼　早期，做四肢各关节屈伸活动，逐渐进行深呼吸运动，3天后离床自由活动。

4. 药物治疗　内服苏氏接骨丸 1 号 1 周。

5. 康复　局部手法按摩，TDP 波或生物电照射。

（五）旋腰扣棘治疗腰椎后关节紊乱症

腰椎后关节和椎间盘为脊柱运动的基础，腰椎后关节周围包以薄而紧的关节囊，属于微动关节，其功能主要是稳定脊椎、持重以及维持腰部脊柱正常活动度，因此，损伤机会较多。当腰部突然闪挫、旋扭或体位不正时用力劳动，或遭外力作用，即可造成腰椎关节的稳定作用失调。其临床表现主要以腰下部单侧或双侧疼痛，甚者可牵拉臀部及大腿内侧肌肉疼痛，卧床休息则轻，晨起或翻身时加重。临床检查时，医生用双拇指触诊可发现棘突明显偏斜或歪向一侧，结合 X 线摄片报告即可确诊。

苏玉新根据腰椎关节的活动范围及生物力学原理，设计了前屈旋腰扣棘复位法，均可一次复位成功。辅以中药治疗，发挥活血化瘀止痛、壮腰肾、强筋骨的作用，疗效满意，方法简便，患者痛苦小。

1. 手法整复　患者端坐在方木凳上，两腿分开与肩同宽。术者坐患者之后，先以拇指触诊检查偏斜棘突。右手从患侧腋下伸过，掌部压于颈后，拇指和其余四指扶持左颈部，令患者头稍低并双脚踏地，臀部正坐，身体下沉。一助手面对患者站立，两脚夹住患者大腿，双手压住其大腿根部，维持患者正坐姿势。术者左手拇指扣住偏向右侧的棘突，然后拉患者颈部，将身体向前屈90°，再向右侧旋转45°左右，使患者身躯向后内侧旋转。同时左手拇指顺势向左上顶推棘突，立即可听到"咯噔"声响，证明关节已复位。复位后在腰部软组织做理筋手法，以解除腰肌痉挛，缓解疼痛。再用双拇指触诊检查偏斜棘突是否矫正，矫正后则上下棘突间隙等宽，疼痛立即减轻。

2. 术后调整理筋　腰部急性扭伤，局部多有气滞血凝，瘀肿疼痛，活动受限。术后应卧床3~5天，以利筋骨修复，并应避免受凉及房事。进行腰背肌功能锻炼，局部可用手法按摩。

3. 药物治疗　外用苏氏正骨消炎膏敷于患处，并用硬纸壳板外固定包扎。术后按骨折三期辨证用药，内服苏氏接骨丸1、2、3号及人参木瓜药酒。

4. 康复　TDP波或生物电照射，局部手法按摩，用活血化瘀中药熏洗。

二、各项专利技术要点

（一）髌骨骨折复位固定器

该器械结构由固定架、蝶形固定架、锁针套、骨针、滑块和调整固定器构成，固定架和活动架上各有一个调节孔，插入调整固定连接，蝶形活动架翅部设有滑块，滑块内有锁针套和骨针；另一种结构由O形圈和固定夹构成，固定夹由调整丝杆、调整锁针套和骨针组成。特点是装置体积小、重量轻、复位准确、固定性好、使用方便。

（二）髋关节内支撑器

支撑器呈异V形可调支撑式固定架，异V形的一侧边呈锥形环头丝杆，环头丝杆的环部通过定位锥套、定角锥套之间环形凹槽固定，在定位、定角斜内螺纹孔中旋有活节丝管，活节丝管与凹形调节帽、球碗连接球头活节，球头活节连接U形活节，U形活节连接髂骨固定板。本实用新型的特点是有利于患部缺血区域的恢复，在治疗期间保持患者能生活自理，具有行动功能。

（三）改良型髋关节内支撑器

本实用新型公开了一种改良型髋关节内支撑器。特征是可调活节组件由活节丝杆、紧固丝套、紧固丝杆、U形活节、顶丝组成。活节丝杆其外形一侧为锥形体，与U形活节一侧内锥孔相匹配，在锥形体上设有凹弧形槽；另一侧为外螺纹，与定角锥套内螺纹相匹配。在螺纹侧端部内设有六角螺口，在内六角螺口下部设有螺纹，其内螺纹与紧固丝套外螺纹匹配。加工工艺简单，降低了成本，更易于支撑器的操作。

（四）髋关节内支撑器的专用工具

本实用新型公开了髋关节内支撑器的专用工具。它是由左右旋螺丝刀组件、内六角左右向棘轮把手、抓钉弹性套管等 13 件工具构成。左右旋螺丝刀调节体呈空腔结构，在空腔内装有两个异 L 形左右向卡块，在 K 形调节弹性滑块的调节下，卡块卡在齿轮，实现螺丝刀的左右转向。六角棘轮把手其头部呈扁椭圆形，在其内置有齿轮和与之啮合的棘轮，左右向调节齿轮与棘轮可使六角棘轮左右转动。该工具结构合理简单精巧，既满足运作上的力量性能，又能方便于操作。

（五）骨折固定加压螺纹钉

本实用新型公开了一种骨折固定加压螺纹钉。特征是加压螺纹钉的一端带有螺钉头，螺钉头弧形匹配有蝶形垫，加压螺纹钉中间纵向设有导针孔，在螺纹钉的另一端设有一段锯齿形螺纹，螺纹尾端设有反向切刃，顶部切削刃为圆三等分角形。具有减小阻力、把持力强等特点。由该螺纹钉中间导针孔插入导针，再在导针的导引作用进入位置，其方向、角度更准确。

（六）本奈骨折经皮穿针外固定器

本外固定器包括克氏针、锁针架、固定和延伸加压杆及紧固螺丝。其特征是两锁针夹 1、2 通过紧固螺丝 3 分别连接在固定 4 和延伸加压杆的两端连成一体，并可在与针平行的面上 180°内任意一点锁定；杆 5 长度可调并可左右转动。锁针夹 1、2 锁定经皮穿入第一掌骨及桡骨远侧的克氏针，利用牵引力或压力直接作用于骨体，使骨折对位稳定，骨折处相对静止从而加速了骨折的愈合，并能解决复位后的残余移位。具有操作简便易行、固定可靠等优点。

（七）槽式骨盆复位外固定器

该器械的整体结构以槽形支架为主体，在槽形的横杆和槽形两边插入两根可调滑杆，槽形支架的横杆中间搭接式活动连接，在搭接的相重合处设有环形滑槽，滑槽内装有固定横杆的 T 形滑块，T 形滑块固定横杆的滑动距离，横杆两端固定有可调边，可调边是由连接架和锁针架构成。锁针架是由锁针销和螺钉构成。特点是对骨盆骨折部位可以施行各个角度的调节，使其适用最佳固定点。

第三节　内外用药法

中医学最突出的两大特点，就是整体观念和辨证施治。骨伤科的内外用药运用阴阳五行、脏腑经络、气血精津和中药的四气五味、升降浮沉等多方面的知识，与病因病机相结合，药证统一，在气血学说指导下，以活血化瘀、养血舒筋、培补肝肾为主，并辅以通窍，方能治有卓效。

苏氏正骨的核心技术可以概括为：复位将手法与器械相结合，固定将内固定与外固定相结合，活动将主动与被动运动相结合，用药将内服与外敷相结合。苏氏主张全身应用活血化瘀、强筋壮骨药物内服，局部中药外敷熏洗；而西医主张内服抗生素、维生素、镇痛剂和钙剂等，很少用外敷药。

苏玉新临床选方用药既用一些行之有效的验方、名方，又根据骨伤科疾病的特点筛选组成自己的传统方剂。如治疗骨折、脱位等损伤病证，在不同时期给予精制接骨丹和接骨丸 1~4 号，体现了骨折常规三期用药原则，还有人参木瓜药酒、消炎膏、上下肢熏洗药等。同时强调根据不同阶段所表现的全身阴阳失调，气血和脏腑功能紊乱，运用不同的治则，给予内服煎剂加以调整，抑其所亢，扶其不足，使之恢复平衡，加速损伤的恢复。

骨折复位固定器疗法则采用内服与外敷中西药物，以减少伤员的疼痛、出血和感染，促进骨折愈合与功能恢复。而且固定后，肢体大部裸露，为外敷药物与观察伤口提供了便利条件。

又如应用苏氏生肌象皮膏治疗久治不愈的创口获得满意的疗效。处方：血余、生地、当归、香油、生炉甘石、生石膏、生象皮、生龟甲等。功能与主治：生肌、敛疮、杀菌。可治各种创面感染、窦道不愈，适用于大面积褥疮及创伤后感染、煨脓长肉、祛腐生肌。

有口诀曰：筋伤骨痛复完后，外敷化瘀止痛药。内治用药分三期，八纲辨证要分明。筋骨复位分早晚，老幼剂量要适应。

随着国家医疗、药品市场逐步向规范化、标准化发展，对原先仅限于本院内自行配制用的医院制剂，现在的要求也非常严格。国家将对那些制剂室条件欠缺，制剂品种资料不全，论证不充分，有疑义不能通过验收的，撤销其制剂室生产许可证及相应的医院制剂药品批准文号。所以，此项工作是医院制剂能否存在和发展的关键。

苏玉新组织中药人员对 11 个品种（其中包括 8 个丸剂、1 个酒剂、2 个外用洗药）的资料进行了研究和整理，将每个品种的申报资料分为两大部分：第一部分是审批表；第二部分包括 10 项内容。这其中除一些常规项目没有变动外，在处方名称、配制工艺、质量标准、临床使用总结报告、说明书样稿、包装样稿等方面都有新的要求和规定。同时，还增加了一些新的项目，比如根据中医药理论、经验对处方的论述，制剂稳定性考察的资料及有效期的确定等。资料中医学部分为一次性必过项目，没有修改的机会，这就对中药人员提出了更高的要求，必须要全身心投入，不能有丝毫的疏忽和懈怠。经过努力，8 个品种均已顺利换发了新的批准文号，制剂室的换证验收工作也在鞍山地区第一轮验收工作中获得成功。这一系列的工作和努力使中药制剂逐步走向标准化。

2007 年 5 月，苏纪权、马福彦申报的科技成果"一种治疗软组织损伤的外用贴膏"被国家知识产权局授权为发明专利。

1. 活血化瘀止痛丸（原接骨 1 号丸）

处方：三七、红花、当归、乳香（制）、没药（制）、白芷、马钱子（制）、骨碎补（炒）、续断、土鳖虫、自然铜（煅）、儿茶、冰片、龙骨、牛膝。功能与主治：活血化瘀，消肿止痛。用于各种跌打损伤、筋断骨折、瘀血肿痛、闪腰岔气、接骨止痛。

2. 接骨续筋丸（原接骨 2 号丸）

处方：制川乌、制草乌、天南星（制）、自然铜（煅）、土鳖虫、乳香（制）、没药（制）、地龙、甘草。功能与主治：活血化瘀，消肿止痛。用于各种跌打损伤、风寒湿痹、肢体疼痛。

3. 补肾壮骨丸（原接骨 3 号丸）

处方：熟地黄、枸杞子、山药、泽泻、牡丹皮、茯苓、五味子、菟丝子、肉苁蓉。功能与主治：补肾益精。用于肾虚腰痛、盗汗遗精、头晕耳鸣。

4. 抗骨关节丸（原抗骨质增生丸）

处方：熟地黄、鹿茸片、肉苁蓉、续断、狗脊（制）、骨碎补（制）、淫羊藿、莱菔子（炒）、鸡血藤。功能与主治：补肝肾、强筋骨、活血、利气、止痛。用于肥大性脊椎炎、颈椎炎、跟骨刺、创伤性关节炎、大骨节病等。

5. 骨坏死愈合丸（原苏氏愈骨丸 1 号）

处方：龟甲（制）、熟地黄、淫羊藿、肉苁蓉（制）、枸杞子、山茱萸、泽泻（炒）、杜仲、桑寄生、伸筋草、五加皮、白术、山药、甘草、丹参、当归、川芎、延胡索、红花、牛膝、牡丹皮。功能与主治：滋补肝肾，强筋壮骨，活血化瘀，行气止痛。用于各种类型股骨头坏死及其他部位骨坏死。

6. 抗骨质疏松丸

处方：龟甲（制）、熟地黄、枸杞子、山茱萸、山药、白芍、淫羊藿、肉苁蓉（制）、骨碎补（制）、人参、黄芪、白术、甘草、丹参、当归、地黄、川芎、泽泻（炒）。功能与主治：补肾壮骨，健脾益气，活血化瘀。用于肝肾两亏、脾胃虚弱、气滞血瘀所致各类骨质疏松症。

7. 上肢熏洗药粉（原熏洗药粉 1 号）、下肢熏洗药粉（原熏洗药粉 2 号）

处方：桂枝（牛膝）、川芎、防风、荆芥、伸筋草、透骨草、红花、当归。功能与主治：祛风除湿，舒筋活血。用于各种风湿痹痛、骨关节损伤、劳损及骨折后期的康复。

8. 人参木瓜酒

处方：白糖人参、木瓜、制川乌、制草乌、地枫皮、千年健、地龙、防风、当归、红花、川芎、甘草、红曲、白酒。功能与主治：祛风除湿，舒筋活血。用于风寒湿痹，筋骨疼痛，四肢麻木。

9. 苏氏生肌象皮膏

处方：血余炭、生地、当归、炉甘石、生石膏、生象皮、生龟甲、香油。功能与主治：生肌、敛疮、杀菌、各种创面感染、窦道不愈。适用于大面积褥疮及创伤后感染，煨脓长肉、祛腐生肌。

10. 接骨丸（原接骨丹）

处方：豹骨（制）、自然铜（煅）、黄瓜子（炒）、血竭、当归、红花、三七、乳香（制）、没药（制）、马钱子（制）、牛膝、延胡索（制）、川芎、白芍、冰片、伸筋草、穿山龙、龙骨（煅）、酸枣仁（炒）、首乌藤。功能与主治：活血化瘀，通经活络，祛寒追风，消肿止痛，益气接骨。用于各种跌打损伤，筋断骨折，腰腿寒痛，瘀血肿痛，烦躁不安，气血两亏。

附：海城正骨在临床中常用方剂 12 种

1. 桂枝汤

组成：桂枝（去皮）三两，芍药三两，甘草（炙）二两，生姜（切）三两，大枣（擘）十二枚。

功用：解肌发表，调和营卫。

主治：外感风寒表虚证。头痛发热，汗出恶风，鼻鸣干呕，苔白不渴，脉浮缓或浮弱。

方解：方以辛温之桂枝为君药，助卫阳，通经络，发汗解表而祛在表之风寒。芍药酸收为臣，益阴敛营，既补已伤之阴，又使营阴不外泄。桂枝、芍药等量合用，一散一收，散去卫中之邪，收敛营中之阴，邪气去，阴气复，则营卫调和。且桂枝得芍药，则汗不伤阴；芍药得桂枝，则敛阴不留邪。此谓散中有收、汗中寓补之相制相成配伍。桂、芍等量，酸收有碍发汗，故佐以辛温之生姜，既助桂枝辛散表邪，又兼和胃止呕；大枣甘平，既能益气补中，又可补脾生津，以助汗源。姜、枣相配，既助君臣调和营卫，又可调理脾胃。炙甘草调和药性，合桂枝、生姜则辛甘化阳以实卫，合芍药、大枣则酸甘化阴以和营，功兼佐使之用。综观全方，药虽五味，配伍精当。柯琴在《伤寒来苏集》中赞此方："为仲景群方之魁，乃滋阴和阳、调和营卫、解肌发汗之总方也。"本方发散与酸收相配，使散中有收，汗不伤正；且助阳药与益阴药同用，以阴阳兼顾，营卫并调。

附方：①桂枝加厚朴杏子汤（《伤寒论》）。桂枝（去皮）三两，甘草（炙）二两，生姜（切）三两，芍药三两，大枣（擘）十二枚，厚朴（炙，去皮）二两，杏仁（去皮尖）五十枚。上七味，以水七升，微火煮取三升，去滓，温服一升，覆取微似汗。功用：解肌发表，降气平喘。主治：宿有喘疾，复感风寒证。桂枝汤证并见咳喘者。

②桂枝加葛根汤（《伤寒论》）。桂枝（去皮）三两，芍药二两，生姜（切）三两，甘草（炙）二两，大枣（擘）十二枚，葛根四两。上六味，以水一斗，先煮葛根，减二升，去上沫，内诸药，煮取三升，去滓，温服一升。覆取微似汗，不须啜粥，余如桂枝法将息及禁忌。功用：解肌发表，生津舒筋。主治：风寒客于太阳经输，营卫不和证。项背强几几，汗出恶风者。

③桂枝加龙骨牡蛎汤（《金匮要略》）。桂枝三两，芍药三两，生姜三两，甘草二两，大枣（擘）十二枚，龙骨三两，牡蛎三两。上七味，以水七升，煮取三升，分温三服。功用：调和阴阳，潜镇固涩。主治：虚劳病，阴阳两虚证。男子失精，女子梦交，少腹弦急，阴部寒冷，目眩发落，脉虚芤迟。

④桂枝加桂汤（《伤寒论》）。桂枝（去皮）五两，芍药三两，生姜（切）三两，甘草（炙）二两，大枣（擘）十二枚。上五味，以水七升，煮取三升，去滓，温服一升。功用：温通心阳，平冲降逆。主治：太阳病误用温针或因发汗过多而发奔豚，气从少腹上冲心胸，起卧不安，有发作性者。

⑤桂枝加芍药汤（《伤寒论》）。桂枝（去皮）三两，芍药六两，甘草

（炙）二两，大枣（擘）十二枚，生姜（切）三两。上五味，以水七升，煮取三升，去滓，温分三服。功用：温脾和中，缓急止痛。主治：太阳病误下伤中，邪陷太阴，腹满时痛者。

2. 小柴胡汤

组成：柴胡半斤，黄芩三两，人参三两，甘草（炙）三两，半夏（洗）半斤，生姜（切）三两，大枣（擘）十二枚。

功用：和解少阳。

主治：①伤寒少阳证。往来寒热，胸胁苦满，默默不欲饮食，心烦喜呕，口苦，咽干，目眩，舌苔薄白，脉弦者。②妇人中风，热入血室。经水适断，寒热发作有时。③疟疾、黄疸等病而见少阳证者。

方解：方中柴胡苦平，入肝胆经，透泄少阳之邪，并能疏泄气机之郁滞，使少阳之邪得以疏散，为君药。黄芩苦寒，清泄少阳之热，为臣药。柴胡、黄芩相伍，一散一清，共解少阳之邪，为治疗邪入少阳的基本配伍。胆气犯胃，胃失和降，佐以半夏、生姜和胃降逆止呕；邪从太阳传入少阳，缘于正气本虚，故又佐以人参益气健脾，一者取其扶正以祛邪，一者取其益气以御邪内传，俾正气旺盛，则邪无内向之机。炙甘草助参、枣扶正，且能调和诸药，用为佐使药。生姜与大枣配伍，又能调营卫、和表里。诸药合用，以和解少阳为主，兼和胃气。使邪气得解，枢机得利，胃气调和，则诸症自除。

原方"去滓再煎"，使药性更为醇和。小柴胡汤服后，一般不经汗出而病解，但也有药后得汗而愈者，此乃正复邪却、胃气调和之征。正如《伤寒论》所云："上焦得通，津液得下，胃气因和，身濈然汗出而解。"若少阳病证经误治损伤正气，或患者素体正气虚弱，服用本方，亦可见先寒战、后发热而汗出之"战汗"现象，属正盛邪却之征。

本方升降并用，邪正兼顾，以和解少阳为主，兼益气和胃，使邪气得解，枢机得利，胃气调和。

附方：①柴胡桂枝干姜汤（《伤寒论》）。柴胡半斤，桂枝（去皮）三两，干姜二两，栝蒌根四两，黄芩三两，牡蛎（熬）二两，甘草（炙）二两。上七味，以水一斗二升，煮取六升，去滓，再煎取三升，温服一升，日三服。初服微烦，复服汗出，便愈。功用：和解少阳，温化水饮。主治：伤寒邪入少阳，兼有寒饮。胸胁满微结，小便不利，渴而不呕，但头汗出，往来寒热，心烦。亦治疟疾寒多微有热，或但寒不热者。

②柴胡加龙骨牡蛎汤（《伤寒论》）。柴胡四两，龙骨、牡蛎（熬）、生姜（切）、人参、桂枝（去皮）、茯苓各一两半，半夏（洗）二合半，黄芩一

两，铅丹一两半，大黄二两，大枣（擘）六枚。上十二味，以水八升，煮取四升，内大黄，切如棋子，更煮一两沸，去渣，温服一升。功用：和解少阳，通阳泄热，重镇安神。主治：少阳气郁津凝，热扰心神。胸满烦惊，小便不利，谵语，一身尽重，不可转侧。

3. 逍遥散

组成：甘草（微炙赤）半两，当归（去苗，锉，微炒）、茯苓（去皮，白者）、白芍、白术、柴胡（去苗）、煨姜各一两。

功用：疏肝解郁，养血健脾。

主治：肝郁血虚脾弱证。两胁作痛，头痛目眩，口燥咽干，神疲食少，或往来寒热，或月经不调，乳房胀痛，舌苔薄白，脉弦而虚者。

方解：方中柴胡苦平，疏肝解郁，使肝郁得以条达，为君药。白芍酸苦微寒，养血敛阴，柔肝缓急；当归甘辛苦温，养血和血，且其味辛散，乃血中气药；归、芍与柴胡同用，补肝体而助肝用，使血和则肝和，血充则肝柔，共为臣药。肝病易传脾，木郁则土衰，故以白术、茯苓、甘草健脾益气，非但实土以御木乘，且使营血生化有源，共为佐药。用法中加薄荷少许，疏散解遏之气，透达肝经解郁；煨姜降逆和中，且能辛散达郁，亦为佐药。柴胡为肝经引经药，甘草调和诸药，均兼使药之用。合而成方，深合《素问·藏气法时论》"肝苦急，急食甘以缓之""脾欲缓，急食甘以缓之""肝欲散，急食辛以散之"之旨，可使肝郁得疏，血虚得养，脾弱得复，气血兼顾，肝脾同调，立法周全，组方严谨，故为调肝养血之名方。本方肝脾同调，以疏肝为主；气血兼顾，以理气为先。使木郁达之，则脾弱得复，血虚得养。

附方：①加味逍遥散（《内科摘要》）。当归、芍药、茯苓、白术（炒）、柴胡各一钱，牡丹皮、山栀（炒）、甘草（炙）各五分，水煎服。功用：养血健脾，疏肝清热。主治：肝郁血虚内热证。烦躁易怒，或自汗盗汗，或头痛目涩，或颊赤口干，或月经不调，少腹胀痛，或经期吐衄，舌红，苔薄黄，脉弦虚数。

②黑逍遥散（《医略六书》）。逍遥散加生地黄或熟地黄。功用：疏肝健脾，养血调经。主治：肝脾两虚，临经腹痛，脉虚弦。

③当归芍药散（《金匮要略》）。当归三两，芍药一斤，茯苓四两，白术四两，泽泻半斤，川芎半斤（一作三两）。功用：和血柔肝，健脾祛湿。主治：妇人腹中疼痛，脉弦，舌苔薄腻，证属肝脾不和，内有湿浊者。

4. 归脾汤

组成：白术、茯神（去木）、黄芪（去芦）、龙眼肉、酸枣仁（炒，去壳）各一两，人参、木香（不见火）各半两，甘草（炙）二钱半，当归、远志（当归、远志据《内科摘要》补入）。

功用：益气补血，健脾养心。

主治：心脾气血两虚证。心悸怔忡，健忘失眠，气短乏力，食少，面色萎黄，舌淡，苔薄白，脉细弱。脾不统血证。妇女崩漏，月经超前，量多色淡，或淋漓不止，便血，皮下紫癜，舌淡，脉细者。

方解：方中君以黄芪补气升阳，臣以人参补中益气，白术益气健脾。三者合用，大补脾气，使气旺血升。龙眼肉补血养心，亦为君药。臣以当归、酸枣仁补血养心安神。佐以茯神、远志，助龙眼肉宁神定志；更佐理气醒脾之木香，与诸补气养血药相伍，可使其补而不滞。炙甘草补益心脾之气，并调和诸药，用为佐使。引用生姜、大枣调和脾胃，以资化源。如是心脾得补，气血得养，则神志得宁，脾复统摄之权。

本方心脾同治，以补脾为主，使脾旺则气血生化有权；气血双补，以补气为重，使气旺而益于生血。

5. 八珍汤

组成：人参、白术、白茯苓、当归、白芍药、熟地黄各一钱，川芎一钱，甘草（炙）五分。

功用：益气补血。

主治：气血两虚证。面色萎白或无华，头晕目眩，四肢倦怠，气短懒言，心悸怔忡，饮食减少，舌淡，苔薄白，脉细弱或虚大无力。

方解：方中人参大补元气，熟地黄补血滋阴，共为君药。白术补气健脾，当归补血活血，为臣药。茯苓健脾渗湿；芍药养血和营；川芎活血行气，以使补而不滞，共为佐药。炙甘草益气和中，调和诸药，为使药。兼加姜、枣调和气血，共为佐使。诸药相合，共为益气补血之效。本方为益气之四君子汤与补血之四物汤合方，共为气血双补之剂。

附方：①十全大补汤（《太平惠民和剂局方》）。人参、肉桂（去粗皮，不见火）、川芎、地黄（洗，酒蒸，焙）、茯苓（焙）、白术（焙）、甘草（炙）、黄芪（去芦）、川当归（洗，去芦）、白芍各等分。上为细末，每服二大钱，用水一盏，加生姜三片，枣子二枚，同煎至七分，不拘时候温服。功用：温补气血。主治：气血不足，饮食减少，久病体虚，脚膝无力，面色萎黄，精神倦怠，以及疮疡不敛，妇女崩漏等。

②人参养荣汤（原名养荣汤，《三因极一病证方论》）。黄芪、当归、桂心、甘草（炙）、橘皮、白术、人参各一两，白芍三两，熟地黄、五味子、茯

苓各三分，远志（去心，炒）半两。上锉为散，每服四大钱，用水一盏半，加生姜三片，大枣两个，煎至七分，去滓，空腹服。功用：益气补血，养心安神。主治：积劳虚损，气血不足。四肢沉滞，骨肉酸痛，行动喘咳，小便拘急，腰背强痛，心虚惊悸，咽干唇燥，饮食无味，形体瘦削等。

6. 六味地黄丸

组成：熟地黄（炒）八钱，山萸肉、干山药各四钱，泽泻、牡丹皮、茯苓（去皮）各三钱。

功用：滋阴补肾。

主治：肾阴不足证。腰膝酸软，头晕目眩，视物昏花，耳鸣耳聋，盗汗，遗精，消渴，骨蒸潮热，手足心热，舌燥咽痛，牙齿动摇，足跟作痛，以及小儿囟门不合，舌红少苔，脉沉细数。

方解：方中重用熟地黄为君药，填精益髓，滋阴补肾，《本草纲目》谓其：填骨髓，长肌肉，生精血。张介宾亦云本品：能补五脏之真阴。臣以山萸肉，补养肝肾，并能涩精；山药双补脾肾，既补肾固精，又补脾以助后天生化之源。三药相伍，补肝脾肾，即所谓三阴并补，然熟地黄用量独重，而以滋补肾之阴精为主。凡补阴精之法，必当泄其浊，方可存其清，使阴精得补，且肾为水火之宅，肾虚则水泛，阴虚而火动，故佐以泽泻利湿泄浊，并防熟地黄之滋腻；牡丹皮清泄相火，并制山萸肉之温涩；茯苓健脾渗湿，配山药补脾而助健运。此三药合用，即所谓三泄，泄湿浊而降相火。全方六药合用，补泻兼施，泄浊有利于生精，降火有利于养阴。诸药合力，滋补肾之阴精而降相火，即王冰所谓"壮水之主，以制阳光"。

本方三补配伍三泄，以补为主；肝、脾、肾三阴并补，以滋补肾之阴精为主。《医方论》云："此方非但治肝肾不足，实三阴并治之剂。有熟地之腻补肾水，即有泽泻之宣泄肾浊以济之。有萸肉之温涩肝经，即有丹皮之清泄肝火以佐之。有山药之收摄脾经，即有茯苓之淡渗脾湿以和之。药止六味，而大开大合，三阴并治，洵补方之正鹄也。"

附方：①知柏地黄丸［又名六味地黄丸加黄柏知母方（《医方考》）］，即六味地黄丸加知母（盐炒）、黄柏（盐炒）各二钱。上为细末，炼蜜为丸，如梧桐子大，每服二钱，温开水送下。功用：滋阴降火。主治：肾阴亏虚，虚火上炎证。头目昏眩，耳鸣耳聋，虚火牙痛，五心烦热，腰膝酸痛，血淋尿痛，遗精梦泄，骨蒸潮热，盗汗颧红，咽干口燥，舌质红，脉细数。

②杞菊地黄丸（《麻疹全书》）。即六味地黄丸加枸杞子、菊花各三钱。上为细末，炼蜜为丸，如梧桐子大，每服三钱，空腹服。功用：滋肾养肝明

目。主治：肝肾阴虚之两目昏花、视物模糊，或眼睛干涩、迎风流泪等。

③都气丸（《症因脉治》）。即六味地黄丸加五味子二钱。上为细末，炼蜜为丸，如梧桐子大，每服三钱，空腹服。功用：滋肾纳气。主治：肺肾两虚之咳嗽气喘、呃逆、滑精、腰痛等。

④麦味地黄丸（原名八味地黄丸，《医部全录》引《体仁汇编》）。即六味地黄丸加麦冬五钱。上为细末，炼蜜为丸，如梧桐子大，每服三钱，空腹时用白汤送下。功用：滋补肺肾。主治：肺肾阴虚之虚烦劳热，咳嗽吐血，潮热、盗汗。

⑤滋水清肝饮（《西塘感症》）。熟地黄、山药、萸肉、牡丹皮、茯苓、泽泻、柴胡、白芍、山栀、枣仁、归身（原书未著用量）。功用：滋阴养血，疏肝清热。主治：阴虚肝郁之胁肋胀痛、胃脘疼痛、咽干口燥，舌红少苔，脉虚弱或细数。

7. 肾气丸（又名金匮肾气丸、八味肾气丸、崔氏八味丸）

组成：干地黄八两，薯蓣（即山药）、山茱萸各四两，泽泻、茯苓、牡丹皮各三两，桂枝、附子各一两。

功用：补肾助阳。

主治：肾之阳气不足证。腰痛脚软，身半以下常有冷感，少腹拘急，小便不利或小便反多，入夜尤甚，阳痿早泄，舌淡而胖，脉虚弱，尺部沉细，以及痰饮、脚气、消渴、转胞等。

方解：方用地黄为君，益精血，填骨髓，《本草经疏》谓其为："补肾家之要药，益阴血之上品。"臣以山茱萸补肝肾，涩精气；薯蓣（即山药）健脾气，固肾精。二药与地黄相配，补肾填精之功益著。臣以附子、桂枝，温肾助阳，鼓舞肾气，正如柯琴所谓："纳桂、附于滋阴剂中十倍之一，意不在补火，而在微微升火，即生肾气也。"佐以茯苓健脾益肾；泽泻利湿泄浊，与茯苓相伍，具通调水道之功；牡丹皮降相火。三药与君臣相伍，寓泄于补，使补而不滞。诸药相合，重在补肾温阳以助气化。方名肾气，所重者在一"气"字。故桂、附极轻，不过借其和煦，吹嘘肾中真阳，使溺道得以畅遂。（《小儿要证直诀笺正》）本方阴阳并补，偏于补阳；阴中求阳，少火生气，故名肾气丸。

附方：①加味肾气丸（《济生方》）。附子（炮）二枚，白茯苓、泽泻、山茱萸（取肉）、山药（炒）、车前子（酒蒸）、牡丹皮（去木）各一两，官桂（不见火）、川牛膝（去芦，酒浸）、熟地黄各半两。上为细末，炼蜜为丸，如梧桐子大，每服七十丸，空心米饮送下。功用：温补肾阳，利水消肿。

主治：肾阳虚水肿。腰重脚肿，小便不利。

②十补丸（《济生方》）。附子（炮，去皮、脐）、五味子各二两，山茱萸（取肉）、山药（锉，炒）、牡丹皮（去木）、鹿茸（去毛，酒蒸）、熟地黄（酒蒸）、肉桂（去皮，不见火）、白茯苓（去皮）、泽泻各一两。上为细末，炼蜜为丸，如梧桐子大，每服七十丸，空心盐酒、盐汤任下。功用：补肾阳，益精血。主治：肾阳虚损，精血不足证。面色黧黑，足冷足肿，耳鸣耳聋，肢体羸瘦，足膝软弱，小便不利，腰脊疼痛，或阳痿，遗精，舌淡苔白，脉沉迟尺弱。

8. 血府逐瘀汤

组成：桃仁四钱，红花三钱，当归三钱，生地三钱，川芎一钱半，赤芍二钱，牛膝三钱，桔梗一钱半，柴胡一钱，枳壳二钱，甘草二钱。

功用：活血祛瘀，行气止痛。

主治：胸中血瘀证。胸痛，头痛，痛如针刺而有定处，或呃逆，或饮水即呛，干呕，或内热憋闷，或心悸怔忡，失眠多梦，急躁易怒，入暮潮热，唇黯或两目黯黑，舌质黯红或有瘀斑、瘀点，脉涩或弦紧。

方解：方中桃仁破血行气而润燥，红花活血祛瘀以止痛，共为君药。赤芍、川芎助君药以活血祛瘀，牛膝活血通经、引血下行，共为臣药。生地黄、当归养血活血，配诸活血药，使祛瘀而不伤阴血；桔梗、枳壳一升一降，宽胸行气，桔梗并能载药上行；柴胡疏肝解郁，升达清阳，与桔梗、枳壳同用，尤善理气行滞，使气行则血行。以上均为佐药。甘草调和诸药，为使药。合而用之，使血活瘀化气行，则诸证可愈，为治胸中血瘀证之良方。

本方依桃红四物汤与四逆散之主要配伍，加桔梗、牛膝而成。全方活血药与行气药相伍，既行血分瘀滞，又解气分郁结；祛瘀与养血同施，则活血而无耗血之虑，行气又无伤阴之弊，为活血祛瘀的代表方剂。

附方：①通窍活血汤（《医林改错》）。赤芍一钱，川芎一钱，桃仁（研泥）三钱，红花三钱，老葱（切碎）三根，鲜姜（切碎）三钱，红枣（去核）七个，麝香（绢包）五厘，黄酒半斤。将前七味煎一盅，去滓，将麝香入酒内，再煎二沸，临卧服。功用：活血通窍。主治：瘀阻头面的头痛昏晕，或耳聋年久，或头发脱落，或酒渣鼻，或白癜风，以及妇女干血痨、小儿疳积而见肌肉消瘦、腹大青筋、潮热，舌黯红或有瘀斑瘀点。

②膈下逐瘀汤（《医林改错》）。灵芝（炒）二钱，当归三钱，川芎二钱，桃仁（研泥）三钱，丹皮二钱，赤芍二钱，乌药二钱，延胡索一钱，甘草三钱，香附一钱半，红花三钱，枳壳一钱半，水煎服。功用：活血祛瘀，

行气止痛。主治：膈下瘀血证。肚腹积块，痛处不移，或则坠腹，或小儿痞块，肚大青筋，舌黯红或有瘀斑，脉弦。

③少腹逐瘀汤（《医林改错》）。小茴香（炒）七粒，干姜（炒）二分，延胡索一钱，没药二钱，当归三钱，川芎二钱，官桂一钱，赤芍二钱，蒲黄（生）三钱，五灵脂（炒）二钱，水煎服。功用：活血祛瘀，温经止痛。主治：少腹寒凝血瘀证。少腹瘀血积块疼痛或不痛，或痛而无积块，或少腹胀满，或经期腰酸，少腹胀，或月经一月见三五次，连接不断，断而又来，其色或紫或黑，或有瘀块，或崩漏兼少腹疼痛，或瘀血阻滞，久不受孕，舌黯苔白，脉沉弦而涩。

④身痛逐瘀汤（《医林改错》）。秦艽一钱，川芎二钱，桃仁三钱，甘草二钱，羌活一钱，没药二钱，当归三钱，五灵脂（炒）二钱，香附一钱，牛膝三钱，地龙（去土）二钱。若微热，加苍术、黄柏，若虚弱，量加黄芪一二两。水煎服。功用：活血行气，祛瘀通络，通痹之痛。主治：瘀血痹阻经络证。肩痛，臂痛，腰痛，腿痛，或周身疼痛，痛如针刺，经久不愈。

9. 温胆汤

组成：半夏（汤洗七次）、竹茹、枳实（麸炒，去瓤）各二两，陈皮三两，甘草（炙）一两，茯苓一两半。

功用：理气化痰，清胆和胃。

主治：胆胃不和，痰热内扰证。胆怯易惊，虚烦不宁，失眠多梦，呕吐呃逆，癫痫等。苔腻微黄，脉弦滑。

方解：方中半夏功善燥湿化痰，降逆和胃，为君药。然证属胆热犯胃，痰热内扰，故配以甘淡微寒之竹茹，归胆、胃经，清胆和胃，清热化痰，除烦止呕，为臣药。与半夏相配，既化痰和胃，又清胆热，令胆气清肃，胃气顺降，则胆胃得和，烦呕自止。治痰须治气，气顺则痰消，故佐以枳实破气消痰，散结除痞；陈皮理气燥湿而化痰，既助半夏以祛痰，又增枳实调气之功。两药相合，行气降逆而化痰和胃。茯苓健脾渗湿，以治生痰之源；生姜、大枣和中培土，使水湿无以留聚，亦为佐药。炙甘草益气和中，调和诸药，为使药。诸药合用，共奏清胆和胃、理气化痰、除烦止呕之效，使痰热得清，胆胃得和，诸症可解。

本方为二陈汤去乌梅加枳实、竹茹、大枣而成。全方化痰与理气并用，祛痰而不过燥；清胆与和胃兼顾，清热而不过寒。

附方：①黄连温胆汤（《六因条辨》）。半夏（汤洗七次）、竹茹、枳实（麸炒，去瓤）各二两，陈皮三两，甘草（炙）一两，茯苓一两半，黄连三两，水煎服。功用：清热除烦，燥湿化痰。主治：痰热内扰所致失眠，眩晕虚烦，欲呕，口苦，舌苔黄腻。

②十味温胆汤（《世医得效方》）。半夏（汤洗七次）、枳实（去瓤切，麸炒）、陈皮（去白）各三两，白茯苓（去皮）一两半，酸枣仁（微炒）、大远志（去心，甘草水煮，姜汁炒）、北五味子、熟地黄（切，酒炒）、条参各一两，粉草五钱，生姜五片，大枣一枚，水煎服。功用：化痰宁心，益气养血。主治：痰浊内扰，心胆虚怯证。处事易惊，心悸不宁，不眠多梦，心胸烦闷，坐卧不安，短气乏力，或癫狂，舌淡苔腻，脉弦而虚。

10. 苓桂术甘汤

组成：茯苓四两，桂枝三两，白术三两，甘草（炙）二两。

功用：温阳化饮，健脾利水。

主治：痰饮病中阳不足证。胸胁支满，目眩心悸，短气而咳，舌苔白滑，脉弦滑或沉紧。

方解：本方茯苓渗湿化饮，健脾益气，既能导痰饮从小便而出，又能培脾土以复运化，标本兼顾，故重用为君。桂枝温阳化气，为臣药。苓、桂相伍，温阳行水之功尤彰。佐以白术健脾燥湿，苓、术相须，健脾祛湿之力尤著，是治病求本之意。甘草甘平，益气和中，调和药性，与桂枝相伍，辛甘养阳，助温补中阳之力；与白术相配，益气健脾，协崇土制水之力，为佐使之用。四药合用，温阳健脾以助化饮，淡渗利湿以通水道，中阳振奋，脾运复常，则痰饮渐消。

服此方后，小便增多，乃饮从小便而去之征。故原书用法之后注云："小便则利，颇合仲景，夫短气有微饮者，当从小便去之。"本方温而不燥，利而不峻，标本兼顾，为治疗痰饮病之和剂。

11. 独活寄生汤

组成：独活三两，桑寄生、杜仲、牛膝、细辛、秦艽、茯苓、肉桂心、防风、川芎、人参、甘草、当归、芍药、干地黄各二两。

功用：祛风湿，止痹痛，益肝肾，补气血。

主治：痹症日久，肝肾两虚，气血不足证。腰膝疼痛，肢节屈伸不利，或麻木不仁，畏寒喜温，心悸气短，舌淡苔白，脉细弱。

方解：方中独活辛苦微温，善祛深伏筋骨之风寒湿邪，且性善下行以治腰膝腿足之痛，故以为君。细辛长于搜剔阴经之风寒湿邪，又除经络留湿。秦艽祛风湿，舒筋络而利关节；桂心温经散寒，通利血脉；防风祛一身之风而胜湿，四药助君药祛风胜湿、散寒止痛之效，同为臣药。桑寄生、杜仲、牛膝补益肝肾，祛风湿而强壮筋骨，牛膝尚能活血以通利肢节筋脉；地黄、当归、芍药、川芎养血和血，人参、茯苓、甘草益气健脾，使气血充而筋骨经脉得以濡养，俱为佐药。甘草兼调诸药，又为使药。且芍药与甘草相合，尚能缓急以舒筋；当归、川芎、牛膝配伍，功兼活血以通脉，寓治风先治血、血行风自灭之意。诸药合用，正如《医方集解·祛风之剂》所云：辛温以散之，甘温以补之，使血气足而风湿除，则肝肾强而痹痛愈矣。本方以祛风寒湿邪为主，辅以补肝肾、益气血之品，邪正兼顾，祛邪不伤正，扶正不留邪。

附方：①三痹汤（《妇人良方》）。川续断、杜仲（去皮，切，姜汁炒）、防风、桂心、细辛、人参、白茯苓、当归、白芍药、甘草各一两，秦艽、生地黄、川芎、川独活各半两，黄芪、川牛膝各一两。上为末，每服五钱，水二盏，加生姜三片，大枣一枚，煎至一盏，去滓热服，不拘时候，但腹稍空服之。功用：益气活血，祛风除湿。主治：痹证日久耗伤气血证。手足拘挛，或肢节屈伸不利，或麻木不仁，舌淡苔白，脉细或脉涩。

②乌头汤（《金匮要略》）。麻黄、芍药、黄芪各三两，甘草炙，三两，川乌（㕮咀，以蜜二升，煎取一升，即出乌头）五枚。上五味，㕮咀四味，以水三升，煮取一升，去滓，内蜜汁中更煎之，服七合，不知，尽服之。功用：温经散寒，除湿止痛。主治：寒湿痹阻经脉，关节疼痛，难以屈伸；或脚气疼痛，不可屈伸；或雷头风等。

12. 羌活胜湿汤

组成：羌活、独活各一钱，藁本、防风、甘草（炙）各五分，蔓荆子三分，川芎三分。

功用：祛风胜湿止痛。

主治：风湿在表之痹证。肩背痛不可回顾，头痛身重，或腰脊疼痛，难以转侧，苔白，脉浮。

方解：方中羌活善祛上部风湿，独活善祛下部风湿，合而用之，则发散一身上下风湿之邪，通利关节而止痹痛，共为君药。防风散风胜湿而治一身之痛；川芎上行头目，旁通络脉，既可疏散周身风邪，又能活血行气而止头身之痛，共助君药散邪通痹止痛之力，用为臣药。藁本疏散太阳经之风寒湿邪，且善达巅顶而止头痛；蔓荆子易轻浮上行，主散头面之邪，并可清利头目，俱为佐药。甘草缓诸药辛散之性，并调和诸药，为佐使药。方中虽集大队辛温升散之品，但量轻力缓，意在微发其汗，使在表之风湿随汗而解。正如《张氏医通》所云："无藉大开汗孔，急驱风邪之法，使肌腠馁弱无力，湿邪因之内缩，但风去而湿不去也。"

附方：蠲痹汤（《杨氏家藏方》）。当归（去土，酒浸一宿）、羌活（去芦头）、姜黄、黄芪（蜜炙）、白芍药、防风（去芦头）各一两半，甘草（炙）半两。上咬咀，每服半两，水二盏，加生姜五片，同煎至一盏，去滓温服，不拘时候。功用：益气养血，祛风胜湿。主治：风寒湿邪痹阻经络之证。肩项臂痛，举动艰难，手足麻木等。

第四节　益气练功法

苏氏十分推崇"肾主骨"的学说，注意调养五脏之精气，强调肾对骨的生长发育、新陈代谢、骨折愈合、骨病防治的重要作用。在益气的基础上，又和练功进行有机的结合。重视自主活动的练功形式，对较重的不能自行活动的重症患者，由医护人员进行按摩舒筋，以驱散瘀血、促进循环、解除粘连。

苏玉新认为对骨折后期的治疗原则是动静结合配合自然练功，即固定与活动在骨折治疗中占有同等重要的地位。他在总结前人经验的基础上，根据中医学朴素的唯物辩证法中"法于自然"的原则创立的练功法，独具匠心，强调了练功对骨折、脱位、伤筋等的作用，对于恢复肢体功能起着不容置疑的作用，是治疗过程中必不可少的步骤和措施。这种练功法贵在自然，充分发挥肢体的功能，通过摆动肢节、呼吸吐纳等锻炼，促进人身内部气血阴阳的动态平衡，加速损伤的恢复。练功法融气功、导引和肢体活动于一体，根据不同时期选用不同动作，还能强身健体，预防并发症。

苏玉新认为：固定要不影响肢体的活动，而活动又要求不引起骨折断端的移位。因此，对骨折有效的局部固定是肢体活动的基础，而合理的功能活动又是促进骨折加速愈合的条件。固定之后，引导患者进行锻炼，肌肉的收缩可使肢体表面张力增高，压垫的压力也随之增高，从而可以矫正残留的移位，同时也可促进骨折局部血肿、水肿的吸收，加速伤部血管网的重建。此外，也避免了外伤的肌肉失用性萎缩，以及关节僵硬和骨质疏松等合并症的发生。强调自然练功对骨折、脱位、伤筋的作用，通过呼吸吐纳、勾脚，促进人身内部气血阴阳的动态平衡，加速损伤的恢复。

中医和西医治疗骨折都不外乎先复位、再固定、后活动，而骨折复位固定器疗法，是将整复、固定、活动融为一体的新器械与新方法。中医正骨主张闭合的手法复位，虽骨折对位较差，但对骨折周围组织的损伤较小；西医治疗骨折主张切开骨折复位，直视下以器械复位，骨折对位较好，但对骨折周围组织的损伤较大。骨折复位固定器疗法主张手法与器械结合，既可以提高骨折解剖学对位，又避免切开复位造成的医源性损伤。

苏氏推拿手法是集吐纳、导引、手技于一体的自家流派技法。它源于中医学的基本手法，又广泛吸取各家流派之长，经苏氏三代人的实践、总结、提高，逐渐形成了临床实用、疗效显著的一整套推拿手法。其风格和特点是：在施术之前先嘱患者闭目入静，吐故纳新，导引行气，指导患者做"吐纳功"。在此基础上施以持久、有力、均匀、柔合、深透的手技手法。每次施术于患者之前，要求做到"知其体相，识其部位，一旦临证，机触于外，巧生于内，手随心转，法从手出，法之所施，使患者不知其苦"。手法操作要持续一定的时间，而持续时间的长短，是根据病情及治疗的需要来决定的，保持动作与力量的连贯性，使手法刺激能积累到足够产生良好的治疗作用。"有力"就是指在操作治疗时，手法必须具有一定的力量，才能起到很好的治疗作用。而手法力量的大小又是根据患者的体质、病情及治疗操作不同情况来确定的。手法力度的太过或不及都会影响治疗效果。"均匀"就是指在操作过程中，手法要保持节律性，其速度的快慢与力量的轻重要始终保持一致，平稳而有节奏。"柔合"是指动作要稳、柔、灵活，手法轻而不浮，重而不滞，变换动作要自然，用力不可生硬粗暴或使蛮劲，应该是手法技巧与力度的有机结合。"深透"是指患者对手法刺激的感应和手法对疾病的治疗效应。施术于体表，作用于筋脉、骨肉乃至深达脏腑。"刚柔相济"，实际又是"持久、有力、柔合、均匀"于一身的体现。

有口诀曰：气行血行源六腑，肝肾乃主筋与骨。肢节导引练屈伸，筋伤与骨同一因。益气活血通精髓，神气壮身如再生。

骨伤疾病临证经验

第四章　上肢骨折

第一节　锁骨骨折

一、应用解剖

　　锁骨为不规则形管状骨，横置于胸壁前上方，支架于胸骨与肩峰之间。内侧端形成胸锁关节，外侧端形成肩锁关节，而将肩胛带间接地连接于躯干上部，支持并使肩胛组织离开胸壁，除参与上肢活动外，还能保持肩关节的正常位置，保护臂丛神经和锁骨下血管。锁骨有两个生理弯曲，外侧段向后凸，内侧段向前凸，略似"S"形，外侧端粗糙而扁宽，横断面为椭圆形，末端有卵圆形关节面；其前上缘有斜方肌，前下缘有三角肌和喙锁韧带附着；内 1/3 较粗，为棱柱状，其上面有胸锁乳突肌，前下面有胸大肌部分纤维和肋锁韧带附着，中 1/3 处较细，无韧带、肌肉附着。

二、损伤机制

　　间接暴力与直接暴力均可引起锁骨骨折。摔伤是造成锁骨骨折的主要原因，以儿童最为常见。跌倒时手掌、肘部或肩部着地，传导暴力冲击锁骨发生骨折。直接暴力亦可从前方或上方作用于锁骨，造成横断型或粉碎性骨折。粉碎性骨折的骨折片如向下移位，有压迫或刺伤锁骨下神经和血管的可能；如骨折片向上移位，有穿破皮肤、形成开放性骨折的可能。幼儿多为横断或青枝骨折。

　　锁骨骨折以中 1/3 及其与外 1/3 连接处最多见。完全性骨折的近侧骨折端因受胸锁乳突肌的牵拉而向上后方移位，远侧骨折端因受肢体重量作用与胸大肌、胸小肌及肩胛下肌等的牵拉向前下方移位，并由于这些肌肉与锁骨下肌的牵拉作用，向内侧造成重叠移位。锁骨外 1/3 骨折次之，常为直接暴力所引起，由于上肢的重量和暴力的作用使远侧骨折端向前下方移位；如喙锁韧带断裂，又可导致锁骨近侧端向后上方移位，更加重两骨折端的移位。锁骨内 1/3 骨折甚少，多为直接暴力引起，因胸锁乳突肌及肋锁韧带的作用，骨折端很少移位。

三、骨折分型

1. 按骨折部位分类　锁骨中 1/3 骨折、锁骨中外 1/3 交界处骨折、锁骨外 1/3 骨折、锁骨内 1/3 骨折。

2. 按骨折类型分类　横断型、短斜型、粉碎型、青枝型。

四、治疗方法

（一）举臂摇肩法治疗锁骨骨折

人体锁骨骨折在临床较常见，但在临床中不被重视，常以不影响功能而忽视对锁骨骨折的良好复位，使家属和患者因对位不良忧虑重重，降低了中医正骨的威信。

苏玉新先生在治疗中创立了举臂摇肩法，治疗锁骨骨折收到了良好的效果。

1. 适应证　青枝骨折、锁骨中外 1/3 段的横行或短斜形骨折。

2. 复位前准备及材料　阅骨折后 X 线片，了解具体移位情况，毛巾 2 条、腿绑 3 条、1/3（柱形）绷带 2 个、黏膏支持带 3 条、"月"形板一块。

3. 具体操作　患者端坐体位，一助手扶拉前臂，术者令患者与助手合作，被动举上臂从胸前渐渐向上，达到与肩平行时，第二助手屈肘挎入腋下后，一助手连摇几次前臂，术者双手拇指捏住骨折远、近对位。此时，可听到骨折断端接触对位音，畸形随之消失。然后放臂压肘，二助手挎肩上提，使患者提肩屈肘，伤肢侧手扶住肋侧，同时挺胸收腹姿势。将约 1/3（柱形）绷带放入近心端锁骨窝内，另一约 1/3（柱形）绷带放于远心端锁骨下。月形板放好后用氧化锌黏膏支持带 3 条从胸前方贴到肩胛部，2 条毛巾放在双腋下，用腿绑带做"8"字固定后，再用腿绑带一条做反"8"字扣在压板上。屈肘吊悬，复位后保持半卧位或者沙滩椅体位，次日复查 X 线片。

苏玉新先生认为，锁骨骨折因受直接或间接外力均可发生，一般为成角青枝骨折，对成角青枝骨折需手法矫正成角畸形后，固定治疗。还有无移位横行骨折，重叠粉碎性移位型，近端受胸锁乳突肌牵拉向上后方移位，远端受肢体的重力及锁骨下肌的牵拉向下前方移位。在治疗时，患者举臂过肩，减少重力和锁骨下肌肉的牵拉力，加之上举摇臂活动，减少患者紧张情绪，这样就会使骨折远端骨折上移，使骨折远、近端相接近。术者的拇指、食指捏住上下凸起的断端，纠正畸形，即可达到稳定理想位置。放臂挎肩进一步稳定骨折，对位后加以固定，反扣压住月形板，使骨折端更加稳定理想，使患者保持心情舒畅、气血旺盛，滋养筋骨，既可达到临床愈合，且减少并发症发生。

（二）经皮手法复位克氏针内固定术

1. 适应证 锁骨外 1/3 段的横行或短斜形骨折。

2. 手术器材 2mm×100mm 的克氏针，骨锤，钻，持针器，老虎钳。

3. 麻醉 局麻或颈丛麻醉。

4. 进针点与进针方向 肩部外侧锁骨外端向锁骨外 1/3 段纵轴进针。

5. 操作步骤

（1）患者在手术台取仰卧位，患侧肩胛部用沙垫垫高约30°，或坐位患肩自然下垂位。常规消毒、铺巾、麻醉。

（2）复位：①坐位复位法：令患者坐椅上，一助手立于健侧，双手绕患侧腋下抱住其身，术者双手握患者双肩，单膝顶患者胸椎后部上段，并向后上方拔伸牵引；另一助手用拇、食、中三指捏住骨折端，采用苏氏正骨手法，捏、挤、按、压使之复位，再将患侧上肢徐徐放下。②仰卧复位法：令患者仰卧于复位床上，助手按住健侧肩部向后压，术者一手按住患侧肩部向后、外、上方拔伸牵引，另一助手采用苏氏正骨手法用拇指和食、中指在骨折断端进行端提、按压，使之复位。③C 型臂 X 线机观察复位后，助手在维持复位的同时，术者左手拇指抵在锁骨外端，右手持克氏针，经皮戳入，顶在骨质上，沿锁骨外 1/3 的骨髓腔，通过骨折线钻入 4～5cm 深。若一根针不稳定，可小角度交叉穿入第 2 根针固定。④距皮外 2cm 处剪断克氏针，折弯90°，消毒敷料包扎，三角巾固定患肢于屈肘90°位。

6. 术后处理 术后 6～8 周，视骨折愈合情况拔除克氏针。

7. 注意事项 进针方向不可过于偏后偏下，也不可过深，避免穿入胸腔，刺伤肺部，引起开放性气胸，或提防损伤锁骨下动、静脉，引发大出血。

（三）药物治疗

1. 外治 外敷膏剂、散剂、水剂等，也可采用熏、洗、灸等方法。早期可用活血化瘀、消肿止痛制剂，如苏氏消肿止痛膏；中晚期宜用温经通络、化瘀止痛、续筋接骨之剂，如百草伤膏等。也可采用中药汤剂熏洗局部以舒筋通络，如上肢熏洗剂等。有严重张力性水疱和使用伤膏后过敏者应避免使用。

2. 内服　根据骨折三期辨证施治。

（1）骨折早期

治法：活血化瘀，消肿止痛。

特色中成药：活血化瘀止痛丸。

组成：三七、红花、当归、乳香（制）、没药（制）、白芷、马钱子（制）、续断、骨碎补（炒）、土鳖虫、自然铜（制）、儿茶、冰片、生龙骨、牛膝。

推荐中成药：紫金丹、七厘散等。

（2）骨折中期

治法：和营止痛，接骨续筋。

特色中成药：接骨续筋丸。

组成：川乌（制）、草乌（制）、天南星（制）、自然铜（制）、土鳖虫、乳香（制）、没药（制）、地龙、甘草。

推荐方药：舒筋活血汤加减。羌活、防风、荆芥、独活、当归、青皮、续断、牛膝、五加皮、杜仲、红花、枳壳等。

（3）骨折后期

治法：补益肝肾，强壮筋骨。

特色中成药：补肾壮骨丸。

组成：熟地、枸杞子、山药、泽泻、牡丹皮、茯苓、五味子、菟丝子、肉苁蓉。

推荐方药：壮筋续骨汤加减。当归、川芎、白芍、熟地、杜仲、川断、五加皮、骨碎补、桂枝、黄芪、虎骨代用品、补骨脂、菟丝子、党参、木瓜、刘寄奴、地鳖虫等。

推荐中成药：健步强身丸、续断紫金丹等。

另：患有骨质疏松的患者可以应用抗骨质疏松丸。

组成：龟甲（制）、熟地、枸杞子、山茱萸、山药、白芍、淫羊藿（制）、肉苁蓉（制）、骨碎补（制）、人参、黄芪、白术、甘草、丹参、当归、生地黄、川芎、泽泻。

功能与主治：补肾壮骨，健脾益气，活血化瘀。用于治疗肝肾两亏，脾胃虚弱，气滞血瘀所致各类骨质疏松症（原发、继发均可）。

（四）康复治疗

第 1 周：做患肢近端与远端未被固定的关节所有轴位上的运动，如握拳、伸指、分指、屈伸、腕绕环、肘屈伸，前臂旋前、旋后等主动练习，幅度尽量大，逐渐增大力度。

第 2 周：增加肌肉的收缩练习，如捏小球、抗阻腕屈伸运动等。

第 3 周：增加抗阻的肘屈伸与前臂旋前、旋后运动。

一般固定 3~4 周，骨折基本临床愈合，外固定物去除后进入此期。此期锻炼的目的是恢复肩关节活动度，常用的方法有主动运动、被动运动、助力运动和关节主动牵伸运动。

第 4 周：患肢用三角巾或前臂吊带悬挂胸前，站立位，身体向患侧侧屈，做肩前后摆动；身体向患侧侧屈并略向前倾，做肩内外摆动。应努力增大外展与后伸的运动幅度。

做肩关节各方向和各轴位的主动运动、助力运动和肩带肌的抗阻练习，如双手握体操棒或小哑铃，左右上肢互助做肩的前上举、侧后举和体后上举，每个动作做 5~20 次。

第 5 周：增加肩外展和后伸主动牵伸。双手持棒上举，将棍棒放到颈后，使肩外展、外旋，避免做大幅度和用大力的肩内收与前伸练习。

第 6 周：增加肩前屈主动牵伸，肩内外旋牵伸；双手持棒体后下垂，将棒向上提，使肩内旋。

康复治疗前指导患者做苏氏吐纳功，每天练功 2 次，每次 30 分钟，以吐故纳新，行气活血，平衡阴阳。外用中药熏洗治疗，每日 2 次，每次 15~30 分钟。以舒松关节筋络、疏导腠理、流通气血、活血止痛。康复治疗前后沿患者受损肢体的经络在相应穴位上进行循经点穴，以达到止痛、调节神经功能、解除肌肉和血管痉挛，改善局部血液循环，增加局部营养，防止肌肉萎缩，促进功能恢复的目的。康复治疗前后在患者受累肢体的经络和穴位上施以针灸，以止痛、调节神经功能，解除肌肉和血管痉挛，改善局部血液循环，增加局部营养，防止肌肉萎缩，促进功能恢复，可有效降低肌张力，针灸配合肝经腧穴可有效疏通经络。

第二节 肱骨外科颈骨折

一、应用解剖

肱骨外科颈位于解剖颈下 2~3cm，相当于大、小结节下缘与肱骨干的交界处，又为松质骨和致密骨交界处，常易发生骨折，而肱骨解剖颈很短，骨折较罕见。紧靠肱骨外科颈内侧有腋神经向后进入三角肌内，臂丛神经、腋动脉通过腋窝，骨折严重移位时可合并神经、血管损伤。

肱骨外科颈骨折为胸大肌止点以上的骨折，骨折移位与解剖有密切关系：①由于冈上肌和冈下肌的牵拉，使骨折近端呈外展及外旋位。②由于胸大肌、背阔肌及大圆肌的牵拉，使骨折远端多向内移位。③由于肱二头肌、三角肌的牵拉，使骨折远端向上移位。

二、损伤机制

多因跌倒时手掌或肘部先着地，传达暴力所引起，若上臂在外展位则为外展型骨折，若上臂在内收位则为内收型骨折。以老年人居多，亦可发生于儿童与成人。肱骨外科颈骨折是接近关节的骨折，周围肌肉比较发达，肩关节的关节囊和韧带比较松弛，骨折后容易发生软组织粘连，或结节间沟不平滑。中年以上患者，易并发肱二头肌长头肌腱炎、冈上肌肌腱炎或肩关节周围炎。

三、骨折类型

1. 裂纹骨折 肩部外侧受到暴力，造成大结节骨裂与外科颈骨折，骨裂多在骨膜下，故骨折多无移位。

2. 嵌插骨折 受传达暴力所致，断端相互嵌插。

3. 外展型骨折 受外展传达暴力所致。断端外侧嵌插而内侧分离，多向前、内侧突起成角。有时远端向内侧移位，常伴有大结节撕脱骨折。

4. 内收型骨折 受内收传达暴力所致。断端外侧分离而内侧嵌插，向外侧突起成角。

5. 肱骨外科颈骨折合并肩关节脱位 受外展外旋传达暴力所致。若暴力继续作用于肱骨头，可引起前下方脱位，有时肱骨头受喙突、肩盂或关节囊的阻滞得不到整复，关节面向内下，骨折面向外上，位于远端的内侧。临床较少见，若处理不当，易造成患肢严重的功能障碍。

四、治疗方法

（一）保守治疗

1. 适应证 裂纹骨折、外展型骨折、内收型骨折（短斜形或短螺旋形）、嵌插移位骨折、轻度粉碎性骨折等。

（1）对于无移位裂纹骨折及嵌插型骨折，仅用三角巾吊悬1~2周即可开始活动。

（2）对于有移位的肱骨外科颈骨折，则需根据骨折类型，采用相应的复位手法和固定方法，给予上臂小夹板固定，如骨折不稳定，则可以给予微创闭合穿针固定治疗。具体复位手法如下。

2. 整复方法

（1）外展型骨折

三人复位法：患者坐位或卧位，一助手用布带绕过腋窝向上提拉，屈肘90°，前臂中立位，另一助手握其肘部，沿肱骨纵轴方向牵引，矫正重叠移位。然后术者双手握骨折部，两拇指按于骨折近端的外侧，其余各指抱骨折远端的内侧向外捺正，助手同时在牵引下内收其上臂即可复位。

挎臂复位法：患者坐位，术者站立于患侧后面，如右侧骨折时，术者用左上臂从前方挎过患侧上臂而插入患侧腋窝，用右手紧握患侧肘部，将患肢用力弯向前、内并向下牵引，以矫正向内成角畸形和重叠移位，同时用插入腋窝的上臂将骨折远端向外侧牵拉，使之复位。

（2）内收型骨折

外展过顶法：患者坐位或卧位，一助手用布带绕过患侧腋窝向上提拉，屈肘90°，前臂中立位，另一助手握其肘部，沿肱骨纵轴方向牵拉，矫正重叠移位。然后术者两拇指压住骨折部向内推，其余各指使骨折远端外展，助手在牵引下将上臂外展，使之复位。如有向前成角畸形，应做进一步矫正，术者双手拇指置于骨折部的前侧向后按压，其余各指环抱于骨折远端后侧略向前移，助手在牵引下徐徐向上抬举上臂，以矫正向前成角畸形。如向前成角畸形过大，助手还可继续将上臂上举过头顶，此时术者立于患者前外侧，用两拇指压住骨折远端，其余各指由前侧按住成角突出处，如有骨擦感，断端相互抵触，则表示成角畸形矫正。

过度外展复位法：患者平卧，患肢外展位，术者坐于患者外上方的凳子上，双手持握患肢前臂及腕部，将患肢稍向前屈，并利用一足踩于患肩前上方作为支点，牵引外展的患肢，以矫正重叠移位。然后逐步加大外展角度，以矫正向外成角畸形及向前成角畸形，但勿操之过急，以免损伤腋部神经、血管。

（3）骨折合并关节脱位

一法：先整复骨折，再整复脱位。患者平卧，患肢外展位，用一宽布带绕过患侧腋窝，将布带两端系在健侧的床脚上，在两布带间用一木块支撑，助手握持患肢腕部进行顺势拔伸牵引，并根据正位 X 线照片肱骨头旋转的程度，将患肢外展至 90°～150°，拔伸牵引 10～20 分钟，以解除骨折远端对肱骨头的挤夹，张开破裂的关节囊，为肱骨头进入关节盂打开通路。术者用两手拇指自腋窝将肱骨头前下缘向上、向后、向外推顶，其余各指按住近肩峰处以做支点，使肱骨头纳入肩关节盂内而复位。如骨折端仍有侧方移位或成角移位，助手用手按住固定整复好的肩关节，术者用捺正手法矫正之。

二法：先整复脱位，再整复骨折。患者平卧，患肢轻度外展位，用一宽布带绕过患者腋窝，将布带两端系在健侧的床脚上，在两布带间用一木块支撑，助手用两手握持患肢腕部，不要用力拔伸，术者用两手拇指自腋窝将肱骨头向外上推顶，其余各指按住肩部以作支点，使肱骨头纳入肩关节盂，如在腋下已摸不到脱位的肱骨头，则脱位已整复成功。然后，术者用双手固定整复好的肩关节，助手外展拔伸牵引，术者再按内收型骨折复位法整复骨折。

3. 固定方法

（1）三角巾悬吊：适用于无移位骨折或不全骨折。

（2）超肩关节夹板固定：适用于复位后骨折处稳定的外展型骨折或粉碎型骨折。

固定时用夹板 4 块、长夹板 3 块，下达肘部，上端超过肩部，长夹板可在上端钻小孔系以布带结；短夹板 1 块，由腋窝下达肱骨内上髁以上，夹板的一端用棉花包裹，呈蘑菇头状，做成蘑菇头状大小垫夹板。

固定时，在助手维持牵引下，术者捏住骨折部保持复位后位置，并将棉垫 3～4 个放于骨折部的周围，3 块长夹板分别放在上臂前、后、外侧，短夹板放在内侧。若为内收型骨折，内侧夹板大头垫应放在肱骨内上髁；若为外展型骨折，大头垫应顶住腋窝部；有向前成角畸形者，在前侧夹板下相当于成角突出位置放一平垫；内收型骨折者，在外侧夹板下相当于成角突出处置放一平垫；外展型骨折者，则在外侧夹板下相当于肱骨大结节处放一平垫。肱骨外科颈骨折合并肩关节脱位者的夹板和固定垫安放位置与内收型骨折相同。先用 3 条横带在骨折部下方将夹板捆紧，然后用长布条穿过 3 块超关节夹板顶端的布带环，做环状结扎，再用长布带绕至对侧腋下，用棉垫垫好后打结，以免压迫腋下皮肤。

对移位明显的内收型骨折，除夹板固定外，尚可配合上肢皮肤悬吊牵引 3 周，肩关节置于外展前屈位，其角度视移位程度而定，牵引重量 2~4kg，以使患侧肩部离床，亦可配合铁丝外展架，将患肢固定于外展前屈位，外展角度视移位程度而定，前屈约 30°，3~4 周拆除外展架。

夹板固定后，应注意观察患肢血运和手指活动情况，及时调整夹板的松紧度。睡眠时要仰卧，在肘后部垫一枕头，维持患肩于外展位，外展型骨折应维持患肩于内收位，以免骨折发生再移位。

夹板固定时间 4~5 周，当骨折临床愈合后拆除。

（3）外展支架固定：适用于复位后骨折处稳定的内收型骨折。也可以先用夹板固定，然后放置在外展支架上。

（二）手术治疗——经皮手法复位骨圆针内固定术

1. 手术器材 骨锥，骨圆针或三棱针，手摇钻，骨锤，老虎钳，小夹板，绑带。

2. 麻醉 局部浸润麻醉或颈丛神经阻滞麻醉。

3. 进针点与进针方向 肱骨头外上侧与肱骨干纵轴呈 20°~30° 夹角打入。

4. 操作步骤

（1）患者取仰卧位，患侧肩部垫高 30°，常规消毒铺巾。

（2）助手握持患肢前臂，术者左手拇指抵于肩峰端皮肤，右手持骨锥沿肩峰端外侧 0.5cm 处，戳入皮肤至肱骨头，并在骨质上戳一孔道，然后将骨圆针戳入孔道，与肱骨干纵轴呈 20°~30° 角徐徐打入，直至骨折处。

（3）复位：采用苏氏正骨拔伸牵引法，一助手用布带绕过腋窝向头顶方向提拉，另一助手握其肘部，沿肱骨纵轴方向反向牵拉，纠正短缩移位，然后根据不同类型骨折，采用折顶、挤压等不同的整复方法。

①外展型骨折：术者双手握骨折部，两拇指按于骨折近端的外侧，其他

各指环抱骨折远端的内侧向外捺正，助手同时在牵拉下内收其上臂即可复位。

②内收型骨折：术者两拇指压住骨折部向内推，其他四指使远端外展，助手同时在牵引下将上臂外展即可复位。术者立于患者前外侧，用两拇指推挤远端，其他四指挤按成角突出处，如有骨擦感，断端相互抵触，则表示成角畸形矫正。对合并肩关节脱位者，可先整复骨折，然后用手法推送肱骨头，亦可先持续牵引，使肩盂间隙加大，纳入肱骨头，然后整复骨折。

电视 X 线机监视下可见骨折端达解剖复位后，将骨圆针继续钻入，进入骨折远端骨髓腔。穿过骨折远端骨皮质 3mm。留针尾于皮外 2cm，曲成 90°弯钩，以免骨圆针下沉，外加敷料包扎。外用柳椴木自制小夹板超肩关节固定，用托板悬吊患肢于屈肘 90°功能位。

5. 术后处理

（1）术后即开始让患者握拳、屈伸肘关节以舒缩肌肉。3 周后练习肩关节各方向活动，活动范围应循序渐进，每日练习十多次。

（2）术后 4 周解除外固定，6~8 周拔除骨圆针，加强肩关节功能锻炼，练功活动对老年患者尤为重要。

（3）饮食护理：恢复期间，饮食应以清补为主，如牛肉、鸡汤、瘦猪肉、木耳等，但必须病情稳定，大便通畅，如有脾胃虚弱者可食些健脾和胃之食品，如生姜、茴香、山楂、西红柿等。康复期间，饮食护理应本着虚则补之的原则。中医学认为，肾主骨生髓，肝主筋，人体筋骨的坚强与肝、肾有着密不可分的关系。因此骨折后期应多进食滋补肝肾之品，如猪肝、羊肝、猪肾、羊肾、排骨等。另如，饴糖、大枣、枸杞子泡水代茶饮，都具有一定强筋壮骨的作用。

6. 术中注意事项

（1）术前应详细检查患肢有无血管、神经损伤。

（2）参加治疗人员术前应共同研究 X 线片，明确骨折情况和操作过程，以求相互配合。

（3）针的长度以穿过骨折断端 4~5cm 为宜，避免针尖穿出骨皮质过长。

五、疗效分析

海城正骨医院 2011 年 4 月到 2017 年 1 月收治 150 例肱骨近端骨折患者，采用特色的苏氏牵引捺正提法复位结合多枚克氏针经皮盘结法固定治疗。疗效评价标准参照 ZY/T001.9—94《中医病证诊断疗效标准》（1995）。

显效：骨折对位对线满意或尚可，骨折已骨性愈合，功能恢复。

有效：骨折对线满意或尚可，骨折处有骨痂形成，功能未完全恢复。

无效：骨折不愈合或明显畸形愈合，功能障碍。

疗效评定结果：所有病例均获随访，随访时间 3~18 个月，平均 11 个月。骨折均愈合。

本组采用《中华人民共和国中医药行业标准——中医骨伤科病证诊断疗效标准》（ZY/T001.9—94）进行评价。治愈 115 例，好转 32 例，未愈 3 例，优良率 93.6%。

六、医案精选

【病案 1】张某，女，78 岁，住院号：2015002612

该患者于 2015 年 2 月 22 日在走路时不慎滑倒，致伤右肩部，伤后右肩部肿痛，不敢活动，来诊。经门诊医师拍片检查，诊断为：右侧肱骨近端闭合骨折。放射线检查提示：右侧肱骨近端部骨小梁连续性中断，骨折嵌插外展移位明显。入院诊断为：右侧肱骨近端闭合粉碎骨折 Neer 分型三部分。入院后给予完善理化检查，内科会诊，调整用药，择期行骨折电视 X 线闭式苏氏牵引捺正法复位，多枚克氏针盘结法固定术。术后第 2 天，指导患者伤肩关节外展功能练习，苏氏吐纳功练习。于术后第 8 周复查 X 线示：骨折线消失，骨小梁连续，伤肩关节外展功能基本恢复正常，骨折达骨性愈合。给予取出克氏针，患者康复。（图 4-2-1）

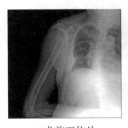 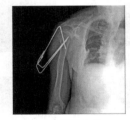 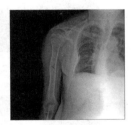

a.术前正位片　　　　b.术后正位片　　　　c.8周拔出克氏针

图 4-2-1　患者张某 X 线片

【病案 2】赵某，女，75 岁，住院号：2016002612

该患者于 2016 年 1 月 15 日在走路时不慎滑倒，致伤右肩部，伤后右肩部肿痛，不敢活动，来诊。经门诊医师拍片检查，诊断为：右侧肱骨近端闭合骨折。放射线检查提示：右侧肱骨近端部骨小梁连续性中断，骨折嵌插外展移位明显。入院诊断为：右侧肱骨近端闭合粉碎骨折 Neer 分型二部分。入院后给予完善理化检查，内科会诊，调整用药，择期行骨折电视 X 线闭式苏氏牵引捺正法复位，多枚克氏针盘结法固定术。术后第 2 天，指导患者伤肩关节外展功能练习，苏氏吐纳功练习。于术后第 10 周复查 X 线示：骨折线消失，骨小梁连续，伤肩关节外展功能基本恢复正常，骨折达骨性愈合。给予取出克氏针，患者康复。（图 4-2-2）

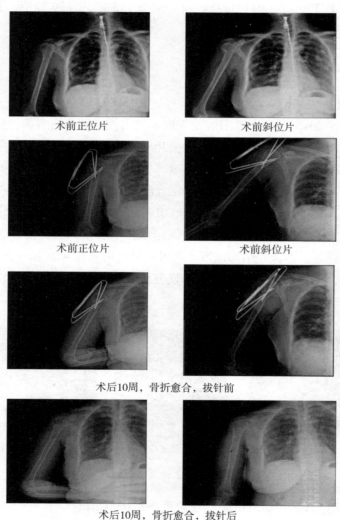

术前正位片　　　　　　　　　　　　术前斜位片

术前正位片　　　　　　　　　　　　术前斜位片

术后10周，骨折愈合，拔针前

术后10周，骨折愈合，拔针后

图 4-2-2　患者赵某 X 线片

第三节　肱骨干骨折

一、应用解剖

肱骨干为一长管状骨，中段以上呈圆形，较粗，以下逐渐变细，至下 1/3 逐渐变成扁三角状，并稍向前倾。营养动脉在肱骨中段穿入，向远近两端分布，所以中段以下发生骨折，常因营养不善而影响骨折愈合。肱动脉、肱静脉、正中神经及尺神经均在上臂内侧，沿肱头肌内缘下行。桡神经自腋部发出后，在三角肌粗隆部自肱骨后侧沿桡神经沟，紧贴肱骨干由内后向外前绕行向下，故当肱骨中下 1/3 交界处骨折时，易合并桡神经损伤。上臂有内侧和外侧两个肌间隔，前有肱二头肌、肱肌及喙肱肌；后有肱三头肌和桡神经。肱骨干有许多肌肉附着，三角肌止于肱骨干外侧的三角肌粗隆，胸大肌止于肱骨大结节嵴，背阔肌止于肱骨小结节嵴以及肱骨前后的肱二头肌、肱三头肌、喙肱肌及肱肌等。

由于以上各肌肉部位、附着点的不同，牵拉作用力不一，所以在不同平面的骨折，骨折的类型及暴力的方向，可引起各种骨折移位。

二、病因病机

肱骨干为管状骨，从横截面看，上 1/3 为圆形，中 1/3 为三棱形，下 1/3 为前后扁形。临床上常由以下几种暴力造成骨折。

（一）直接暴力

如跌仆坠堕、棍棒击打等，外来暴力直接作用到肱骨干，引起该部的骨折。直接暴力所致骨折，常发生在肱骨干的中部，骨折多为粉碎形或横断形，如暴力较大则可能为开放性损伤。

（二）传达力

为间接暴力损伤，如跌倒时手掌撑地，或是肘后着地，外力向上传至肱骨干，身体重心经肩关节下传，这两种力量作用于肱骨干，即造成骨折。传达暴力所致骨折，多位于肱骨干的下部，骨折常是斜形或螺旋形，软组织损伤轻微，如为开放性骨折，也是由骨端由内向外刺破皮肤而致，污染较轻。

（三）扭转暴力

也是一种间接暴力伤，只是暴力的方向是绕肱骨干轴线方向旋转的，因此骨折破坏形式是扭转破坏。如投掷手榴弹，或掰手腕时用力不当，扭转暴力作用到肱骨干造成骨折。这种破坏方式常发生在肱骨干的中下 1/3 交界处，骨折多为螺旋形或大斜形。

肱骨干骨折的移位与肌肉牵拉有一定关系。此外，还与外力作用方向、大小，急救处理所摆放固定肢体的位置等有关。

三、辨证诊断

此种骨折均有明显外伤史，局部疼痛、肿胀明显，压痛剧烈，伤肢肢体有环形压痛，有上臂成角畸形，触摸有异常活动和骨擦音者，均可诊断骨折。如摄 X 线片检查，不仅可以确诊骨折，还可明确骨折部位、类型及移位情况，以供手法整复参考。如骨折合并桡神经损伤，可出现典型垂腕和伸拇及伸掌指关节功能丧失、第 1~2 掌骨间背侧皮肤感觉丧失，其治疗方案和预后均有不同。

摄肱骨正侧位 X 线片，可明确诊断及骨折移位情况。

四、治疗方法

（一）分神复位、夹板固定

1. 适应证

（1）新鲜闭合性肱骨干骨折。

（2）开放性骨折，创口小于 2cm，经清创缝合创口可关闭者。

（3）陈旧性肱骨干骨折畸形愈合，时间不超过 3 个月，可用手法折骨者。

（4）合并有桡神经损伤，为闭合性，考虑为桡神经损伤属牵拉、压迫等原因而致者。

2. 分神复位　青壮年患者可取坐位，幼年及老年体弱者取仰卧位，予以臂丛麻醉，在无痛下接骨。

术者站在患侧，先以点按法施术，取合谷、尺泽、曲池、少海、肩胛、肩髎等穴，每穴点按 1 分钟，以得气为度；用指推法逆行推运患侧手三阴三阳经，由前臂推过肩关节，每经施术 3 遍；最后用摩、叩、擦法在骨折部位施术，以畅达气血，消除肿胀。令患者做深呼吸，调整呼吸节律。再由两助手沿肱骨纵轴方向，顺原畸形方向对抗牵引。一般牵引要轻缓稳重，力量不宜过大，防止骨折端过牵引，尤其是对于粉碎性骨折，力量切不可过猛。如骨折端重叠移位较重，患者年轻体壮，肌肉发达，则牵引稍加力。重叠纠正后即维持肢体的位置。

整复骨折移位要根据骨折的部位不同，运用不同的手法。

（1）肱骨干上1/3骨折的整复：因骨折线在三角肌止点以上，近端常内收、内旋移位，故牵引时应使肢体处于略内收的位置上，以符合以子找母的原则。术者经分神减痛消肿操作后，用双手四指环抱骨折近端的内侧，双拇指抵住骨折远端外侧。专心致志，突然发力，将近端托提拉向外侧，拇指推挤远端向内侧。同时让牵引肢体下端的助手继续内收肢体，双方共同用力，即可复位。

施术前术者要用手仔细触摸骨折端，分辨清楚后将双手位置放准确，以保证施术时力量能完全作用在骨折端。同时术者双手要握紧骨折的断端，防止整复不足或太过，力求一次复位成功。

（2）肱骨干中1/3骨折的整复：中1/3骨折之骨折线在三角肌止点以下，骨折的近端向外前移位，因此牵引时应将伤肢略呈外展位，以便于整复。

术者一手置于骨折近端的外侧，另一手放在骨折远端的内侧，分别握住肢体，嘱患者继续深呼吸。当深吸气时，术者骤然双手施力，在骨折近端的手向内推挤，在骨折远端的手向外提拉，同时令助手继续外展患肢，即可复位。

骨折复位后，缓慢放松牵引，微微摇摆骨折远端，并轻轻向近端纵轴方向挤压，使骨折端接合得更密切，以提高骨折的稳定性。

（3）肱骨干下1/3骨折的整复：下1/3骨折多为螺旋形或斜形，移位方向常是远端内旋，而局部肌肉较少，因此复位时不必牵引。如重叠移位过大，可轻微牵引，以矫正短缩畸形，将肢体远端重新摆于中立位，纠正骨折远端的旋转畸形。如骨折端间有分离、成角移位者，术者可用挤压法以纠正之，并使骨折端相互靠拢，即可完成复位。

（4）肱骨干粉碎骨折的整复：粉碎性肱骨干骨折极易产生骨折片分离，一旦分离后就难以使其复位，故绝对禁止使用牵引。整复方法可用挤压法，从肢体的前后、左右两个方向挤压骨折端，同时纠正骨折的成角畸形，使骨折片相互接触即可。如肢体肿胀严重，可以用尺骨鹰嘴牵引患肢，待肿胀消退后，再予分神复位法夹板固定。

3. 夹板固定　用薄柳木板、椴木板在水中浸泡后，剪取与上臂形状相适合的木板数块。根据肢体肌肉的丰满程度决定夹板的层数。一般成年人采用 3 层木板叠合的夹板，老年、幼儿可用 2 层叠合的夹板。剪取木板后，按肢体形状塑形，使其符合肢体外形。夹板的长度应根据骨折部位而定。上 1/3 骨折，夹板应超肩关节固定；中 1/3 骨折，一般不超关节固定；下 1/3 骨折，应超肘关节固定。夹板由 4 块组成。根据骨折部位、类型、移位方向等，决定纸压垫的厚薄、大小和形状。

复位后由助手维持患者肢体位置，患肢局部外敷活血化瘀中药膏，用毛巾将肢体包裹好，放置纸压垫及夹板。压垫的位置可根据两点挤压和三点挤压原理，放在合适的部位，用橡皮膏将压垫黏在肢体上，以防滑脱。

临床使用纸压垫的主要作用为防止骨折端再移位，亦有一定对位矫正残余畸形的作用，主要是可以矫正成角畸形，但对于侧方移位，其矫正作用很小。因此，绝不可利用纸压垫的矫正畸形作用代替手法复位。只有良好的复位，固定才能稳定。如欲利用压垫来矫正骨折移位，常因压垫下压力过大，造成皮肤压疮等并发症。

压垫和夹板放置好后，用 4 条布带分段结扎，再用绸带将夹板完全包扎。如需超关节固定，应再用 1 条绷带将夹板一端锁住，具体方法可参见肱骨外科颈骨折中的有关内容，夹板固定完将前臂屈曲 90°，用三角巾悬吊于胸前。

4. 护理及练功　固定后应鼓励患者行握拳活动，以促进肢体肿胀的消退。1 周后逐步活动肩、肘关节，活动时应嘱患者握紧拳头，利用肌肉的紧张维持骨折端的稳定。术后 1 周内，应每天观察 1 次夹板的松紧，固定过紧时应适当放松；如肢体肿胀消退，夹板过松，则应略紧束结扎带。以后每周复查 1 次，换外用中药 1 次。中药外用以三期用药为原则。如肢体肿胀明显，可以配合按摩推拿，主要以推、揉、点为主，以促进肢体的血液循环。推拿按摩后用手掌由肢体远端向近端轻叩数次，使骨折端相互嵌合，加速骨折愈合。中药内服应遵循三期原则，辨证施治，一般肱骨干骨折 4 周后自觉臂部有力，6 周后可达临床愈合。如有延迟愈合迹象者，可在内服补肾接骨的中药中加入牛膝、自然铜等，促进骨折愈合。

（二）分神复位、外固定器固定

1. 适应证

（1）较严重的开放性骨折，无论可否一期缝合，皆可应用。

（2）肱骨干不稳定骨折，夹板不能固定者。

（3）陈旧性肱骨干骨折畸形愈合，时间不久，尚可行手法折骨者。

（4）陈旧性肱骨干骨折延迟愈合者。

2. 操作方法　骨折复位方法同上，如为开放性骨折，应积极行清创缝合术，清除坏死组织、异物和碎骨片，争取一期缝合创口。如软组织缺损过多，不能一期缝合，则应用外固定支架，除了提供可靠的固定，还便于换药。

骨折复位完成后，患者平卧于手术台上，给予臂丛神经阻滞麻醉。患臂常规消毒，取4处合适的进针点，以直径2.5mm的钻头钻孔后，相继拧入合适长度的螺纹针4枚，骨折近端2枚，远端2枚。螺纹针应与肱骨干轴线相垂直，针尖略穿过对侧骨皮质为宜。

用单臂式固定器固定4枚螺纹针的外端，使力臂式固定器距肢体皮肤约1.5cm为宜。调节力臂式固定器的长度，使骨折端产生轻微的压缩即可，纠正骨折的成角畸形。如骨折仍有轻微的移位，可再用手法挤压彻底整复，最后调整好力臂式固定器的长度，旋紧各处旋钮。用无菌纱布敷盖针道，用三角巾悬吊患肢于胸前。

3. 术后护理　术后当日即可行握拳、耸肩活动。1周后活动肩、肘关节，加强上臂肌肉的主动舒缩运动，促进骨折愈合。4周后增加肩、肘关节的活动范围，配合自然练功方式，以帮助患肢功能的恢复。

术后针道护理是治疗的主要内容。术后3周内，每2~3天换药1次，以保持针道的清洁，预防感染。以后每周换药1~2次，换药时间长短应视针道情况而定。如针道干燥清洁，无分泌物，周围皮肤无红肿，每周换药1次即可。如有分泌物，则每周换药2次为宜。换药时严格遵守无菌操作要求，及时调整力臂式固定器的长度，始终保持针对骨折端产生轻微压力，不仅可有效防止滑针，还可使骨端产生一定的压应力，维持固定作用。

内服药物中可加入一些清热解毒之品，如蒲公英、紫花地丁、金银花等以减少针道感染的发生。

第四节　肱骨髁上骨折

肱骨髁上骨折系指肱骨远端内外髁上方的骨折。肱骨髁上骨折以小儿最多见，占小儿四肢骨折的3%~7%，肘部骨折的30%~40%，其中伸直型占90%左右。多发年龄为5~12岁。骨折多为间接暴力引起。分伸直型和屈曲型两种，前者多见，约占90%。早期处理不当易发生缺血性挛缩，晚期可出现肘内翻等畸形。

当肱骨髁上骨折处理不当时容易引起 Volkmann 缺血性肌挛缩或肘内翻畸形。虽然各种治疗方法都有改进或提高，使危害严重的 Volkmann 缺血性肌挛缩已明显减少，但仍不断发生肘内翻畸形，发生率仍然较高，治疗时必须加以注意。

一、病因病机

发病原因：肱骨髁上区扁而宽，前有冠状窝，后有鹰嘴窝，之间仅一薄层骨质，易致骨折。儿童、老年患者多由低能量的摔伤所致，年轻患者多为高能量的交通伤和坠落伤所致。

发病机制：致伤暴力。直接暴力，常为暴力直接撞击肘部，造成骨折。间接暴力，常见于在站立位摔伤，患肢着地，暴力向上传导至肘部，导致肱骨远端骨折。

骨折机制：肱骨髁上骨折，临床甚为常见。多发于 5~12 岁的儿童，成人则少见。由于受伤机制的不同，可分为伸直型与屈曲型两种不同类型的骨折。两型骨折的局部表现不同，移位方向相反，整复与固定方法有原则性区别。

伸直型：占肱骨髁上骨折的绝大多数，是由跌倒时肘半屈位以手撑地而致伤。受伤时身体摔倒，腕关节背伸位着地，暴力向上传导，使肘部过伸，造成肱骨近端骨折。暴力轻时，骨折可无明显移位；如暴力持续作用，远断端向后重叠移位，形成"靴状畸形"。严重暴力损伤可造成骨折端嵌压肘前的肱动脉、正中神经，从而产生血管神经损伤。肌肉的剧烈收缩也可致撕脱骨折。骨折线多为横行或小斜形，骨折线自前下方斜向后上方，骨折远端向后向上移位，近侧端向前移位而凸向肘前窝。

屈曲型：较少见，多为跌倒时肘屈位臂内收、肘尖着地而伤。或为直接暴力，由肘后向前方击撞所致，骨折线多自后下方斜向前上方。骨折远端向前上方移位，近端向后移位。无论伸直型或屈曲型，由于暴力的作用，骨折远端均可能有向内或向外的侧方移位。此外，若暴力较小，可形成青枝型骨折。

伸直型者，则表现为掌侧骨皮质断裂，骨折部向掌侧成角，屈曲型者，则表现为背侧骨皮质断裂，或掌侧骨皮质皱起。肱骨下端之前倾角加大，大于 50°。肘部有丰富的血管网，故骨折后肘部之瘀血肿胀大都很严重，很易发生水疱。

肱骨髁上骨折，引起前臂供血障碍之可能性极大，尤以伸直型骨折为然。其原因大都由于近侧骨折端对血管的直接压迫或刺激。过大之血肿导致肘前深筋膜下的张力过大压迫动脉等。前臂缺血造成的后果极为严重。骨折损伤神经者，常可伤及正中神经，其次是尺神经和桡神经。伤后则出现相应的征象。

二、骨折分类

肱骨髁上骨折分类方法有多种，可根据受伤机制及骨折移位方向、骨折移位程度、骨折端粉碎程度分类。

1. 根据受伤机制及骨折移位方向分类

（1）伸直型：伤肢肘部肿胀或靴状畸形，髁上压痛敏锐，肘关节屈伸障碍，骨折远端向后向上移位，骨折线多从前下方斜向后上方。可合并血管、神经损伤。

（2）屈曲型：伤肢肿胀，髁上压痛，功能受限，骨折远端向前上方移位，骨折线由前上方斜向后下方。（图4-4-1）

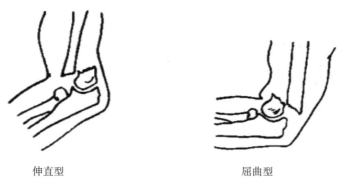

伸直型　　　　　　　　　　　　　　屈曲型

图4-4-1　肱骨髁上骨折受伤机制及骨折移位方向分类

2. Gartland 分类　依据移位程度分三型。Ⅰ型：骨折无移位和成角。Ⅱ型：肱骨远端前侧骨皮质断裂，后侧骨皮质及软组织合页保持完整，可发生成角畸形。Ⅲ型：骨折完全移位，骨折端未见连接。

3. 骨折端粉碎程度 AO 分型　A型：关节外骨折中的A2型（简单干骺端骨折）；A3型（干骺端粉碎骨折）。

三、临床表现

病史：有确切的外伤史，跌倒时肘半屈位以手撑地（肘屈位臂内收、肘尖着地）或有肘后向前方的暴力直接撞击的外伤史。疼痛主要为患肘的疼痛，伤后局部迅速肿胀、疼痛，功能丧失，压痛点明显，完全骨折者很易察觉骨折摩擦征。

体格检查：肘部畸形。伸直型者，肘后突畸形，但仔细触摸肘三点之正常关系未变。这与肘关节后脱位不同，以资鉴别。肘前窝很易触之向前移位之骨折近端。屈曲型者，肘后平坦，肘前饱满。有侧方移位者，肘尖偏向一侧。

应特别注意检查前臂动脉搏动、末梢循环、手的运动与感觉等，以确定有无血管神经损伤。有血管损伤者，桡动脉、尺动脉搏动减弱或消失，末梢循环障碍。伤后或复位后应注意是否有肱动脉急性损伤和前臂掌侧骨筋膜室综合征，是否出现"5P"征，即疼痛、桡动脉搏动消失、苍白、麻痹、功能障碍。

正中神经损伤时，拇、示二指不能屈曲，拇指不能对掌，腕不能桡屈。桡侧3个半手指及手掌桡侧皮肤感觉障碍，日久则大鱼际肌萎缩。尺神经损伤时，小指与环指的指间关节屈曲，掌指关节过伸，腕不能尺侧屈，各指不能分开及并拢。拇指内收障碍，小指与环指的尺侧半皮肤感觉障碍。日久则小鱼际肌、骨间肌萎缩。桡神经损伤症状与体征见肱骨干骨折相关内容。

四、影像检查

包括上肢全长的正侧位片。X线所见取决于骨折移位程度，不论移位程度如何，正位片骨折线常呈横行，恰位于关节囊近端。中度移位者，远折端可位于肱骨干内侧或外侧。重度移位者，远折端在冠状面上可有轴向旋转或成角。侧位X线片上，若骨折无移位，仅可发现"脂肪垫征"阳性。轻度移位者，可见关节面与肱骨干纵轴的交角变小。明显移位者，可发现远断端重叠。

五、诊断鉴别

本病需与肘关节脱位相鉴别。两者均有伤肢肘部肿胀、疼痛或靴状畸形，髁部压痛，肘关节屈伸障碍。

鉴别要点：①体征：肘关节脱位"肘后三角"关系紊乱；肱骨髁上骨折"肘后三角"关系正常。②X线摄片检查：肘关节脱位无明显骨折线，肱桡关节、肱尺关节结构紊乱；肱骨髁上骨折可见明显骨折线，肱桡关节、肱尺关节结构正常。

六、特色治疗

苏氏正骨流派通过以"苏氏正骨四法—直拉上提复位法"为主的优化组合方法，对肱骨髁上骨折等病症进行治疗，探索了中医治疗肱骨髁上骨折的思路，并取得良好的疗效。肱骨髁上骨折属于关节周围骨折，其治疗应遵循解剖复位、牢固固定、早期功能锻炼的原则；儿童患者手法整复、小夹板或石膏固定为各种治疗方法中的首选；基于切开复位手术可能导致关节僵硬以及骨化性肌炎，此种治疗方法应当慎重使用！只有在开放骨折和明确的血管损伤需要探查甚至修补的情况下才具备切开复位的指征。成人患者大多数需手术治疗，对于无明显移位，可以通过手法等非手术治疗方法获得良好疗效。

优化组合法是综合多学科协作（骨科—麻醉科）、特色麻醉（氯胺酮全麻、臂丛阻滞麻醉）、苏氏正骨四法—直拉上提复位法、经皮克氏针固定术、特色练功康复及规范、专业护理等的一整套治疗方法。骨科、麻醉科多科协作、对病情进行会诊、监护与治疗。临床实践证明，苏氏正骨复位法—直拉上提复位法利用中医骨伤治疗的独特技法，通过轻柔、快捷、准确、稳定的复位方式，减少医源性损伤。这也是探索中医骨伤科治疗股骨颈骨折极其重要的一步。正如《医宗金鉴·正骨心法要旨》所述："手法者，诚正骨之首务哉。""爰因身体上下、正侧之象，制器以正之，用辅手法之所不逮，以冀分者复合，欹者复正，高者就其平，陷者升其位……法之所施，使患者不知其苦，方称为手法也。"通过经皮微创固定方式，运用微创理念，减少患者创伤同时，保持复位后骨折的稳定性，获得更好的疗效。

1. 复位固定　患者住院后，无移位骨折固定体位为屈肘 90°，前臂外旋位，防止骨折远端内旋引发肘内翻畸形。骨折早期肘部肿胀明显，先石膏外固定，局部外用消肿膏，消肿止痛，1 周后组织水肿减轻，更换小夹板纸压垫固定，逐步开始肘关节功能主动训练。

移位明显的患者采用苏氏正骨直拉上提手法复位，超锁肘稳前臂 7 块小夹板加压垫（内侧梯形垫，外侧、后侧塔形垫）固定。局部肿胀严重者，复位后先以长臂石膏托固定，1 周左右血肿吸收后改为 7 块小夹板加压垫固定 3~4 周。

操作方法：①伸直型：采用"苏氏直拉上提"手法复位。复位顺序：先纠正侧向移位，再纠正前后移位。患者仰卧位或坐位，一助手握住患者上臂保持中立位，另一助手握住患者腕部使前臂旋后，肘关节伸直位，两助手对抗持续牵引，纠正重叠移位。术者左手握住骨折近端，右手握住骨折远端，两手相对挤压，矫正旋转和侧方移位后，再以两手拇指从肘后推动尺骨鹰嘴向前，同时两手四指重叠环抱骨折近端向后拉，并让助手在牵引下屈曲肘关节，纠正前后移位。②屈曲型：患者仰卧位或坐位，使患肢在屈肘60°位时予对抗牵引，可以拉开远端，又可以使远端靠拢近端，恢复其前倾角。在助手配合下，术者左手握住骨折近端，右手握住骨折远端，两手相对挤压，矫正旋转和侧方移位后，再以两手拇指从肘前向后推骨折远端，同时两手四指重叠环抱骨折近端向前拉，并让助手在牵引下逐渐伸直肘关节，纠正前后移位。（图 4-4-2）

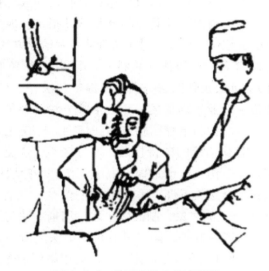

图 4-4-2　苏氏直拉上提复位法

骨折复位固定后摄片证实骨折已达复位标准，3~7 天摄片证实骨折无移位，继续固定 3~4 周解除固定活动关节及恢复肌力。在小夹板、长臂石膏托固定之前，必须证实脉搏搏动正常及有较好的毛细血管充盈，仔细观察，避免发生筋膜室综合征。作为手术前常规治疗方法，手法复位、固定、吊悬治疗可使骨折复位，减轻移位的骨折端对周围软组织的压迫，利于静脉回流，加快组织水肿的吸收，减轻患者痛苦。如骨折移位较重，复位困难，不可强行、反复复位，以免因多次复位加重肘部血肿，发生前臂筋膜室综合征及骨化性肌炎。

2. 手术治疗　经调整后能够耐受手术的患者，按骨折的时间、类型及患者的全身情况等决定治疗方案。不稳定的肱骨髁上骨折，闭合复位后不能维持满意的复位，或骨折合并血管损伤、合并同侧肱骨干或前臂骨折，需手术治疗。因肘关节不耐较长时间的固定，近30年来的共识是，除了对有手术禁忌证或无移位骨折患者采取保守治疗外，其他患者应尽可能通过手术和早期功能锻炼使患肘功能得到最大程度恢复。儿童可用克氏针固定；成人可用重建钢板（解剖钢板+1/3管状钢板或特制的Y形钢板）固定；粉碎骨折应一期植骨，采取内、外侧联合切口或后正中切口。

（1）采用特色的苏氏正骨法——苏氏直拉上提法进行整复，经皮克氏针固定。骨折移位较大、整复不成功或复位后的位置不稳定，以及复查中发现原整复位置丢失时，可放弃小夹板或石膏外固定，改用在手术室麻醉下闭合复位、经皮穿针固定。其优势在于治疗过程无痛苦、复位后的位置不会再次丢失、住院时间很短，特别是避免再移位引起的一系列问题。

操作方法：麻醉后将患者放在C型臂X线机屏幕的中央。通过苏氏正骨手法得到满意复位，Ⅱ型骨折采用外侧方平行钢针固定。选择第一枚钢针固定的部位，将其穿过骨化的肱骨小头中心部位上方，然后进一步穿透近断端内侧的骨皮质。第2枚钢针在肱骨外侧髁的上方与第1枚钢针平行并穿入对侧的骨皮质。Ⅲ型骨折骨折端不稳定，容易旋转，采用交叉钢针固定。复位满意后由助手维持复位，术者采用2枚直径2.0mm或1.5mm克氏针分别从肱骨外髁、肱骨内上髁的前侧进针，进针角度在冠状面上与肱骨干成角10°~20°，在矢状面上与肱骨干成角30°~45°，经断端穿过至肱骨远断端内、外侧骨皮质，穿透，针尖穿出2~3mm。内侧穿针时，术者以拇指触清肱骨内上髁及尺神经沟，自内上髁前缘以尖刀做长约0.5cm切口，止血钳钝性分离至骨壁，以钳尖再次确认内上髁前缘的位置，然后自切口进针，自内前侧向外后侧在冠状面上与肱骨干成角10°~20°钻入。年龄小或肘内侧肿胀明显、内上髁触摸不清的患者，2枚针均从外侧穿入，以免误伤尺神经，在C型臂X线机透视下观察骨折端是否有反常活动，满意后针尾折弯剪断。屈肘70°~80°位，后侧长臂石膏托固定。麻醉复苏后检查患者五指屈伸收展及感觉情况。术后伤肢悬吊，肘关节冰袋冷敷。3天后更换针道敷料，以后3~5天换药一次，保持针道清洁，干燥。术后1~2周去除石膏托，主动肘关节功能训练，6~8周骨折达临床愈合即可拔出克氏针。

（2）苏氏正骨手法复位——撬拨复位经皮克氏针固定。Ⅲ型骨折骨折端不稳定，旋转移位明显，手法复位后仍残留明显远端旋转移位者采用撬拨复位经皮克氏针固定术。

操作方法：患者麻醉后通过苏氏正骨手法复位后远端仍旋转移位，自肘后侧做0.5cm左右的切口，切开皮肤及皮下组织，以止血钳钝性分离至骨折端，以直径 2.5mm 的克氏针插入骨折端，撬拨复位，复位满意后由助手维持复位，术者采用 2 枚直径 2.0mm 或 1.5mm 克氏针分别从肱骨外髁、肱骨内上髁的前侧进针，进针角度在冠状面上与肱骨干成角 10°~20°，在矢状面上与肱骨干成角 30°~45°，经断端穿过至肱骨远断端内、外侧骨皮质，穿透，针尖穿出 2~3mm。内侧穿针时，术者以拇指触清肱骨内上髁及尺神经沟，自内上髁前缘以尖刀做长约 0.5cm 切口，止血钳钝性分离至骨壁，然后自切口进针，自内前侧向外后侧在冠状面上与肱骨干成角 10°~20°钻入，然后拔出撬拨复位的克氏针。年龄小或肘内侧肿胀明显，内上髁触摸不清的患者，2 枚针均从外侧穿入，以免误伤尺神经。在 C 型臂 X 线机透视下观察骨折端是否有反常活动，满意后针尾折弯剪断。（图 4-4-3）

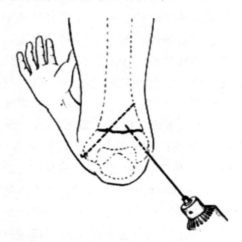

图 4-4-3　撬拨复位经皮克氏针固定

（3）切开复位内固定：年轻患者有明显移位的骨折，老年患者的简单骨折，以及骨质疏松不严重的复杂骨折，闭合复位后不能维持满意的复位，需手术治疗。手术入路可选择经肱三头肌内外侧联合入路，可较好地显露肱骨远端全貌，在直视下进行骨折复位及固定方便，尽量不采用劈肱三头肌或"舌瓣"翻开肱三头肌。固定方式推荐使用双钢板内固定。

3. 术后康复　体位要求，患者仰卧位，患肘关节屈曲 70°~80°，前臂外旋位，患肢抬高 30°。防治"未病"及功能锻炼。

（1）全身练功法：应鼓励患者每天做苏氏"吐纳功"。苏氏吐纳功的特点是以静为主，辅以默念，同时调畅呼吸，配合四肢运动，从而达到身松心静、养气强身、祛病延年之目的。无明显禁忌证，适合除意识障碍以外所有人群。练功法，患者平卧，两手置于身侧，掌心向上，两下肢伸直，脚跟靠拢，脚尖自然分开。两眼轻闭或微露一线之光。以鼻呼吸，先吸足大自然之清气，吸气时舌轻抵上腭，停止不动，同时足尖上提，收紧肛门，握拳。并以意引气下行至小腹，略停片刻后，再把体内之浊气徐徐呼出。呼气时，舌放回与下齿平，撒手，松肛，足尖下伸。坚持每天练功2次，每次30分钟，收功时去除意守心念，凝神静养片刻，然后搓手浴面，即觉头清眼亮，周身有力，气血循环流畅。

（2）局部练功法：卧床患者进行肱二头肌、前臂屈肌、前臂伸肌群功能舒缩活动。进行腕关节和手指屈伸功能锻炼，以防止肌肉萎缩和关节僵直的发生。尽早鼓励患者做患侧肩关节、腕关节及手部功能、肌力训练，以改善局部的血液循环，防止肌肉进一步萎缩。

（3）肘关节功能康复锻炼：肱骨髁上骨折属关节周围骨折，因此功能锻炼应贯穿于骨折治疗整个过程。强调早期进行功能锻炼，一般在骨折固定后即可开始做屈伸指、腕关节及握拳运动。解除固定后，可配合熏洗药物和轻手法按摩进行功能锻炼，但切忌强力被动活动。手术治疗者，应强调内固定牢固可靠，术后尽量不用外固定，以利早期活动。复位固定后即指导患者进行伤肢五指屈伸收展活动。保守治疗患者在3~4周解除固定；苏氏正骨法进行整复、经皮克氏针固定的患者，术后1~2周解除固定，活动关节及恢复肌力，以患者自主活动为主，禁粗暴的被动活动，预防骨化性肌炎；切开复位钢板内固定患者，术后3周，关节囊愈合后解除固定，活动关节及恢复肌力。

注意事项：①患肢肿胀严重者，要求绝对卧床休息，伤肢吊悬，术区冰袋冷敷，观察末梢血运及指动情况，预防因过度肿胀而引起前臂筋膜室综合征发生，配合射频、红光照射，敛阴止血、利水渗湿，缓解局部疼痛，促进组织水肿消退。②伤后72小时或经皮克氏针固定术后第2日静脉滴注香丹注射液（川芎嗪注射液），活血化瘀，理气开窍，促进血肿的吸收，减轻骨化性肌炎的形成。③常规小夹板、石膏护理及针道换药，注意夹板、石膏的松紧度，避免夹板、石膏固定并发症及针道感染，一旦发生要及时发现，及时处理。

4. 多学科协同治疗、防"未病"

（1）镇痛治疗：采用耳穴压豆、穴位埋线、药物协同，镇痛安神，改善睡眠。

（2）相关原发疾病的防治：对于适宜手术的患者，术前请麻醉科医师进行会诊，制定麻醉方案；14岁以上患者可请软伤科会诊，穴位埋线镇痛。

（3）继发疾病的防治：通过规范化、专业化、整体化护理，减少患者骨折后并发症出现。指导患者进行苏氏"吐纳功"锻炼。在调整期，通过消瘀通络，调理控制和预防"未病"（阻断病情进一步发展）的发生。应用外敷、内服中药减少疼痛，主动、规范化进行肘关节主动训练，使"未病"发病率大大降低，从而为治疗期打下基础。

5. 苏氏辨证中药治疗 按照骨折三期辨证治疗。

骨折早期：治法：活血化瘀，消肿止痛。推荐方药：桃红四物汤加减。组成：桃仁、红花、川芎、当归、赤芍、生地、枳壳、香附、延胡索等。特色中成药：苏氏活血化瘀止痛丸。组成：三七、红花、当归、乳香（制）、没药（制）、白芷、马钱子（制）、续断、骨碎补（炒）、土鳖虫、自然铜（制）、儿茶、冰片、生龙骨、牛膝。

骨折中期：治法：和营止痛，接骨续筋。推荐方药：舒筋活血汤加减。组成：羌活、防风、荆芥、独活、当归、青皮、续断、牛膝、五加皮、杜仲、红花、枳壳等。特色中成药：苏氏接骨续筋丸。组成：川乌（制）、草乌（制）、天南星（制）、自然铜（制）、土鳖虫、乳香（制）、没药（制）、地龙、甘草。

骨折后期：治法：补益肝肾，强壮筋骨。推荐方药：壮筋养血汤加减。组成：当归、川芎、白芷、续断、红花、生地、牛膝、牡丹皮、杜仲等。特色中成药：苏氏补肾壮骨丸、骨坏死愈合丸。补肾壮骨丸组成：熟地黄、枸杞子、山药、泽泻、牡丹皮、茯苓、五味子、菟丝子、肉苁蓉。

6. 护理 情志护理，肱骨髁上骨折多发于儿童，属突发性损伤，伤及筋骨，以致血瘀气滞，导致不同程度的肿痛和功能障碍。患儿表现出哭闹、急躁及对医务人员惊恐的心理，以及患儿家长对患儿伤后肢体发育的担忧，而且儿童尤其是幼儿表述能力差，配合医务人员检查、治疗的合作能力亦不强，因此护理人员应在详细了解病情、争取合理治疗措施的同时加强心理护理，给予患者及家长耐心细致的安慰和解释，解除患者的恐惧心理，帮助患者了解损伤修复过程和治疗措施，以配合治疗。

生命体征的观察：肱骨髁上骨折患儿手术多为氯胺酮全麻，麻醉后抑制呼吸，口腔内分泌物增多，易发生窒息，故术后应严密观察病情，及时监测体温、脉搏、呼吸和血压，并做好详细记录，控制术后进食、水的时间，以防止气道堵塞、窒息。

体位护理：术后患肢保持吊悬位。麻醉复苏后即可允许坐位，患肢抬高，防止患肢静脉回流不畅，术后即行患肢肌肉收缩锻炼。1～2周允许患肢离床活动，伤肢吊悬于胸前。

饮食护理：①早期饮食护理：患者因胃肠蠕动减弱出现腹胀、便秘，此时饮食宜清淡，应以易消化的饮食或半流食为主，多吃水果、青菜、萝卜、瘦肉汤等，忌食肥甘厚味、辛辣及易胀气的豆类食物。②中期饮食护理：饮食应以清补为主，如牛肉、鸡汤、瘦猪肉、木耳等。但必须是病情稳定，大便通畅，如有脾胃虚弱者可食些健脾和胃之食品，如生姜、茴香、山楂、西红柿等。③骨期饮食护理：遵循虚则补之的原则，中医学认为肾主骨、肝主筋，要多进食滋补肝肾之品，如猪肝、羊肝、猪肾、羊肾、排骨和鳖等。另如，饴糖、大枣、枸杞子泡水代茶饮，这些都具有强筋壮骨的作用。

7. 并发症的防治

（1）神经损伤：桡神经、尺神经、正中神经损伤均可发生，正中神经损伤较多见，桡神经及尺神经损伤少见，严重移位的骨折，易由骨折端的挤压、牵扯或挫伤引起不完全性神经损伤，断裂者少见。随着骨折整复，大多数于2~3个月可自行恢复，如无神经功能恢复表现，再行手术探查。在观察期间，将腕关节置于功能位，使用可牵引手指伸直的活动支架，自行活动伤侧手指各关节，以防畸形或僵硬。

（2）血管损伤：多为肱动脉受压，少见血管断裂。严重移位的伸直型骨折，近断端向前移位，压迫肱动脉，造成肱动脉的破裂或栓塞，引起前臂供血不足，一经发现立即骨折复位，解除压迫，严密观察血运恢复情况。如不恢复，应手术探查、修复血管。急诊手术如发现动脉损伤，先行骨折内固定，再行血管吻合，必要时用自体静脉或人造血管移植。

（3）Volkmann缺血性肌挛缩是肱骨髁上骨折常见且严重的合并症。其早期症状为剧烈疼痛，桡动脉搏动消失或减弱，末梢循环不良，手部皮肤苍白发凉，被动伸直屈曲手指时引起剧痛等。应立即将肘伸直，松解固定物及敷料，经短时间观察后血运无改善者，应及时探查肱动脉。痉挛的动脉可用温盐水湿敷，动脉用普鲁卡因封闭。确有血管损伤者，应行修补手术。前臂肿胀加重，骨筋膜间室压力高者，应切开骨筋膜室减压。

（4）骨折不连接：常见于成人患者，儿童极少发生。导致骨折不愈合的原因有很多，其中与损伤暴力、骨折粉碎程度及治疗方法有较大关系。创伤及反复多次的复位使骨折处的骨膜及周围软组织受到严重损害，骨折端软组织内的血管受到严重损伤，造成骨折修复所需的营养供应中断，从而影响骨折的愈合。骨折的解剖位置亦影响骨折的愈合。过早拆除外固定、手术时损害了血供、适应证选择不当、骨折端间嵌有软组织、术后感染也会造成骨不连接。特别是内固定不正确、不牢固是切开复位病例失败的主要原因。骨折的愈合是一个连续不断的过程，在整个过程中应无发生再移位的不良应力的干扰，尤其是剪切及旋转应力，因此骨折端必须得到合理的固定。在正常的骨折愈合过程中，膜内骨化与软骨骨化是同时进行的，在骨折端反复存在不良应力的干扰下，来自骨髓腔、骨膜及周围软组织的新生血管的形成和相互间的对接过程受到影响，膜内骨化与软骨骨化将会变得缓慢甚至终止，使骨折愈合延迟或不愈合。

（5）肘内翻：是儿童髁上骨折常见的晚期畸形，发生率达30%，多见于保守治疗的患者。近年来，随着治疗技术的改进，肘内翻的发生率已明显下降。对肘内翻发生的原因，有许多不同的解释：如骨折时肱骨远端骺软骨内外侧受损程度不一致，导致两侧骺板发育不均衡；骨折远折端旋转未矫正；或在复位后由于前臂的自然旋前位及与上臂形成一向内侧的夹角，又导致旋转移位；尺偏型骨折未能矫正，因尺偏发生率高，故要求对尺偏型骨折应准确复位或矫枉过正，使之轻度桡偏。在整复骨折复位后1周，拍X线正位片，根据骨痂在骨折端内、外分布情况预测肘内翻发生与否，若预知有肘内翻发生，在充分麻醉下手法轻揉折骨将之矫正，于伸直位固定。肘内翻畸形并不影响肘关节的伸屈活动，但影响外观及患者心理。畸形超过20°以上，伤后1~2年畸形稳定，则可行肱骨髁上外侧楔形截骨术矫正。

（6）肘关节骨化性肌炎：多见于儿童患者，儿童骨膜较厚，损伤后生长较快，肱骨内上髁骨折后屈肌腱附丽腱膜撕裂、局部形成血肿后，血肿一部分逐渐吸收，一部分则产生骨化，同时骨折端的移位刺激周围的肌肉，造成肌肉损伤、出血，形成血肿，从而发生骨化性肌炎。在功能恢复期，强力被动伸屈肘关节或理疗刺激，可导致关节周围出现大量骨化块，致使关节又肿胀，主动屈伸活动逐渐减少。遇此种情况，应立即停止被动牵拉关节，并应制动数周，以后再重新开始主动练习关节屈伸活动。在儿童，很少有手术切除增生骨性组织的必要。中医学认为：骨化性肌炎是因外伤瘀滞、气血失和，瘀血和筋膜交织，日久形成包块、硬结，引起血肿骨化。严重的骨化性肌炎比较少见，一旦发生，严重影响肘关节的功能活动，后期处理困难，应该重视早期的防治。中药香丹注射液、川芎嗪注射液具有扩血管、降低血液黏稠度、加快红细胞的流速、改善外周循环的作用，具有活血化瘀、理气开窍的功效；苏氏消肿止痛膏具有活血祛瘀、舒筋活络的功效。射频、红光治疗可以减少组织渗出，改善循环，起到舒筋通络、活血化瘀、减轻局部肿胀的作用。两药内、外结合应用，可以有效地促进血肿吸收，抑制或减轻骨化性肌炎的形成；同时术后早期去除石膏固定，主动锻炼肘关节功能，可以缩短肘关节功能康复时间，预防骨化性肌炎的形成。

（7）迟发性尺神经炎：肱骨内上髁参与构成尺神经沟，骨折后局部肌肉撕裂、出血、血肿、纤维化、骨化，加之骨折愈合过程中骨痂形成，造成尺神经受压，出现神经受损症状。一旦出现，严密观察，尽早神经探查，进行松解或前移。

七、肱骨髁上骨折治疗过程中如何规避风险

对于肱骨髁上骨折治疗过程中如何规避风险，苏玉新认为要从诊断、治疗、康复、避免并发症这几个方面来阐述。

从诊断方面分析：作为我们首诊医师，对于绝大部分患者，根据外伤史及有关临床表现及 X 线片检查，即可明确诊断。但对于一些隐匿性骨折（Gartland I 型骨折）患者，早期诊断可能存在难度，同时因患儿不配合检查，伤后合并神经、血管损伤症状容易掩盖，临床常发生漏诊及误诊，甚至发生医疗纠纷。

例如，这样的患者常以肘部疼痛来诊，肘关节活动略受限，一定要详细询问患者的病史及受伤原因。临床体格检查见肘部疼痛，以肱骨髁部环形压痛明显。给予拍摄骨盆正位 X 线片，仅可发现"脂肪垫征"阳性，显示没有发现明显骨折线。这时可能有的医师即诊断为肘部的挫伤，让患者回家休息，却忽视了隐匿性骨折的存在。2 周左右患者肘部疼痛加重，并出现畸形，活动受限来诊，拍摄肘关节 X 线片，显示肱骨髁上陈旧性骨折，完全移位，断端明显骨痂形成。X 线片阴性，临床症状明显的患者可行肘关节屈曲位石膏托固定 2 周后再次复查 X 线片，如有骨痂形成，则可以确定肱骨髁上骨折。

从治疗方面分析：在临床做出了正确的肱骨髁上骨折的诊断之后，就要进行下一步的治疗了。临床如何正确分型，选择好治疗方案，早期预防、处理并发症，规范化康复训练，对患者的预后极为重要。

首先在治疗之前，要充分向患者及家属告知患者的病情。比如患者的诊断、临床分型、治疗过程中可能存在的风险。如早期合并神经、血管损伤，Volkmann 缺血性肌挛缩等，需要家属协助医务人员仔细观察，随时沟通。后期发生肘内翻畸形，需再次治疗的可能，治疗方案的选择，预后的情况等，均应向患者及家属告知，让患者及家属充分了解所患的疾病和可能发生的不良后果，尤为重要，在征得患者同意并签字后，再行下一步的治疗。

八、疗效分析

我院对近 5 年来治疗的 654 例肱骨髁上骨折患者进行了随访和统计，其中男 348 例，女 306 例，成人 13 例，儿童 641 例。骨折移位情况：按 Gartland 分类，Ⅰ型 83 例，Ⅱ型 204 例，Ⅲ型 367 例。合并桡神经损伤 23 例，正中神经损伤 27 例，尺神经损伤 16 例，正中神经及尺神经损伤 9 例。病程 2 小时到 9 天。诊断依据：参照 1994 年国家中医药管理局发布的中华人民共和国中医药行业标准《中医病证诊断疗效标准》及全国高等中医药院校教材《中医正骨学》第二版中肱骨髁上骨折诊断标准。治疗方法：根据诊疗方案，采取综合治疗方法，具体包括分型口服特色中成药及汤药，小夹板、石膏托固定治疗、直拉上提法复位、儿童患者经皮骨穿针固定、成人患者切开复位钢板内固定、苏氏吐纳功等康复治疗。保守治疗：苏氏手法复位超锁肘稳前臂七块小夹板固定。手术治疗方法：苏氏正骨手法复位、撬拨复位经皮克氏针固定。

评价结果：本病多发于儿童，成人患者较少。这里重点讨论儿童肱骨髁上骨折的诊治，因此，成人患者未纳入，半年以上随访共 576 例，随访率 89.8%，总优良率达 95.8%。所有原发神经损伤均未进行神经探查，术后 4~8 周自行恢复。内侧穿针致医源性尺神经损伤 7 例。保守治疗组出现Ⅰ度肘内翻 19 例，Ⅱ度以上肘内翻 7 例，手术组出现Ⅰ度肘内翻 11 例。无 Volkmann 缺血性肌挛缩、严重肘关节骨化性肌炎发生。

分析：共有患者 654 例，去除 13 例成人患者实施切开复位钢板内固定，参与随访的 576 例儿童患者，均为行特色治疗者，结果，优 217 例，良 335 例，可 24 例，差 0 例，总优良率 95.8%。肱骨髁上骨折的预后转归与患者的生长潜能、受伤机制、暴力大小、骨折的部位、粉碎及移位程度、伤后早期处理、正确功能锻炼等诸多因素有关。

中医治疗疗效确切，小夹板治疗方便、灵活，并可根据 X 线片及时调整，同时运用活血化瘀、强筋壮骨的中成药，利于血肿的吸收、骨折的愈合，中医特色明显，疗效显著，适合于Ⅰ、Ⅱ型稳定性骨折。苏氏正骨手法复位、撬拨复位经皮克氏针固定，麻醉下手法复位，无痛、创伤小，骨折复位理想，固定稳定，适合于移位明显的Ⅱ、Ⅲ型不稳定性骨折，可明显降低肘内翻发生率，具有一定的优势。但是内侧穿针有尺神经损伤的风险。

尺神经位于肱骨远端内后壁的肘管内，儿童肱骨内上髁发育较小，可以进行穿针固定的安全区较小，进针点稍有误差，即可能误伤尺神经。同时肘管周围筋膜组织较丰富，钻入克氏针时筋膜组织易缠绕克氏针，也可导致尺神经受压、迂曲而出现神经麻痹。我院早期内侧穿针致医源性尺神经损伤7例，拔出内侧固定针后，5例在术后4周自行恢复，2例在术后6周未恢复。行神经松解，术中探查发现尺神经完整、连续、迂曲，神经周围形成纤维束带，切除纤维束带，术后6周恢复。经过不断地总结、分析，我们发现严格控制内侧穿针适应证，提高手术操作人员尺侧穿针技术，熟练掌握尺神经走行位置，内侧穿针时尖刀切开皮肤，钝性分离周围的筋膜组织，避免筋膜组织缠绕克氏针，可以降低尺神经损伤概率。内侧穿针时，术者以拇指触清肱骨内上髁及尺神经沟，确定尺神经走行部位，自内上髁前缘以尖刀做长约0.5cm切口，止血钳钝性分离至骨壁，以钳尖再次确认内上髁前缘的位置，然后自切口进针，自内前侧向外后侧在冠状面上与肱骨干成角10°～20°钻入。年龄小或肘内侧肿胀明显，内上髁触摸不清的患者，2枚针均从外侧穿入，以免盲目穿针误伤尺神经。

Ⅲ型骨折常存在远断端内侧旋后移位，由于儿童内侧骨膜较厚，且有肘管附丽，手法复位难以完全纠正，常残留部分旋转移位。中医"金针拨骨"技术将钢针插入骨折端，利用杠杆力，撬动骨折端，可以很容易地纠正旋转移位，使骨折复位。肘后侧没有重要的血管、神经，自后侧插入克氏针进行撬拨，比较安全，不会损伤血管、神经等重要组织。在肱骨髁上骨折的治疗过程中通过改进Ⅲ型骨折复位方式，开展克氏针撬拨复位，获得更好的复位效果，减少复位及透视时间，减轻患者及手术操作人员的损害。

通过30余年的临床实践，不断改进、完善儿童肱骨髁上骨折复位方法及尺侧穿针技术，早期预防并发症及后期康复训练，可以避免Volkmann缺血性肌挛缩，同时肘内翻发生率、医源性尺神经损伤及严重肘关节骨化性肌炎发生率明显下降，疗效更可靠、更安全，具有明显的优势。

九、医案精选

【病案】王某，女，5岁，住院号：2016001156

该患于2016年2月24日玩耍时不慎滑倒，致伤左肘部，伤后左肘部肿痛，不敢活动，来诊。经门诊医师拍片检查，局部查体为：左肘部疼痛，以肱骨髁上处压痛明显。左肘关节活动受限，伤肢末梢血运良，手指活动自如。放射线检查提示：左侧肱骨髁上骨小梁连续性中断，骨折旋转、尺偏移位明显。入院诊断为：左侧肱骨髁上骨折，Gartland Ⅲ 型。入院后给予完善理化检查，骨折手法复位，石膏托外固定，伤肢吊悬，择期行骨折电视 X 线闭式苏氏直拉上提法复位，经皮克氏针固定；术后第 2 天，指导患者伤肢腕、手指功能锻炼，苏氏吐纳功练习。2 周后去除石膏托外固定，主动肘关节功能训练。于术后第 8 周复查 X 线示：骨折线模糊，骨小梁连续，骨痂形成明显，骨折达临床愈合。拔出固定针，继续主动肘关节康复训练。术后 14 周，肘关节完全恢复，患者康复。（图 4-4-4）

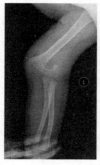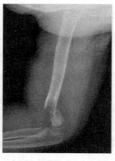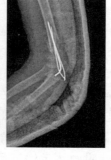

图 4-4-4a　左侧肱骨髁上骨折　　　图 4-4-4b　行骨折苏氏直拉上提法复位，
经皮克氏针固定

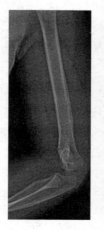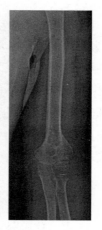

图 4-4-4c　术后 8 周，骨折愈合，拔出克氏针

第五节　肱骨内上髁骨折

一、应用解剖

肱骨内上髁骨折是青少年常见的肘关节损伤之一，多发生于 7~17 岁者。肱骨内上髁为肱骨内髁的非关节部分，有前臂屈肌群、旋前圆肌和肘部内侧副韧带附着。内上髁后面有尺神经沟，尺神经紧贴此沟通过。内上髁骨化中心于 5 岁开始出现，17~20 岁闭合，当骨化中心尚未与相应的肱骨髁融合前，其间的骨骺板为对抗韧带和肌肉牵拉的软弱点，容易产生撕脱骨折。肱骨内上髁骨折多数有严重移位。若骨折块被嵌入关节内，往往不容易释出，给骨折整复造成困难，治疗不当则会后遗关节功能障碍。

二、损伤机制

肱骨内上髁骨折多由间接暴力所致。常见于儿童，发生于嬉戏跌倒、手掌着地等；或青少年的体操、武术和投掷等运动创伤。跌倒时手掌着地，肘关节处于伸直、过度外展位，使肘部内侧受到外翻力的同时引起前臂屈肌急骤强力收缩，将其附着的内上髁撕脱；或投掷动作错误，用力过猛，在出手时猛力伸肘关节，同时用力向尺侧屈腕，使尺侧屈腕肌等强力收缩，而将内上髁撕脱。亦可因直接暴力打击或碰撞于肱骨内上髁处而造成骨折，但甚为少见。骨折时，由于前臂屈肌群和尺侧副韧带的牵拉，骨折块可被拉向前下方，甚至发生旋转。

三、骨折分型

根据骨折块移位的程度一般可分为四度。

Ⅰ度：裂纹骨折或仅有轻度移位，因其部分骨膜尚未完全断离。

Ⅱ度：骨折块有分离和旋转移位，但骨折块仍位于肘关节间隙的水平面上。

Ⅲ度：骨折块有旋转移位，且进入肘关节间隙。这是由于肘关节遭受强大的外翻暴力，使肘关节内侧关节囊等组织广泛撕裂，肘关节内侧间隙张开，致使撕脱的内上髁被带进其内，并有旋转移位，且被肱骨滑车和尺骨半月切迹关节面紧紧夹住。

Ⅳ度：骨折块有旋转移位并有肘关节向桡侧脱位，骨折块的骨折面朝向滑车。此类骨折常易被忽略，而仅当作单纯肘关节脱位治疗，采用一般肘关节复位手法，致使骨折块嵌入骨折半月切迹和肱骨滑车之间，转成Ⅲ度。（图4-5-1）

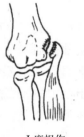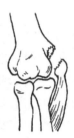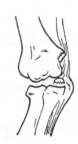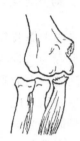

a.Ⅰ度损伤　　　b.Ⅱ度损伤　　　c.Ⅲ度损伤　　　d.Ⅳ度损伤

图4-5-1　骨折移位程度分类

四、治疗方法

（一）保守治疗

1. 手法整复

Ⅰ度骨折（无移位）：将肘关节屈曲90°，用内、外侧夹板或上肢直角托板固定，三角巾悬吊于胸前2周。

Ⅱ度骨折：患者坐位或平卧位，患肢屈肘45°，前臂中立位，术者以拇指、食指固定骨折块，拇指自下方向上方推挤，使其复位。如骨折块翻转移位大于90°者，则改为患肢屈肘90°，前臂旋前，腕及掌指关节于自然屈曲位，术者一手握患肢前臂，另一手置于肘部，先用拇指揉按骨折局部，使肿胀消退后，摸清骨折块由远端向近端，由掌侧向背侧翻转过来，再由骨折近端挤按，使之复位。

Ⅲ度骨折：手法整复的关键，在于解脱嵌夹在关节内的骨折块，将Ⅲ度骨折变为Ⅰ度或Ⅱ度骨折。

Ⅳ度骨折：手法整复时，应首先整复肘关节侧方移位，多数随着关节脱位的复位而使骨折块同时得到复位，少数仍有移位者应再将骨折块加以整复。

2. 固定　复位满意后，在骨折块的前内方放一半月形固定垫，缺口朝后上方，用于兜住骨折块，再将上臂超肘关节夹板固定于屈肘 90°，前臂中立位或旋前位 2~3 周。Ⅳ度骨折的固定一般不应超过 2 周，应以治疗脱位为主，不能固定到骨折愈合后再活动肘关节。因肱骨内上髁骨折块较小，活动性大，如固定不当容易移位，应加强随诊观察，随时调整夹板的松紧度。

3. 功能锻炼　1 周内仅做手指轻微屈伸活动，1 周后可逐渐加大手指屈伸幅度，禁忌握拳及前臂旋转活动，2 周后可开始做肘关节屈伸活动，解除固定后可配合中药熏洗并加强肘关节屈伸活动。一般需 3~6 个月才能完全恢复功能，故练功不能操之过急，不应强力进行被动牵拉活动，以免引起再骨折或肌肉牵拉伤，反而影响功能的恢复。

4. 药物治疗　治疗初期治宜活血祛瘀、消肿止痛，内服活血化瘀止痛丸，合并尺神经损伤者加威灵仙、地龙等。中期治宜和营生新、接骨续损，内服愈骨丸或接骨续筋丸。后期宜补气血、养肝肾、壮筋骨，内服补肾壮骨丸。当肘关节解除固定后，可配合熏洗中药，以舒筋活络、滑利关节，促进功能恢复。

（二）手术治疗

适应证：①手法复位失败；②有尺神经症状者；③合并其他骨折（骨骺损伤）者；④延误治疗的陈旧损伤。

手术操作：取肘内侧标准切口，切开皮肤及皮下组织即可暴露骨折断端，清除血肿。如骨折块较大，尺神经沟可被累及，应显露并游离尺神经，用橡皮片将尺神经向外侧牵开。骨折片及近端骨折面辨认准确，将肘关节屈曲 90°，前臂旋前位，放松屈肌对骨折片的牵拉，使骨折片予以复位，并用巾钳加以临时固定。儿童的肱骨内上髁骨骺骨折宜采用粗丝线缝合，在骨折片前、外侧贯穿缝合骨膜、肌腱附着部及部分骨松质，以保持其稳定。成年人如用丝线固定不稳，可应用可吸收线缝合固定或克氏针固定，术后用石膏功能位固定 4~6 周。

对于成年人，骨折片较小，不易行内固定者，为避免日后尺神经的刺激和压迫，可予切除，并将其肌腱止点缝合于近侧骨折端处。

陈旧性肱骨内上髁撕脱骨折，只要无尺神经症状及肘关节功能障碍者，不必处理。骨折片明显移位，骨折片黏附关节囊前，影响肘关节伸展或伴有尺神经症状者，可施行开放复位尺神经游离松解，陈旧性内上髁骨折片若复位困难时，也可以切除。

第六节　肱骨外髁骨折

一、应用解剖

肱骨外髁骨折临床较多见，患者常是5~10岁的儿童。儿童肘关节有6个骨骺，即肱骨下端4个骨骺、桡骨头骨骺和鹰嘴骨骺。肘部各骨骺的出现和闭合都有一定年龄。肱骨外髁包含非关节面（包括外上髁）和关节面两部分。前臂伸肌群附着于肱骨外髁。

骨折的远端有的仅是肱骨小头骨骺，称之为肱骨小头骨骺滑脱。因儿童骨骺尚未闭合，X线检查常因缺少骨折线而易被误诊，或是与肱骨下端骨骺分离相混淆。但多数骨折远端包括肱骨外上髁、肱骨小头骨骺、部分滑车骨骺及干骺端的少量骨质。临床上这种损伤诊断较容易。

二、损伤机制

肱骨外髁骨折常是由于间接暴力和肌肉收缩牵拉共同造成。儿童跌倒时，手掌触地，由于肘关节在受伤时所处的位置不同，使骨折远端产生不同的移位。

1. 外展位受伤　如上肢处于外展位跌倒，暴力经前臂向上撞击肱骨外髁，加之附着于肱骨外髁的肌肉急剧、不协调地收缩，造成肱骨外髁骨折。骨折远端在暴力及肌肉的牵拉下，产生向上后、外方移位。

2. 内收位受伤　跌倒时上肢处于内收位，前臂的伸肌群急骤收缩，将肱骨外髁牵拉发生分裂，并使骨折远端旋转和翻转移位。

三、骨折分型

肱骨外髁骨折根据骨折块的移位情况可分为无移位骨折、轻度移位骨折和翻转移位骨折三种（如下图），翻转移位骨折又可分为前移翻转型和后移翻转型。若旋转发生于两个轴上，表明骨折块上的筋膜完全被撕裂，由于前臂伸肌群的牵拉，致关节面指向内侧，而骨折面指向外侧。在纵轴上旋转，还可致骨折块的内侧部分转向外侧，而外侧部分转向内侧。（图4-6-1）

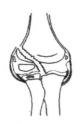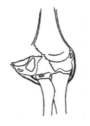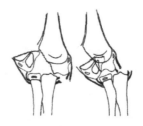

①无移位骨折　　　②轻度移位骨折　　　③翻转移位骨折

图 4-6-1　肱骨外髁骨折

四、治疗方法

（一）保守治疗

适应证：①无移位的肱骨外髁骨折；②有移位的肱骨外髁骨折，但远端的翻转移位较轻。

1. 手法整复　分神复位法。患者平卧位，配合臂丛神经阻滞麻醉。由两助手分别握持上臂和前臂，进行牵引。术者站在患侧，先在肿胀明显的外侧行揉、摩手法，以消除瘀血滞气；再以指推法沿手太阴肺经、手阳明大肠经在上肢循行部位施术，每经推 3~5 遍，阳经由上向下，阴经由下向上，逆经气而推，以泻其实。最后用手指点按合谷、手三里、曲池、肩髃等穴，每穴点按 1 分钟。肿痛减轻后，牵引患肢的助手使肘关节内收，增加关节外侧间隙。术者用拇食两指捏拿住骨折块，如单纯向外移位，即用力推向内侧，使之进入关节腔内即可。如骨折块有旋转及翻转移位，应从 X 线片辨明移位方向和程度，然后用拇指先将骨折块推向后侧，捏住骨折块纠正旋转和翻转移位，重新用力向前推入关节腔内；如不易推入关节腔，则应将骨折块拉到关节外侧，由助手内收肘关节后，由外向内推入关节内。

肱骨外髁骨折远端的旋转和翻转移位一般不易识别，临床上应首先寻找骨折块的关节面和外侧面。复位时要注意肱骨小头的前倾角，尽量使之解剖复位。

2. 固定　将薄木板依肘部形状剪取长、宽合适的夹板，每侧夹板由 2 片木板组合而成，其长度由上臂中上 1/3 处至前臂的中 1/3 处，共 4 块。每块夹板依肢体形状塑形。患肘部外敷中药膏，用毛巾包裹。肘关节的前侧放一平压垫，外侧放一塔形垫，用橡皮膏粘住。把 4 块夹板放在肘部的 4 周，使肘关节伸直、前臂旋后位，用 6 条布带结扎固定。再用绷带将夹板和肢体完全包扎，以增加夹板的固定作用和整体性。

3. 药物治疗　中药内服可按三期用药原则。当肘关节解除固定后，可配合熏洗中药，以舒筋活络、滑利关节，促进功能恢复。

4. 功能锻炼　术后当日即令患者练习伸指握拳活动。1 周后练习腕关节的背伸掌屈、尺桡偏斜活动。一般骨折 2~3 周即可解除肘关节夹板，开始练习肘部的活动；如果骨折粉碎较久，则应适当延长固定时间，4 周后开始练习。

（二）手术治疗

包括切开复位、克氏针内固定法等。

1. 适应证

（1）保守治疗失败者。

（2）陈旧性肱骨外髁骨折，丧失手法复位时机者。

（3）严重移位的肱骨外髁骨折。

2. 手术操作　患者仰卧位，患侧肩外展 90°，患肢放在小桌上，根据患者具体情况采用合适的麻醉方法。手术切口可取肘外侧入路，切开皮肤、皮下组织和筋膜，即可看见肘外侧的肌肉。仔细辨别每块肌肉，继续由肱二头肌和肱桡肌、桡侧腕长伸肌之间隙进入骨折部。以巾钳夹住骨折远端，清除周围的血肿、肉芽组织和骨痂等将骨折块拉出关节腔。仔细辨认骨折块的各个面，骨折块的下端是关节面，外侧是前臂伸肌起始部，上侧和内侧是骨折面。确定好各面的解剖关系，并估计骨折块的形状是否与骨折近段骨缺损的形状相符。如形状不符，是由骨痂增生所致，应将骨痂消除，然后把肘关节内收屈曲，用巾钳将骨折块塞入关节腔。前后左右移动骨折块，使关节平整，骨折端复位，以大巾钳夹住骨折的两端予以固定。钻入 2 枚直径 1.5mm 的克氏针交叉固定，松开巾钳，用生理盐水冲洗术野，彻底结扎出血点，逐层缝合软组织，术后用长臂石膏托固定肘关节于屈曲 90°位。

3. 术后护理　术后抬高患肢，以消除肿胀。术后 3 周可拆除石膏托，开始练习肘关节活动。4~6 周 X 线片证实骨折已临床愈合，可拔除克氏针。

第七节 尺骨鹰嘴骨折

尺骨鹰嘴骨折是肘部常见损伤，多见于成年人和老年人，占全身骨折的1.17%。而儿童的尺骨鹰嘴短而粗，且较肱骨下端骨质为强，故较少发生骨折。

一、应用解剖

尺骨上段粗大，鹰嘴呈半月状突起于尺骨近端，形似鹰嘴。鹰嘴突与冠状突相连，形成一个深凹的半月形关节面，为半月切迹，与肱骨滑车相关节构成肱尺关节，是肘关节屈伸的枢纽。尺骨鹰嘴为松质骨，是肱三头肌的附着处，肱三头肌为肘关节强有力的伸肌，在其两侧尚有内侧支持带和外侧支持带。尺神经走行于肱骨内上髁后面的尺神经沟内，经肘关节后内侧，向前穿过尺侧屈腕肌两个头之间到前臂掌侧，位于该肌的浅面。尺骨鹰嘴骨化中心于8~11岁出现，至14岁骨骺线闭合。大部分尺骨鹰嘴骨折为关节内骨折，若处理不当，日后可发生创伤性关节炎，从而影响肘关节的功能活动。

二、损伤机制

直接暴力或间接暴力均可造成尺骨鹰嘴骨折，但多为间接暴力所致。

1. 间接暴力 跌倒时，肘关节在半屈位，手掌撑地，由上向下的重力和由下向上传达的暴力交会于尺骨半月切迹，同时肘关节突然屈曲，肱三头肌反射性强烈收缩，造成尺骨鹰嘴的撕脱骨折。若运动员投掷用力过猛，肱三头肌强烈收缩，也可造成鹰嘴骨折。骨折近端受肱三头肌牵拉而向上移位，骨折线多为横向或斜形。骨折线也可发生在鹰嘴凹平面，造成关节内骨折。骨折线也可发生在鹰嘴凹平面以下或以上，造成关节囊外的骨折。此骨折在青少年则多为纵行裂纹骨折或青枝骨折。

2. 直接暴力 跌倒时，肘关节在屈曲位，肘后部着地，使尺骨鹰嘴部受到直接撞击而发生骨折，或暴力直接作用在肘部鹰嘴，也可形成鹰嘴骨折，多系粉碎性骨折。由于鹰嘴支持带未被撕裂，直接暴力造成的鹰嘴骨折往往移位不大，但临床少见。

3. 直接暴力和间接暴力合并损伤 由直接暴力和间接暴力合并引起者，骨折可呈不同程度的粉碎，并有较严重的骨折片移位。尺骨鹰嘴骨折线多数到达半月切迹，为关节内骨折；少数撕脱的骨折片较小，骨折线不入关节内，为关节外骨折。若肘部后面遭受严重的外力，造成尺骨鹰嘴骨折的同时，可并发肘关节前脱位，临床上少见。

三、临床分型

Ⅰ型：骨折无移位，稳定性好。

Ⅱ型：骨折有移位，骨折端分离在 3mm 以上，且无对抗重力的伸肘活动。又可分为以下几种。

①撕脱骨折：鹰嘴尖端有一小的横行骨折块与鹰嘴分开。骨折线多为横行。

②横断骨折：骨折线走行呈斜形，自接近于半月切迹的最低处开始，斜向背侧和近端。可以是一个简单的斜形骨折，也可以是矢状面骨折或关节面压缩骨折所导致的粉碎骨折线的一部分。

③粉碎骨折：可合并肱骨远端、前臂及桡骨头骨折。多为直接外力所致，有时合并软组织开放伤。

④骨折—脱位（合并肘关节脱位的骨折）：在冠状突或接近冠状突部位发生鹰嘴骨折，通过骨折端和肱桡关节的平面产生不稳定，使得尺骨近端和桡骨头一起向前脱位，常继发于严重创伤。

四、尺骨鹰嘴骨折的评估

1. 临床评估，典型表现 肘后部尺骨鹰嘴周围软组织肿胀，或有较大血肿。有明显压痛。肘后方可触到凹陷部、骨折块及骨擦音。关节屈伸时疼痛加重，不能抗重力伸肘活动。

2. 放射学检查 肘部 X 线正侧位片一般可确诊尺骨鹰嘴骨折，但需注意以下几种情况：①有一种骨折块甚小的撕脱骨折，因骨折片太小而常被忽略，如不及时处理，最终可影响伸肘装置功能发挥。②要充分判断骨折长度、粉碎程度、半月切迹处关节面撕裂范围及桡骨头有无移位等，必须获得一个标准的肘关节侧位片。③经鹰嘴的肘关节前脱位是一种比单纯鹰嘴骨折严重的情况，常合并尺骨冠状突骨折。如手术时鹰嘴或尺骨近端不能获得良好的复位和稳定的固定，易出现持续性或复发性畸形。

五、治疗方法

任何治疗方法的治疗结果，应达到伸肘有力而稳定、屈伸范围良好，以及形成对合优良的关节面。常用的治疗方法如下。

（一）分神复位、夹板固定法

1. 适应证

（1）裂纹骨折或移位轻微的骨折。

（2）骨折分离移位超过 1cm，可先试用本法。

（3）粉碎性鹰嘴骨折移位不多者。

2. 分神复位　患者坐位或平卧位，术者站在患侧，移位不多者可不用麻醉，如移位较大应配合臂丛神经阻滞麻醉。术者先以点按法施术，取少海、后溪、曲泽、内关等穴，每穴 1 分钟，以得气为度；以指揉、摩法，在肘后施术，消除局部血肿。如肿胀严重者，可用注射器行肘关节穿刺，抽出关节腔内的积血。肿胀消退后，术者一手牵引患侧手腕，另手拇指推运手少阳三焦经、手太阳小肠经在前臂和肘部的经脉，每经 3 遍，由上向下以泻法推之。整骨复位时，术者使肘关节伸直，以母找子法，用拇示两指捏掐着骨折块及肱三头肌肌腱，向下用力推挤，使骨折两端相合。复位后再继续向下推按，使骨折端相互嵌插。

3. 夹板固定　复位后由助手保持患肘伸直位。局部外敷消炎膏，用毛巾包裹。肘后放置压垫，用超肘关节夹板固定。固定器材和方法与肱骨髁间骨折相同。

4. 术后护理　术后即行腕、指关节活动，做抓空握拳活动。每周换中药 1~2 次，及时调整夹板的松紧度。术后 3 周，如骨折已初步连接，可拆除超肘关节夹板，改用绷带包扎，小幅度活动肘关节，以后逐渐增加活动范围。

（二）切开复位内固定法

1. 适应证

（1）经手法复位失败者。

（2）分离移位较大者。

（3）严重粉碎性骨折，移位较多者。

2. 手术操作　臂丛神经阻滞麻醉，仰卧位，患肢外展置于手术台上，在上臂近端上充气止血带。取肘关节后侧切口，保护肱三头肌内侧缘的尺神经，显露骨折后复位，于鹰嘴远端侧位上的前 1/3 和正位上的中外 1/3 与中内 1/3 交点处，向近端平行打入 2 枚克氏针，将克氏针尖端穿出尺骨前方皮质约 2mm，在骨折线以远 3cm 处，尺骨横行钻一骨孔，将直径 0.8mm 的钢丝穿过骨孔呈"8"形交叉绕在近端的克氏针针尾上，伸直肘关节，拧紧钢丝。被动伸屈肘关节，检查骨折无分离及移位后，将针尾折弯埋于肱三头肌肌腱内，缝合切口。

克氏针张力带固定治疗尺骨鹰嘴骨折，对于简单骨折很有效。克氏针要选择直径 2.0~2.5mm 的针具。克氏针的方向，术者需要注意鹰嘴近端的特殊形态，从后侧看，应平行于尺骨后侧的棘来打，可以避免从后内侧穿出，避免损伤尺神经；从侧方看，克氏针要向前斜，从尺骨前方穿出，可以避免退针。全部做完以后，可以把折弯的克氏针敲到肱三头肌肌腱下方，适当缝合切开的肱三头肌肌腱，也可以防止退针。

克氏针钢丝张力带固定的优点：该手术操作简单，无需特殊设备和器材，手术创伤小，内固定可靠，早期可进行肘关节功能活动，防止了肘关节术后并发症，促进了骨折愈合，使关节功能早期恢复。

六、注意事项

肘关节在伸直位或微屈位固定时间不宜过长，以免妨碍肘关节屈曲功能的恢复。固定过程中应注意扎带的松紧，避免出现肢体远端循环障碍。定期X线复查，如发现有移位，应及时纠正。

第八节　尺骨上 1/3 骨折合并桡骨头脱位

尺骨上 1/3 骨折合并桡骨头脱位又称孟氏骨折，临床发病率不高。它是一种极不稳定的损伤，治疗有一定困难。目前国内外对其治疗还有争论。

一、应用解剖

本病是指尺骨半月切迹以下的上 1/3 骨折，桡骨头同时自肱桡关节、桡尺近侧关节脱位，而肱尺关节没有脱位。临床上以少年、儿童多见，成人较少发生。

二、损伤机制

1. 间接暴力　跌倒时上肢触地，暴力造成骨折和上尺桡关节脱位。由于上肢触地部位和姿势不同，形成的骨折类型有异。如肘关节伸直或是过伸位，前臂旋后位，掌心触地，身体重力经肱骨向前下方传至尺骨，地面的作用力由掌心向前上方传，先造成尺骨的斜形骨折，暴力继续作用到桡骨上端，迫使桡骨小头冲破或滑出环状韧带，形成桡骨小头向前外方脱位，同时骨折端再次向掌、桡侧成角移位。如跌倒时肘关节微屈，前臂旋前位，掌心触地，身体重力由肘关节向下向后作用于尺骨，暴力经手掌传向上方，造成尺骨较高平面骨折，为横断或短斜形。肘关节屈曲位，残余暴力使桡骨小头向后、外侧滑出，骨折继续发生移位，向背、桡侧成角。如跌倒时肘关节处于伸直、前臂旋前位，肱骨背45°左右的内旋，使肱骨的内、外髁处于由内后向前外的倾斜方向，暴力将肘关节推向外侧，使尺骨喙突部发生横断或斜形劈裂骨折，移位一般较少，或仅向桡侧成角，迫使桡骨小头向外侧脱位。

2. 直接暴力　直接暴力造成的孟氏骨折，患者多是成年人。如暴力直接作用于尺骨上端，暴力向前、外方作用，使尺骨骨折向掌、桡侧成角移位，桡骨小头脱向前外侧，形成伸直型骨折。如暴力向后、外方作用，形成屈曲型骨折。如暴力由内向外作用，则形成内收型骨折，但临床较少见。

三、临床分型

直接暴力和间接暴力均能引起尺骨上 1/3 骨折合并桡骨头脱位，而以间接暴力所致者为多。根据暴力方向及骨折移位情况，临床上可分为伸直、屈曲、内收、特殊四型。

1. 伸直型　比较常见，多见于儿童。跌倒时，前臂旋后，手掌先着地，肘关节处于伸直位或过伸位，可造成伸直型骨折。传达暴力由掌心通过尺、桡骨传向上前方，先造成尺骨斜形骨折，继而迫使桡骨头冲破或滑出环状韧带，向前外方脱出，骨折断端随之突向掌侧及桡侧成角。在成人，外力直接打击背侧，亦可造成伸直型骨折，为横断或粉碎骨折。

2. 屈曲型　多见于成人。跌倒时，前臂旋前，手掌着地，肘关节处于屈曲位，可造成屈曲型骨折。传达暴力由掌心传向上后方，先造成尺骨横断或短斜形骨折，并突向背侧、桡侧成角，桡骨头向后外方滑脱。

3. 内收型　多见于幼儿。跌倒时，手掌着地，肘关节处于内收位，可造成内收型骨折。传达暴力由掌心传向上外方，造成尺骨冠状突下方骨折并突向桡侧成角，桡骨头向外侧脱出。

4. 特殊型　多见于成年人，临床上最为少见。为尺桡骨双骨折合并桡骨头向前脱位，其受伤机制与伸直型大致相同，但暴力较大。

四、尺骨上1/3骨折合并桡骨头脱位的评估

1. 临床评估 患者有明确的外伤史，伤后肘部及前臂肿胀，移位明显者可见尺骨成角畸形，在肘关节前、外或后方可摸到脱出的桡骨头，骨折和脱位处压痛明显。检查时应注意腕和手指感觉与运动功能，以便确定是否因桡骨头向外脱位而合并桡神经挫伤。

2. 影像学评估 对儿童的尺骨上1/3骨折，必须仔细检查桡骨头是否同时脱位。凡有移位的桡尺骨干单骨折的X线片需包括肘、腕关节，以免遗漏对上下桡尺关节脱位的诊断。正常桡骨头与肱骨小头相对，桡骨干纵轴线向上延长，一定通过肱骨小头的中心。肱骨小头骨骺一般在1~2岁时出现，因此对1岁以内的患儿，最好同时摄健侧X线片以便对照。桡骨头脱位后可能自动还纳，X线片仅见骨折而无脱位，若此时忽略对桡骨头的固定，可能发生再脱位。

五、治疗方法

孟氏骨折应争取采用保守治疗，减少手术率。对于尺骨上1/3骨折，即使X线检查无上尺桡关节脱位，治疗也应按孟氏骨折处理。临床上桡骨小头脱位后，可能发生自行还纳，如不加以固定，可出现桡骨头脱位，严重影响前臂的功能。

（一）分神复位，夹板固定法

1. 适应证

（1）新鲜稳定的孟氏骨折。

（2）新鲜开放的孟氏骨折，创口小于2cm经清创缝合后，创口关闭者。

（3）轻度粉碎的孟氏骨折，可先试用本法。

2. 分神复位 根据患者年龄、身体情况等决定是否采用麻醉药物。如儿童年龄较大，身体强壮，配合治疗者，单用分神复位即可；如幼儿身体虚弱，不配合治疗者，可选用适当的麻醉方式。

3. 操作 患者仰卧，术者站在患侧，先在前臂上部施以揉、按、摩、擦等法，以消除局部肿胀；继之以推法，在前臂的三阴、三阳经循行部位，逆经气方向用拇指推2~3遍，以促进气血运行；最后用指点按合谷、劳宫、尺泽、曲池、手三里等穴，每穴1分钟。由两助手在前臂中立位下对抗牵引，先顺畸形方向牵引，骨折重叠牵开后，根据骨折类型牵引。如为伸直型骨折，

则屈肘 90°位牵引；屈曲型骨折在伸直位牵引。

整复骨折：因尺骨是前臂上段的支架，支架恢复后，桡骨小头复位容易。伸直型骨折，术者一手拇指按压骨折近端背侧，另手拇指按压远端掌侧，嘱牵引远端的助手在继续屈肘的同时，术者双拇指用力挤压纠正前后侧方移位和成角畸形。然后用挤压分骨法，纠正尺骨的桡侧成角和侧方移位。屈曲型骨折，术者以手拇指抵于近段掌侧，余指托提远段背侧，令助手加大牵引力量，术者用力矫正骨折向掌侧的畸形，再用挤压分骨法，整复尺骨的桡侧畸形。内收型骨折，术者用拇指和食、中指分掌背侧夹持住骨折成角处，用力向尺侧牵拉，整复尺骨的桡侧畸形。然后整复上尺桡关节。只要尺骨骨折整复质量好，桡骨小头复位比较简单。如为伸直型，术者拇指抵在桡骨头的前、外方，用力向尺背侧推挤，即可复位；如为屈曲型，术者拇指抵后、外侧，向掌桡侧推挤；如为内收型，术者拇指直接抵在外侧，用力向尺侧推挤。复位时，常可感到回纳感。

夹板固定：夹板由 2~3 层薄木片叠合而成，其长度为肘横纹至腕横纹，由 4 块夹板组成。助手维持复位后肢体的位置，局部外敷中药膏，毛巾包裹。在尺骨骨折的掌、背侧各放一分骨垫。伸直型骨折在掌侧骨折处、屈曲型骨折在背伸骨折处放一平垫。在桡骨小头处放一横形长条压垫，伸直型放在前外侧，屈曲型放在后外侧，内收型放在外侧，包住桡骨小头处。压垫放好后，放置夹板，用 4 条布带分段结扎固定夹板，松紧要适宜。用绷带包扎前臂，将前臂屈肘 90°悬吊胸前旋中位。如为屈曲型骨折，则伸直肘关节。

4. 术后管理及其他 因孟氏骨折是一种不稳定损伤，要加强观察。注意观察尺骨骨折和桡骨小头有无脱位，一旦发现应立即纠正。功能锻炼要注意活动范围及时间，一般较前臂骨折要晚些。2 周内做屈伸手指和握拳运动，以后逐渐练习腕、肘、肩关节的活动。前臂旋转活动锻炼要待 7~8 周，经 X 线证实尺骨骨折已愈合、桡骨小头无脱位方可进行。中药内服应根据患者的具体情况进行辨证施治。由于桡骨小头脱位，必须待环状韧带修复后才能使桡骨头稳定，所以可加用或重用一些养血强筋之品，促进软组织损伤的修复，防止上尺桡关节的脱位。

（二）闭合复位经皮穿针内固定

1. 适应证 不稳定的骨折、开放性骨折、陈旧性骨折畸形愈合，可手法折骨者。

2. 操作 患者平卧，患肢外展，肘伸直，前臂中立位，二助手相对拔伸牵引，先顺畸形方向牵引，骨折重叠牵开后，根据骨折类型牵引。如伸直型骨折，屈肘 90°位牵引；屈曲型骨折，在伸直位牵引。

整复骨折：伸直型骨折，术者一手拇指按压骨折近端背侧，另手拇指按压远端掌侧，嘱牵引远端的助手在继续屈肘的同时，术者双拇指用力挤压纠正前后侧方移位和成角畸形。然后用挤压分骨法，纠正尺骨的桡侧成角和侧方移位。屈曲型骨折，术者以一手拇指抵于近端掌侧，余指托提远端背侧，令助手加大牵引力量，术者用力矫正骨折向掌侧的畸形，再用挤压分骨法，以整复尺骨的桡侧畸形。内收型骨折，术者用拇指和食、中指分掌背侧夹持住骨折成角处，用力向尺侧牵拉，整复尺骨的桡侧畸形。然后整复上尺桡关节，如为伸直型，术者拇指抵在桡骨头的前、外方，用力向尺背侧推挤，即可复位；如为屈曲型，术者拇指抵在后、外侧，向掌桡侧推挤；如为内收型，术者拇指直接抵在外侧，用力向尺侧推挤。复位时，常可感到回纳感。

经皮穿针内固定：术者取 1 枚 2.0mm 克氏针，上手摇骨钻，自尺骨鹰嘴后结节正中上 1cm 平行进针，进入髓腔，达到断端时暂停进针，透视检查骨折部复位情况，如有移位，可再次手法复位。复位良好后，将钢针迅速通过断端，达尺骨下段，停止进针，透视见针位良好，折弯、剪断针尾，留在皮外约 1.5cm，无菌包扎，石膏托于屈肘 90°位或伸肘位固定。

（三）切开复位钢板螺丝钉内固定

1. 适应证

（1）经手法复位失败者，多系青壮年。

（2）陈旧性损伤，肘关节伸屈功能受限及前臂旋转障碍，但时间尚短，桡骨头尚可复位者（3~6 周内）。

2. 手术方法 臂丛麻醉，取肘外后侧切开，自肘外髁上方 2.0cm，沿肱三头肌外缘至鹰嘴外侧，向远侧沿尺骨背侧至尺骨上 1/3 骨折处。剥离肘后肌及尺侧屈腕肌。注意保护近端的桡尺关节处的环状韧带附着处。在剥离肘后肌时，应自尺骨附着点开始，将桡骨头、桡骨近端和尺骨桡侧面加以暴露，防止桡神经深支损伤。观察桡骨头复位的障碍和环状韧带损伤状况。清除关节内血肿，将桡骨头复位，环状韧带修理缝合。然后复位尺骨骨折，如果复位后稳定，可不做内固定，依靠石膏外固定加以维持。如骨折不稳定，则可应用 AO 桥式钢板内固定。术后用上肢石膏将肘关节固定于屈曲略小于 90°位，前臂固定于旋前、旋后中间位，抬高伤肢，活动手指，6 周左右拆除石膏，拍摄 X 线片检查骨折愈合情况。尺骨骨折愈合后加强功能锻炼，辅以理疗。

六、注意事项

合并桡神经损伤早期复位后可观察 1~3 个月，多可自行恢复。3 个月后不恢复者应手术探查，松解神经。

第九节 尺桡骨干骨折

一、应用解剖

尺桡骨是组成前臂的骨骼，中医骨伤科称尺骨为臂骨，桡骨为缠骨、辅骨等。

尺骨上端发达而下端小，是构成肘关节的重要结构成分，是一近似直线形的长骨，从侧面观察，尺骨略向后突出，而在正面观察，尺骨稍向外侧突出，这样的形态与桡骨弓相对，以使尺桡骨发挥更佳的旋转功能。

桡骨下端发达而上端窄小，系腕关节的组成部分，两骨之间有骨间膜相连。桡骨向后突出，而在正面观察，桡骨向外侧突出，这样的弓状形态允许在旋后时桡骨可以围绕尺骨旋转，桡骨的弧度与尺骨相对。桡骨上端的环状关节面与尺骨的桡骨切迹构成上尺桡关节，桡骨头被环状韧带约束，尺骨下端与桡骨下端的尺骨切迹组成下尺桡关节。

上、下尺桡关节及骨间膜等对前臂的旋转运动起着重要的作用。前臂的上 2/3 肌肉丰富，下 1/3 肌腱很多，故呈上粗下细的外形。前臂的肌肉可分为四组，即屈肌、伸肌、旋前肌、旋后肌。前臂骨折的机会较多，损伤时除了暴力作用力的方向和大小等因素，使骨折产生一定的移位，前臂肌肉牵拉常使骨折端产生旋转、短缩、成角等移位。

二、损伤机制

前臂骨折可因直接、传达、旋转等多种暴力致伤。不同暴力所造成的骨折，表现有其各自的特点。

1. 直接暴力 常为打击、挤压等损伤而致。如棍棒打击、车轮碾压前臂，暴力直接破坏骨的连续性。这种损伤软组织破坏严重，骨折线处于同一平面，骨折为横断或粉碎性。

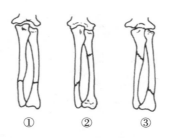

图 4-9-1　前臂骨折

2. 传达暴力　如跌扑坠堕，手掌触地，暴力经掌腕部沿桡骨向上传达，造成桡骨的中 1/3 或上 1/3 处骨折；身体重力经肩和上臂、肘关节下传到尺骨，造成尺骨中、下部骨折。临床上这种骨折的尺骨骨折线呈短斜形，位置较低；桡骨骨折线为横形或锯齿状，位置偏上。骨折移位较大，软组织损伤较轻。

3. 扭转暴力　当患者跌倒时，躯干偏向一侧，前臂过分旋前或旋后位触地，前臂除遭受传达暴力作用，还会受到扭转外力，两者共同作用于尺桡骨。骨折线呈螺旋形，常由内上斜向外下，双骨折线方向一致，但所处平面不同。一般桡骨骨折在下，尺骨骨折在上。

三、治疗方法

1. 分神复位、夹板固定法

适应证：①新鲜闭合性前臂骨折；②新鲜开放性前臂骨折，创口较小，可经清创缝合术闭合创口者；③陈旧性骨折，可以手法复位者。

整复手法：患者仰卧位，选取合适的麻醉方式，幼儿不能配合治疗者取全身麻醉，余者可采取臂丛神经阻滞麻醉。将患侧肩关节外展 90°，肘关节屈曲 90°。术者先用推拿麻醉和分神减痛法，以起到镇痛、缓解局部血肿、消除患者紧张心理等作用。具体操作方法，以揉、摩、叩、搓等法在前臂施术，约 5 分钟；用拇指沿前臂部的手三阴、手三阳经循行部位逆经推之，每经推 1~2 遍；施以点按法，取合谷、曲泽、手三里、小海等穴，每穴 1 分钟牵引，应根据骨折部位不同，使患者的前臂在不同位置下进行。如中下 1/3 骨折，牵引时应将前臂置中立位；上 1/3 骨折，前臂略旋后位牵引。一助手持肘上部，一助手握患者大小鱼际，先顺前臂纵轴牵引 3~5 分钟，用力应持续，即可纠正重叠、成角畸形。如骨折端相互靠拢，应用分骨挤压手法。术者用双手拇、食、中、环指，分别置于双骨间的掌背侧，用力钳夹挤压。同时令牵引患手的助手往复旋转前臂，使挤压分骨手法在运动中发挥作用，这种手法可使骨折端分离，并能准确对位。骨折端有重叠、短缩畸形，经助手对抗牵引仍不能复位者，可以结合使用折顶手法。在挤压分骨的同时，术者两手拇指抵压在骨折断端成骨突起处，其余手指托提骨折成角的对侧。先加大骨折的成角，当骨折端的骨皮质相顶后，即停止折骨成角。术者屏气静心，骤然向回反折，拇指下按，四指向上托提，即可纠正短缩、成角畸形。折顶时用手指稳住骨折端，防止矫枉过正。

前臂上 1/3 骨折，因该处骨间隙狭窄，肌肉丰富，尺骨较易复位，但桡骨近端因肱二头肌等的牵拉，使近端向桡侧、背侧旋转移位，远端向背侧、尺侧旋转移位，复位有一定困难。复位方法应在旋后位牵引下，术者一手用分骨法固定桡骨远端，另手用分骨推挤手法将桡骨近端推向尺侧、掌侧，即可复位。

如骨折端的掌侧、背侧有侧方移位，应配合提按手法。具体做法：在助手牵引下，术者一手由下向上托提下陷的骨折端，另手用虎口处卡住上移之骨折端，同时向下按压，双手一齐用力，侧方移位即可矫正。

各方向的移位畸形矫正后，用双手分骨捏拿手法，固定骨折的远近端，令牵引远端的助手轻轻小幅度左右摇摆，使骨折更加密切接合。然后再令牵引远端的助手小范围旋转前臂，以纠正残余的旋转移位，最后再左右摇摆远端。活动远端时，术者常可感到骨折端有微小的骨擦音，标志骨折端已经接合密切。术者在活动远端的整个过程都必须牢固地固定骨折端，以防骨折端再移位。

复位完毕后，行 X 线检查。如复位不满意，可根据移位情况决定再次整复方案和手法，直至复位满意。

2. 固定　准备 4 块夹板，每块夹板均由 2~3 层薄木片组成，夹板应根据肢体形状剪取合适的宽度和长度，上 1/3 骨折应超肘关节固定，中 1/3 骨折不固定关节，下 1/3 骨折超腕关节固定。

在助手维持牵引下，将中药膏均匀地敷在骨折局部，用毛巾将前臂包好。放置压垫，在掌、背侧骨间隙各放一个分骨垫，以紧张骨间膜，稳定骨折端。如骨折线在同一平面，分骨垫中间与骨折线相并齐；骨折线不在同一平面，分骨垫占骨折线上下各半。平垫的放置应根据骨折的部位、原始移位方向和残余移位的情况决定，利用两点挤压的杠杆原理，维持桡、尺骨骨折的对位稳定。压垫放好后，把 4 块夹板分内、外、掌、背侧放好。一般长度可根据上 1/3 骨折超过肘关节 10cm；下 1/3 骨折超腕关节 3~4cm；中 1/3 骨折上达肘横纹，下齐腕关节。然后用4~6条布带分段结扎，松紧度应适宜。最后用绷带将被固定肢体紧密包扎。

上1/3骨折伸肘位固定，中下1/3骨折屈肘90°，用三角巾悬吊前臂于胸前。

3. 药物治疗 遵照内外用药的原则。外用中药早期以活血化瘀为主，中期改用接骨续筋，都以药膏外用，每周换药1~2次。后期配合功能锻炼，使用舒筋活络的熏洗药为宜。内服应根据三期用药和辨证施治相结合的原则，给予接骨1号丸和接骨丸等配合中药内服。由于前臂骨折稳定性较差，早期即可给接骨续筋的中药内服，促进骨折端尽早纤维连接，增加骨折的稳定。

4. 术后处理与功能锻炼 患者卧床时，应抬高患肢，消除肢体肿胀。注意观察手的活动、血液供应、皮肤感觉和温度等变化。如夹板固定过紧，则皮肤青紫，肿胀加剧，温度下降，剧烈疼痛，感觉麻木，活动手指时疼痛加剧。应立即放松布带，以防发生缺血性肌挛缩。如放松夹板后，症状不能缓解，应拆除夹板固定，改用支架固定，改善肢体血运，必要时行血管探查术，进行有针对性的处理。

1周内及时检查骨折对位情况，发现复位不佳或再移位立即纠正。2周后则每隔1周拍片1次，观察对位及愈合情况。一般固定6~8周，骨折即可达到临床愈合标准，结合临床症状，决定外固定的时间。如超关节固定者，术后4周左右，应改用局部不超关节夹板固定。

术后自然练功是恢复肢体功能的主要措施。功能锻炼从固定后开始，早期行抓空增力法，练习五指及腕关节的主动活动。开始锻炼时活动范围和运动量可略小，以后逐渐增多。固定后2~3周，配合练习肩、肘、腕关节的屈伸活动，但应保证前臂限制做旋转活动。固定后5~6周，前臂做适当的旋转活动。在锻炼过程中，如骨折部出现疼痛，可能是活动范围过大所致，应停止活动，并观察骨折部是否有再移位。外固定解除后，配合中药熏洗法，全面锻炼患肢的功能。

第十节　桡骨远端骨折

桡骨远端骨折是指位于距桡腕关节面2.5~3cm的松质骨骨折。桡骨干皮质骨向松质骨移行部以远部分，为解剖薄弱处，一旦遭受外力，容易骨折。桡骨远端骨折常见，约占全身骨折总数的1/6。下尺桡关节为前臂旋转活动的枢纽之一，腕关节是人体中结构最复杂的关节，也是全身活动频率最高的重要关节。桡骨远端骨折损伤机制复杂，骨折类型多样，治疗方法灵活。如果治疗不当，容易导致腕关节慢性疼痛和僵硬，严重影响手部的功能，给患者造成不便。

一、病因病机

解剖概要：桡骨下端关节面呈由背侧向掌侧、由桡侧向尺侧的凹面，分别形成尺倾角（即正位 X 线片上桡骨纵轴的垂线和桡骨远端关节面的成角，正常 20°~25°，图 4-10-1a）和掌倾角（即侧位 X 线片上桡骨纵轴的垂线和桡骨远端关节面的成角，正常 10°~15°，图 4-10-1b）。此两角度对判断 X 线片上骨折的复位程度十分重要。桡骨下端尺侧与尺骨小头桡侧构成下尺桡关节，与上尺桡关节一起，构成前臂旋转活动的解剖学基础。桡骨茎突位于尺骨茎突平面以远 1~1.5cm。尺、桡骨下端共同与腕骨近侧列构成腕关节。（图 4-10-1）

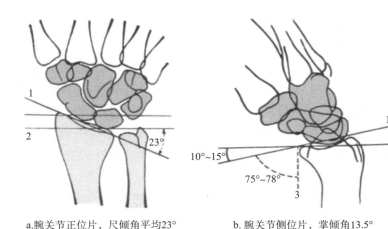

a.腕关节正位片，尺倾角平均23°　　b.腕关节侧位片，掌倾角13.5°

图 4-10-1　桡骨尺倾角、掌倾角

Rikli 和 Regazzoni 于 1996 年提出桡骨远端三柱理论，即桡骨远端由桡侧柱、中间柱、尺侧柱组成（图 4-10-2）。

桡侧柱：包括桡骨茎突、桡骨的桡侧部分、舟状关节面；对应舟状骨。

中间柱：包括桡骨的尺侧部分、月骨关节面、乙状切迹；对应月骨。

尺侧柱：包括尺骨远端、三角纤维软骨复合体（TFCC）、尺骨头的下尺桡关节面；对应三角骨。

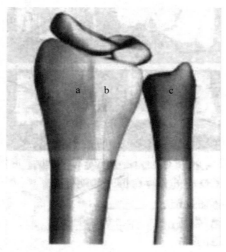

a.桡侧柱；b.中间柱；c.尺侧柱

图 4-10-2　桡骨远端三柱理论（Rikli & Regazzoni，1996）

中间柱对桡腕关节的力学传导起着关键的作用，中间柱的损伤往往合并腕关节韧带的损伤，其中中间柱的掌侧缘是下尺桡关节（DRUJ）的附着点，因此中间柱的良好固定关系着 DRUJ 的稳定性。

三柱理论应用于切开复位内固定的治疗原则包括：①三柱中任何一柱的损伤都需要稳定；②中间柱关系到下尺桡关节（DRUJ）的稳定；③桡侧柱可从掌侧或背侧支撑；④骨折向掌侧移位，需要选择掌侧入路；⑤如果尺背侧骨块不能得到很好复位，应当考虑到由腕背侧韧带的牵拉引起，需要选择背侧入路。三柱理论的推广应用对于桡骨远端内固定的设计、治疗方法的判定、手术入路的选择均起到重要的作用。

发病机制：多为间接暴力引起。跌倒时，手部着地，暴力向上传导，发生桡骨远端骨折。多发于中老年人，与骨质量下降因素有关。而年龄大于 60 岁的老年人常合并骨质疏松，因此桡骨远端骨折多继发于摔伤等低能量损伤，年轻患者则多继发于交通事故、运动损伤等高能量损伤。

二、骨折分类

桡骨远端骨折分类方法繁多，但还没有一种方法得到普通认可。目前受到广泛应用的分型仍然是 AO 分类法。AO 分类法采用数字编码的方法，细致全面，几乎涵盖了桡骨远端所有的骨折类型。

桡骨远端骨折常以人名命名，以便于记忆。例如 Colles 骨折、Smith 骨折、Barton 骨折、Chauffeur 骨折、Rutherford 或 Cotton 骨折等。此外，还有 Melone 分类法、Frykman 分型、Rayhack 分型、Fermandez 分类法、Mayo 关节内骨折分型等分型系统。各种分类方法侧重点不同，例如 Melone 分型和 Mayo 分型强调关节内骨折，Fermandez 分类法根据创伤的机制分类，Frykman 分型考虑到下尺桡关节损伤。临床上习惯于根据受伤机制的不同，将桡骨远端骨折分为伸直型、屈曲型及粉碎型骨折。

1. AO 分类法　桡骨远端骨折按照 AO 分型为 23，具体又分为 A 型、B 型、C 型骨折，强调骨损伤的逐级严重程度。

A 型：关节外骨折。根据成角和粉碎程度分 3 个亚型。A1：桡骨正常，尺骨损伤均在关节囊外。A2：桡骨关节外的单纯压缩或嵌插骨折。若伴有背侧旋转，即 Colles 骨折，伴有掌侧旋转即 Smith 骨折。A3：桡骨关节外的粉碎骨折，可以是楔形、嵌插、复杂粉碎骨折。

B 型：部分关节内骨折。即关节面部分损伤但干骺端完整。根据侧方（桡骨茎突）掌或背侧骨折片分 3 个亚型。B1：桡骨矢状面部分关节内骨折，即 Chauffeur 桡骨茎突骨折。B2：桡骨背侧缘部分关节内骨折，即 Barton（巴通）骨折，伴腕关节向背侧脱位。B3：桡骨掌侧缘部分关节内骨折，即反 Barton（巴通）骨折，伴腕关节向掌侧脱位。

C 型：完全关节内骨折。根据关节面粉碎程度和干骺端情况分 3 个亚型。C1：桡骨干骺端及关节内简单骨折。C2：桡骨干骺端粉碎骨折，关节内简单骨折。C3：桡骨关节面粉碎骨折，伴有干骺端简单骨折或粉碎骨折。

2. Melone 分类法（按冲模损伤机制）　1984 年，Melone 提出与 Neer 的肱骨近端骨折分型相似的分类法，根据桡骨远端的骨干、桡骨茎突、背侧中部关节面及掌侧中部关节面这四个部分的损伤情况，将桡骨远端骨折分为 5 型，这一分型较好体现了桡骨远端关节面的月骨窝完整状态。

Ⅰ型：关节内骨折，无移位或轻度粉碎性，复位后稳定。

Ⅱ型：内侧复合部呈整体明显移位，伴干骺端粉碎和不稳定（冲模骨折）。ⅡA 型：可复位；ⅡB 型：不可复位（中央嵌入骨折）。

Ⅲ型：同Ⅱ型，伴有桡骨干蝶形骨折。

Ⅳ型：关节面呈横向劈裂伴旋转，常见严重软组织及神经损伤。

Ⅴ型：爆裂骨折，常延伸至桡骨干。

3. Cooney 分类法　Cooney 按 Gartland 和 Werley 分类法，结合骨折发生于关节外或关节内、稳定或不稳定，将桡骨远端骨折分为 4 型。

Ⅰ型：关节外骨折，无移位。

Ⅱ型：关节外骨折，移位。ⅡA：可整复，不稳定；ⅡB：可整复，稳定；ⅡC：不能整复。

Ⅲ型：关节内骨折，无移位。

Ⅳ型：关节内骨折，移位。ⅣA：可整复，稳定；ⅣB：可整复，不稳定；ⅣC：不能整复；ⅣD：复杂性骨折。

4. Frykman 分类法　1937 年，Frykman 根据桡骨远端骨折是关节内还是关节外、是否伴有尺骨茎突骨折将其分为 8 型。

Ⅰ型：关节外骨折。

Ⅱ型：关节外骨折伴尺骨茎突骨折。

Ⅲ型：桡腕关节受累。

Ⅳ型：桡腕关节受累伴尺骨茎突骨折。

Ⅴ型：下尺桡关节受累。

Ⅵ型：下尺桡关节受累伴尺骨茎突骨折。

Ⅶ型：下尺桡、桡腕关节受累。

Ⅷ型：下尺桡、桡腕关节受累伴尺骨茎突骨折。

Frykman 分类将桡腕关节和桡尺关节各自受累情况结合起来，其型数越高，骨折越复杂，功能恢复越困难。由于该分型缺乏显示骨折移位程度或方向、背侧粉碎程度及桡骨短缩，对预后并无帮助。

5. Fernandez（1993 年）分类法（按损伤机制）　Fernandez 提出基于力学特点的分类系统，以利于发现潜在的韧带损伤。

Ⅰ型：屈曲损伤，张应力引起干骺端屈曲型骨折（Colles 和 Smith 骨折），伴掌倾角丢失和桡骨短缩（DRUJ 损伤）。

Ⅱ型：剪切损伤，引起下尺桡关节面骨折（Barton 骨折、桡骨茎突骨折）。

Ⅲ型：压缩损伤，关节面压缩，不伴有明显的碎裂，包括有明显骨间韧带损伤的可能性。

Ⅳ型：撕脱损伤，由韧带附着引起的骨折（桡骨和尺骨茎突骨折）。

Ⅴ型：高能量所致 Ⅰ～Ⅳ 型骨折伴明显软组织复合伤。

6. 人名分类法　以人名命名的骨折目前仍在使用，但不能包含桡骨远端的各种骨折类型，且易引起混淆。

Colles 骨折：是最常见的骨折，桡骨远端、距关节面 2.5cm 以内的骨折，伴远侧骨折断端向背侧移位和向掌侧成角。1814 年由 Abraham Colles 详细描述，因此以他的名字命名为 Colles 骨折。骨折常涉及桡腕关节和下尺桡关节，常合并尺骨茎突骨折。

Smith 骨折：1847 年，Smith 首先详细描述了与 Colles 骨折不同特点的桡骨下端屈曲型骨折，即 Smith 骨折，也称反 Colles 骨折。

Barton 骨折：桡骨远端关节面骨折，常伴有脱位或半脱位，1938 年由 Barton 首先描述，所以称为 Barton 骨折。Barton 骨折与 Colles 骨折、Smith 骨折的不同点在于脱位是最多见的。也有学者将 Barton 骨折归入 Colles 骨折，将反 Barton 骨折归入 Smith 骨折中的 Thomas Ⅲ型。

三、临床表现

外伤史明确；患者伤后出现腕关节疼痛、活动受限。骨折移位明显时，桡骨远端骨折可出现典型的"餐叉手""枪刺手"畸形；检查腕部肿胀，有明显压痛，腕关节活动明显受限，皮下可出现瘀斑，尺桡骨茎突关系异常，则提示桡骨远端骨折。如果腕部有骨擦音、异常活动，不要反复尝试诱发骨擦音，以免引起神经和血管损伤；腕部神经、血管肌腱损伤发生率不高，但需充分重视。骨折向掌侧移位可能导致正中神经、桡动脉等损伤。骨折向背侧移位可能导致伸肌腱卡压；注意患者的全身情况及其他合并伤。

四、影像学评估

1. X 线检查　X 线检查是评估桡骨远端损伤的首选检查。多数骨折、脱位、力线不良、静态不稳定等，都很容易通过标准的 X 线检查鉴别。因此，实施标准的 X 线投照是进行准确判断的前提要求。

标准 X 线前后位投照方法：手掌向下水平放置，肘关节外展与肩同高，屈曲 90°，前臂与腕关节位于旋转中立位。

标准 X 线侧位投照方法：腕伸肌间沟与尺骨的尺侧面轮廓相吻合，同时掌骨与桡骨位于同一轴线。从标准的前后位及侧位 X 线可测量出桡骨远端的掌倾角、尺偏角和桡骨高度等重要参数。

X 线斜侧位片：通过在手下加垫使桡骨倾斜，与投照线成 22° 的侧位片，以排除桡骨茎突阴影，提供一个清晰的月骨关节面切线位。对于观察掌侧月骨关节面的残留压缩情况和内固定物是否穿透关节面很有帮助。此外，还可根据需要行牵引后正侧位摄片，以及健侧腕关节的正侧位摄片。

2. CT 检查　CT 检查尤其是三维 CT 检查，可以明确骨折块的移位方向、角度，明确关节面的塌陷程度，发现隐蔽的腕骨骨折，特别是普通 X 线难以诊断的涉及舟骨窝、月骨窝的桡骨远端骨折，对于桡骨远端骨折的诊断起着重要作用，可以提高诊断的准确率。而且 CT 检查对于桡骨远端三柱理论的应用，尤其是传统 X 线检查容易疏漏的中间柱损伤，包括月骨关节面损伤的诊断具有重要意义。

3. MRI 检查　在桡骨远端骨折的应用中不可替代。MRI 检查是评估桡腕骨间韧带撕裂、三角纤维软骨（TFCC）损伤、软骨损伤以及肌腱损伤的最准确评估手段。此外，MRI 还对腕关节创伤性或非创伤性疼痛、炎症性疾病、腕骨骨折、缺血性坏死等伤病的诊断起着至关重要的作用。

五、鉴别诊断

在鉴别诊断上，较重要的是对不同类型的桡骨远端骨折进行鉴别，以便给予正确的诊断。

桡骨远端伸直型骨折：①桡骨远端青枝型骨折；②青少年及儿童发生的骨骺滑脱；③远端向背侧、桡侧移位，向掌侧成角；④合并下尺桡关节分离，甚至合并尺骨远端或尺骨茎突骨折。

桡骨远端屈曲型骨折：是指骨折线由背侧远端斜向近端，骨折远端连同腕骨向掌侧、桡侧移位，向背侧成角。

背侧缘劈裂型：外力通过腕骨冲击桡骨下端关节面的背侧缘，骨折线由远端掌侧斜向近端背侧呈楔形。

掌侧缘劈裂型：外力通过腕骨冲击桡骨下端关节面的掌侧缘，骨折线由远端背侧斜向近端掌侧撕脱。

六、特色治疗——苏氏抖牵提按复位结合经皮穿针治疗桡骨远端骨折

苏氏勤求古训，遵循骨折复位"欲合先离，离而复合"的道理，结合自身多年临床实践，将各家学说融会贯通，博采众长，而成一己之特色，提出"抖牵提按法"治疗桡骨远端骨折。兹简述如下。

苏氏抖牵提按复位、自制柳椴木小夹板外固定治疗桡骨远端骨折。采用臂丛麻醉下或血肿内麻醉下徒手整复。一术二助，根据骨折类型采用牵抖复位法或提按复位法。

1. 复位

（1）牵抖复位法：患者卧位，屈肘 90°，前臂中立位，一助手握住上臂，术者两手紧握手腕，双拇指放在骨折远端背侧，触摸准确，继续牵引，待重叠基本矫正后，稍旋后猛力牵抖，同时掌屈尺偏，骨折得到复位。

（2）提按复位法：患者平卧，屈肘90°，前臂中立位，一助手握住拇指及其他四指，一助手握上臂对抗牵引，待嵌插骨折矫正后，术者先矫正旋转移位及侧方移位，然后双拇指挤按骨折远端背侧，其他手指置近端掌侧向上端提，骨折即可复位。

2. 固定　骨折复位满意后，腕部外敷苏氏消肿止痛膏，腕关部衬纸压垫，然后在患肢掌、背、尺、桡侧放置柳椴木小夹板，夹板近端达肘横纹下二指，远端掌侧块达掌指关节，桡侧块达第一掌指关节，尺、背侧块平腕横纹，夹板间均留有1cm间隙。手掌根部及手掌中放置棉垫，用橡皮膏胶带螺旋粘贴固定夹板，外用绷带包扎固定。使腕背伸15°~30°，患肢屈肘90°，掌心朝上，用三角巾悬挂于胸前，3周内每周摄片、换绷带，以观察骨位，防止骨折再次移位，固定4~6周。

3. 穿针　海城市正骨医院桡骨远端骨折穿针标准：适应证为桡骨远端关节内骨折，关节面塌陷大于2mm，或伴有关节面压缩塌陷，无法通过手法复位者；手法整复失败或复位后稳定性极差者；陈旧性骨折伴有严重畸形，影响功能者；桡骨下端开放性骨折，伴有血管、神经损伤者可考虑手术治疗。

应用解剖学基础：正常人的桡骨远端关节面，其背侧边缘长于掌侧缘，关节面向掌侧倾斜10°~15°（即掌倾角）；桡骨茎突比尺骨茎突长1~1.5cm，故桡骨远端关节面又向尺侧倾斜20°~25°（尺倾角）。桡骨下端具有掌、背、桡、尺四个面，掌侧光滑凹陷，有旋前方肌附着；背侧凸起，有四个骨性腱沟，内有伸肌腱；桡侧面延长成茎突，有肱桡肌附着及外展拇长肌腱和伸拇短肌腱腱鞘；尺侧面构成下尺桡关节，为前臂旋转的枢纽。当桡骨远端发生骨折时，不但桡骨下端的关节面角度随之改变，而且位于桡骨背侧腱沟的肌腱也随之扭曲。如复位不良，均可造成腕及手指的功能障碍。

操作方法：臂丛麻醉成功后，采用苏氏手法整复经皮克氏针内固定，经C型臂X线机正侧位透视复位固定满意，开始进针。①同向平行进针法：选择2枚2.0mm克氏针，进针点位于桡骨茎突尖部，注意避开外展拇长肌腱和伸拇短肌腱，保护桡神经浅支，针体经过骨折线过对侧皮质。进针时与桡骨长轴成约40°角，通过骨折线，进入近折端骨髓腔或骨皮质。②同向交叉进针法：选择2枚2.0mm克氏针，进针点分别位于桡骨茎突尖部及腕背侧Lister结节，注意保护拇长肌腱，针体交叉经过对侧皮质。③反向交叉进针法：选择2枚2.0mm克氏针，进针点分别位于桡骨茎突尖部及桡骨茎突近端6~8cm，近端克氏针经桡侧腕伸肌与桡侧腕屈肌之间隙进入，略偏于背侧，以防伤及桡动脉，针尖对桡骨远端塌陷关节面起支撑作用。

以上 3 种方法适合桡骨远端骨折未累及关节面，或关节面塌陷移位小于 2mm 者。

4. 经皮穿针与外固定结合

适应证：适合桡骨远端骨折严重粉碎、累及关节面，且关节面塌陷移位超过 2mm 者。

操作方法：采用 2 枚 2.0mm 克氏针经皮穿针，固定桡骨远端，结合超腕关节 T 形多功能外固定架固定，利用外固定架牵张力维持桡骨远端关节面稳定。C 型臂 X 线机透视下，复位满意后选用桡骨远端单臂 T 形支架（浙江广慈医疗器械厂）固定。以直径 2.5mm 克氏针，在腕背侧第 2、3 掌骨基底部经皮钻孔，套筒保护下拧入 2 枚直径 4.0mm 细螺纹针，桡骨的穿钉位置一般位于桡骨的第 3 个 1/4 段，穿钉方向在桡骨的桡背侧，在肱桡肌（腱）与桡侧腕长、短伸肌之间。同样方法拧入 2 枚直径 4.0mm 细螺纹针，安装 T 形外固定支架，锁定夹块，保持适当牵引下锁定固定螺母，腕关节伸直位固定。

七、治疗中如何规避风险

桡骨远端骨折是所有骨折分类中最高发的骨折之一，由于人们在日常生活中难以避免摔倒的发生，而摔倒过程中以前倾双手撑地发生桡骨远端骨折的概率最高。其临床整复看上去似乎绝大多数骨科医生都会处理，然而就桡骨远端骨折发生整复后再移位的风险却不时呈现在我们眼前，而且年龄越高风险也越大。因此，充分认识桡骨远端骨折的康复风险因素，周密处理好有关问题，对规避可能发生的医疗纠纷相当重要。

避免忽视体检和影像学漏诊的风险：由于接诊医生可能对本病的认识不很充分，临床检查也存在马虎，忽视可能产生的神经损伤和肌腱断裂等变化，忽视了肢体意外对器官的伤害，如头颈部和胸部合并症之间的联系。同时又过度依赖影像学检查。恰巧影像科又可能出现检查方法不当、阅片时经验不足或不够全面细致，如不主动请示高年资医生加以修正，很可能出现误诊、漏诊。

避免忽视原发病诊断的风险：桡骨远端骨折属于最高发的骨折类型之一，而且以老年人多见，如果在诊疗过程中未能关注原发疾病，诸如高血压、心脏病、糖尿病、脑卒中、骨质疏松症，以及肩周炎、脊柱炎等相关疾病，就容易出现意料之外的风险事件。

八、疗效分析

海城正骨医院 2015 年 4 月到 2017 年 1 月收治 216 例桡骨远端骨折，采用特色的苏氏抖牵提按复位结合经皮穿针治疗。疗效评定标准采用《中华人民共和国中医药行业标准——中医骨伤科病证诊断疗效标准》（ZY/T001.9—94）。

治愈：骨折对位满意，有连续性骨痂形成，局部无明显畸形，无疼痛肿胀，功能完全或基本恢复，或腕掌屈、背伸及前臂旋转受限在 15°以内。

好转：骨折对位欠佳，局部轻度疼痛，轻度畸形，腕背伸、掌屈及前臂旋转受限在 45°以内。

未愈：骨折不愈合或畸形愈合，压痛、叩击痛存在，功能障碍。

疗效评定结果：所有病例均获随访，随访时间 3~24 个月，平均 14.6 个月。骨折均愈合。术前测量掌倾角 −21°~10°（2.7+2）°，尺偏角 −23°~5°（11+1.5）°，桡骨远端短缩 2~14（6+1.5）mm。术后测量掌倾角 13°~16°（10+1.5）°，尺偏角 16°~25°（22+1.5）°，桡骨远端短缩 0~2mm（1+0.5）mm。本组采用《中华人民共和国中医药行业标准——中医骨伤科病证诊断疗效标准》（ZY/T001.9—94）进行评价。治愈 124 例，好转 77 例，未愈 5 例，优良率 90.6%。

九、医案精选

【病案】王某，女，60 岁，住院号：2011003656

该患于 2011 年 4 月 26 日在家中不慎滑倒，致伤左腕部，伤后左腕部肿痛，不敢活动，来诊。经门诊医师拍片检查，局部查体为：左髋部疼痛，以腹股沟中点处压痛明显。4 字试验：阳性。伤肢纵轴叩击痛：阳性。左髋关节活动受限，负重功能丧失，伤肢末梢血运良，足趾活动自如。放射线检查提示：左侧股骨颈头下部骨小梁连续性中断，骨折旋转重叠移位明显。入院诊断为：左侧股骨颈头下型骨折，Garden Ⅳ 型。入院后给予完善理化检查，内科会诊，调整用药，择期行骨折电视 X 线闭式苏氏抖牵按法复位，前关节囊减压，空心拉力钉内固定术。术后第 2 天，指导患者伤肢床上踝泵功能锻炼，苏氏吐纳功练习；3 周后指导患者挂双拐下地，伤肢不负重功能锻炼；3 个月后逐渐伤肢负重功能锻炼。于术后第 8 个月复查 X 线示：骨折线消失，骨小梁连续，伤肢负重功能正常，骨折达骨性愈合，给予取出内固定钉，患者康复。

第十一节　第1掌骨基底部骨折

掌骨在中医骨伤科中又称为雍骨。第1掌骨短而粗，其掌腕关节具有对掌功能，为人类所特有，是长期进化的结果。第1掌骨在劳动中常遭受外力损伤发生骨折，由于其在手的功能中占有重要的地位，对于骨折等损伤的处理要求较高。

一、应用解剖

第1掌骨有许多肌肉、肌腱附着。使第1掌骨外展的有拇长展肌、拇短伸肌，内收的有拇收肌，背伸的有拇长伸肌，屈曲内旋的有拇短屈肌、拇短展肌、拇对掌肌和拇长屈肌，因此在第1掌骨干及基底部骨折后造成向背、桡成角畸形，远端并有内旋畸形。

二、损伤机制

第1掌骨基底部骨折常为间接暴力所致。如掌骨头受到撞击，暴力经掌骨干传至基底部，在基底部上约1cm的坚质骨、松质骨交界处发生骨折，骨折为横断型。骨折远端受拇长屈肌、拇收肌的牵拉向掌侧、尺侧移位；近段因拇长展肌牵拉向背侧、桡侧移位。

第1掌骨基底部骨折合并腕掌关节脱位又称为本奈（Bennett）骨折，也是间接暴力引起。骨折线呈横斜形，一般由内侧斜向背上侧，进入腕掌关节。骨折内侧呈三角形骨片，与大多角骨的关系不变。骨折外侧因拇长展肌、拇屈肌的牵拉，使之从大多角骨的关节面向外、背侧脱位，同时向掌侧屈曲。Bennett骨折是一种不稳定的损伤。

三、临床分型

第1掌骨骨折包括掌骨颈、干及基底三类，其中主要是第1掌骨基底骨折。Green 的分类：①Bennett 骨折，第1掌骨基底半脱位，基底的掌尺侧缘骨折块保留在正常位置上。由于拇长展肌的作用使第1掌骨向近侧移位并内收。②Rolando 骨折，第1掌骨基底"T"或"Y"形骨折，与大多角骨的关系可以正常，亦可有半脱位，它还包括基底背侧唇和掌侧缘骨折。③关节外骨折。

四、第 1 掌骨基底部骨折的评估

1. 外伤史　患者多有手部受到间接或直接暴力作用的病史。

2. 症状　第 1 掌骨局部肿胀、疼痛、功能障碍。

3. 体征　手桡侧畸形、肿胀、压痛明显，可有骨擦音和畸形等。

4. X 线检查　第 1 掌骨的正、侧、斜位像可明确诊断，了解骨折部位、类型等。

五、治疗方法

1. 分神复位、夹板固定法

（1）适应证：第 1 掌骨单纯基底部骨折；较稳定的第 1 掌骨基底部骨折合并腕掌关节脱位者。

（2）分神复位：术者一手持握拇指，另手拇示两指推患手 5 指的两侧，并在掌骨间隙改为背、掌侧推法，直推至腕关节。以拇指点按合谷、劳宫、后溪等穴，用强刺激手法，使局部有得气感。用揉、摩手法在第 1 掌骨部施术，以消除局部肿胀。另一助手握患前臂，与术者进行对抗牵引。然后根据骨折的具体移位情况，施以不同的整复手法。如第 1 掌骨基底部骨折，术者一手拇指按在近端的桡、背侧，食指抵于远端的尺、掌侧，另手牵引拇指屈曲掌指关节，共同用力就可纠正移位。如为 Bennett 骨折，术者牵引拇指向桡、背侧，另手拇指在鼻烟窝部向上推挤，即可复位。复位后由助手牵引拇指，防止再移位，夹板固定。夹板用 3 层薄木片叠合组成，先将木片塑成30°～40°的弧度，再叠合起来，用橡皮膏黏住夹板的上、中、下部。在骨折部的背侧放一小压垫，把夹板放在桡侧，弧度向外与腕关节相吻合。用橡皮膏分别固定夹板在前臂下端、腕、掌骨处，橡皮膏固定拇指于屈曲对掌位，第 1 掌骨外展。绷带包扎拇指、手掌、腕和前臂下端，加强固定作用。

（3）术后管理及其他：每周复查 1 次，调整夹板的松紧度和拇指的位置。术后 4 周拍 X 线片证实骨折已达临床愈合，可拆除夹板，配合中药熏洗，练习手的功能。

2. 分神复位、克氏针内固定

（1）适应证：Bennett 骨折夹板固定失败者；其他不稳定的第 1 掌骨骨折。

（2）操作：闭合穿针技术，患者仰卧位患肢外展 30°。术者左手握住患指，使掌指关节略屈曲，右手持 1.5mm 克氏针在第 1 掌骨处的桡侧，经皮在骨皮质上呈 70°将其钻入至骨折线。助手握前臂对抗牵拉，术者握住患者拇指向远端缓慢牵引外展，拇指同时压在第 1 掌骨基底部，向掌侧及尺侧推挤骨折远端使之复位。在电视 X 线监视下，骨折复位满意后，将克氏针钻入，通过骨折线与三角骨块的中点，固定在大多角骨上，距皮外 1cm 剪断骨圆针，针眼无菌包扎，用石膏托将拇指固定于背伸外展位，允许拇指远侧关节自由活动。但要注意克氏针不要进入掌腕关节内。固定之后，把针尾弯曲，留在皮肤外，用无菌纱布敷盖，石膏托固定。

（3）术后管理：术后早期活动手指，以后配合肘部的功能锻炼。5 周左右，如骨折已临床愈合，可拆除石膏托，拔除克氏针，配合中药熏洗，锻炼指、腕部的功能。

3. 切开复位内固定术

（1）操作：切开复位，从第 1 掌骨桡背侧开始做一弧形切口，在腕横纹处弯曲掌侧，保护跨过腕部的感觉神经支。部分剥离掌骨干近端的软组织，切开掌腕关节，显露骨折。将较大骨块的关节面与较小的关节面对齐，直视下将一根 1.2mm 钢针穿过关节，维持复位。如果一根钢针不可靠，可加用第二根钢针。也可采用一根 2mm 或 2.7mm 螺丝钉进行固定。闭合伤口后使用前臂管型石膏，将腕固定于伸直位，拇指外展位进行固定。

（2）术后处理：术后 3~4 周时打开石膏检查伤口，但需更换石膏并重新固定。直至术后 4 周才能拆除，然后去除克氏针，但仍可能需要制动 2~4 周。如果使用螺钉固定，可在术后 10~14 天开始主动关节活动及练习，间断夹板固定。

六、注意事项

采用管型石膏对掌骨底施压以维持复位也难以达到满意效果，压力太大可造成皮肤坏死，太小易再移位。关于可接受的移位限度还存在一定争议，如果能达到骨折愈合且关节稳定。那么 1~3mm 的关节移位是可以接受的。目前专家共识认为，闭合穿针技术是一种较好的方法，如果复位不满意，则有切开复位的指征。有时需要多个克氏针，而且克氏针可能涉及腕骨而不是大多角骨，以获得充分固定。仅固定掌侧斜形骨折块可能会出现复位失败。

第五章　下肢骨折

第一节　股骨颈骨折

股骨颈骨折多发生于老年人，且较常见。根据海城市正骨医院老年骨折病科近 5 年的数据统计，股骨颈骨折约占全身骨折的 4.2%。因老年人股骨颈骨质萎缩、疏松，轻度间接外力即可导致骨折。如果跌倒时大粗隆部先着地，暴力直接作用在大粗隆部，也可造成股骨颈骨折。因此对于老年人跌倒后，主诉髋部疼痛者，都应考虑有股骨颈骨折的可能性。偶而也可见到年轻人或儿童发生股骨颈骨折，但多是由于比较严重的暴力导致。由于解剖结构特殊性，股骨颈骨折不愈合及股骨头缺血性坏死概率较高。文献报道，骨折经闭合复位内固定术后不愈合率约为 10%，股骨头坏死率约为 20%，二次手术率为 10%~20%。股骨颈骨折的致残率和致死率均较高，已成为导致老年人生活质量下降或死亡的主要威胁之一。

一、病因病机

1. 发病原因　股骨颈是指股骨头与股骨粗隆间线之间的一段骨。这段主要是松质骨，老年时大都退化萎缩，所以老年人的股骨颈骨折较多。股骨颈与股骨干在正常情况下构成一个 120°~130° 的角，称颈干角。大于这个角度时则构成髋外翻，小于这个角度时则成为"髋内翻"，二者都会影响正常的步态。

股骨颈的大部分都在关节囊内，关节囊附着在髋臼边缘和股骨颈的基底部。供给股骨头和颈部的血管来自旋股内动脉（绕在颈后）、旋股外动脉（绕在颈前）和圆韧带动脉。旋骨内、外动脉都在股骨颈基底部从髓关节囊返折处进入股骨颈。因此，在股骨颈发生骨折时，骨折线以上骨组织的血液供给就会大受影响，甚至发生缺血性坏死，影响骨折的愈合连接。圆韧带内的血管供血范围有限，在老年时，此处的血管大部硬化，失去供血作用。

2. 发病机制　股骨颈骨折多发生于老年人，女性发生率高于男性，由于老年人多有不同程度的骨质疏松，而女性活动相对较男性少，由于生理代谢的原因，骨质疏松发生较早，故即便受伤不重，也会发生骨折。Atkin（1984）研究表明，84%的股骨颈骨折患者有不同程度的骨质疏松；Barth 等给股骨颈骨折患者做人工关节置换术时，取下股骨内侧皮质进行组织学观察，与对照组相比，发现骨单位明显减少，哈弗管变宽；Frangakis 研究了老年女性股骨颈骨折与骨质疏松的关系，认为在 65 岁女性中，50%的骨骼矿物质含量低于骨折临界值；在 85 岁女性中，100%的骨骼矿物质含量低于骨折临界值。目前普遍认为，尽管不是唯一的因素，但骨质疏松是引起股骨颈骨折的重要因素，甚至有些学者认为，可以将老年人股骨颈骨折看作病理骨折，骨质疏松的程度对于骨折的粉碎情况（特别是股骨颈后外侧粉碎）及内固定后的牢固与否有直接影响。

大多数老年人股骨颈骨折创伤较轻微，年轻人股骨颈骨折则多为严重创伤所致。Kocher 认为其损伤机制可分为 2 种：①跌倒时大粗隆部受到直接撞击；②肢体外旋。在第二种机制中，股骨头由于前关节囊及髂股韧带牵拉而相对固定，股骨头向后旋转，后侧皮质撞击髋臼而造成颈部骨折，此种情况下，常发生后外侧骨皮质粉碎。年轻人中造成股骨颈骨折的暴力多较大，暴力沿股骨干直接向上传导，常伴软组织损伤，骨折也常发生粉碎。

二、骨折分类

股骨颈骨折分类方法有多种，概括起来可分为 3 类。

按解剖部位分型：许多研究者根据骨折的解剖部位将股骨颈骨折分为 3 型：头下型、经颈型和基底型。其中头下型和经颈型属于关节囊内骨折，而基底型则属于关节囊外骨折。头下型是指位于股骨颈中部的骨折。基底型是指位于股骨颈基底部与粗隆间的骨折。Klenerman、Garden 等认为在 X 线片上，由于投照角度不同，很难区分头下型与经颈型。Klenerman、Marcuson 及 Banks 均认为单纯的经颈型骨折极为罕见。由于经颈型骨折发生率很低，各型 X 线表现受投照角度影响很大，目前此类分型已很少应用。

按骨折线方向分型（Pauwels 分型）：1935 年，Pauwels 根据股骨颈骨折线的方向将股骨颈骨折分为 3 型：Ⅰ型，骨折线与水平线夹角为 30°；Ⅱ型，骨折线与水平线夹角为 50°；Ⅲ型，骨折线与水平线夹角为 70°。Pauwels 认为，夹角越大，即骨折线越垂直，骨折端受到剪式应力时骨折越不稳定，不愈合率随之增加。该分型存在 2 个问题：第一，投照 X 线片时股骨颈与 X 线片必须平行，这在临床上难以做到。患者由于疼痛等原因，在摄 X 线片时骨盆常发生倾斜，则骨折线方向便会改变。同一股骨颈骨折，由于骨盆倾斜程度的不同，在 X 线片上可以表现出自 Pauwels Ⅰ 型至 Pauwels Ⅲ 型的不同结果。第二，Pauwels 分型与股骨颈骨折不愈合及股骨头缺血坏死无明显对应关系。Boyd、George、Salvatore 等研究发现，在 140 例 Pauwels Ⅰ 型患者中不愈合率为 0，股骨头缺血坏死率为 13%。在 295 例 Pauwels Ⅱ 型患者中不愈合率为 12%，股骨头缺血坏死率为 33%。在 92 例 Pauwels Ⅲ 型患者中，不愈合率仅为 8%，股骨头缺血坏死率为 30%。由于 Pauwels 分型受 X 线投照影响较大，与骨折不愈合率及股骨头缺血坏死率缺乏对应关系，目前较少应用。

按骨折移位程度分型（Garden 分型）：Garden 根据骨折移位程度，将股骨颈骨折分为 4 型（1961）。Ⅰ 型不完全骨折，股骨颈下方骨小梁完整，该型包括所谓"外展嵌插型"骨折。Ⅱ 型完全骨折，但无移位。Ⅲ 型完全骨折，部分移位，该型骨折 X 线片上可以看到骨折远端上移、外旋，股骨头常后倾，骨折端尚有部分接触。Ⅳ 型完全骨折，完全移位，该型骨折 X 线片上表现为骨折端完全无接触，而股骨头与髋臼相对关系正常。Garden 分型中自 Ⅰ 型至 Ⅳ 型，股骨颈骨折严重程度递增，而不愈合率与股骨头缺血坏死率也随之增加。Garden 分型在国际上已被广泛应用。Frandsen 等对 100 例股骨颈骨折分别请 8 位医生进行 Garden 分型，结果发现，8 位医生分型后的相互符合率只有 22%。对于移位与否的争议占 33%。由此可见，Garden 分型中移位的判断与主观因素有密切关系。Eliasson 等（1988）建议将股骨颈骨折简单地分为无移位型（Garden Ⅰ、Ⅱ型）及移位型（Garden Ⅲ、Ⅳ型）。

目前通用的是 AO 分型。AO 将股骨颈骨折归类为股骨近端骨折中的 B 型。

B1 型：头上型，轻度移位。①嵌插，外翻 15°。②嵌插，外翻<15°。③无嵌插。

B2 型：经颈型。①经颈部基底。②颈中部，内收。③颈中部，剪切。

B3 型：头下型，移位。①中度移位，内收外旋。②中度移位，垂直外旋。③明显移位。

三、临床表现

1. 病史　绝大多数患者有确切的外伤史，疲劳性骨折者外伤史可能不明确。

2. 疼痛　主要为患髋的疼痛，不敢站立行走或下肢活动受限。畸形患肢多有轻度屈髋屈膝及外旋畸形。

3. 体格检查 下肢内收、外旋、短缩畸形，外旋为 45°～60°，少有局部肿胀及瘢痕。可出现局部压痛（主要为腹股沟中部）及轴向叩击痛。Bryant 三角底边较对侧缩短小于 5cm（正常约 5cm），大转子上移超过 Nelaton 线。患侧大粗隆升高，表现为大粗隆在髂坐骨结节联线之上；大粗隆与髂前上棘间的水平距离缩短，短于健侧。

四、实验室检查

髋关节正侧位 X 线片基本可确定诊断。

嵌入型股骨颈骨折：无明显错位，通常股骨颈可见模糊的致密骨折线，局部骨小梁中断，局部骨皮质出现小的成角或凹陷，股骨干的外旋畸形较明显。此型骨折属较稳定骨折。由于骨折发生时外力作用的不同，股骨头可发生不同程度的内收、外旋。

前倾或后倾的成角畸形：如出现嵌入端成角畸形较明显，或骨折线的斜度较大、骨折端部分有分离，或股骨干外旋明显时，提示骨折不稳定，错位型股骨颈骨折较常见，亦称为内收型股骨颈骨折。

两折端出现旋转和错位：股骨头向后倾，骨折端向前成角，股骨干外旋、向上错位，骨折线分离明显。

确诊需要髋正侧位 X 线检查，尤其对线状骨折或嵌插骨折更为重要。X 线检查对于骨折的分类和治疗的参考也不可缺少。应注意的是，有些无移位的骨折在伤后立即拍摄的 X 线片上可以看不见骨折线，可当时行 CT、MRI 检查，或者等 2～3 周，因骨折处部分骨质发生吸收现象，骨折线才清楚地显示出来。因此，凡在临床上怀疑股骨颈骨折的，虽 X 线片上暂时未见骨折线，仍应按嵌插骨折处理，3 周后再拍片复查。另一种易漏诊的情况是多发损伤，此时常发生于青年人，由于股骨干骨折等一些明显损伤掩盖了股骨颈骨折，因此对于这种患者一定要注意髋部检查。

五、股骨颈骨折诊断鉴别

结合外伤史，髋部疼痛，不能站立行走，患肢典型的屈髋、屈膝及外旋畸形，患侧大粗隆在 Nelaton 线之上，大粗隆与髂前上棘间的水平距离较健侧缩短，X 线片及 CT 检查，能确立诊断。

在鉴别诊断方面，本病最主要是要与股骨粗隆间骨折相鉴别。

股骨粗隆间骨折和股骨颈骨折的受伤姿势、临床表现大致相同，两者容易混淆。一般说来，粗隆间骨折因局部血运丰富，肿胀、瘀斑明显，疼痛亦较剧烈，都比股骨颈骨折严重。前者的压痛点多在大粗隆部，后者的压痛点多在腹股沟韧带中点的外下方，X线片可帮助鉴别。

六、特色治疗

苏氏正骨流派通过以"苏氏正骨四法—抖牵旋按复位法"为主的优化组合方法，对股骨颈骨折等病症进行治疗，探索了中医治疗股骨颈骨折的思路，并取得良好的疗效。由于其解剖位置较深，皮下不易触之，且其血运不佳，断端剪式应力较大，使其成治疗难点。又因其发病多为老年人，发病者常伴其他的原发性疾病，故其危险性往往并不是骨折本身。苏氏正骨流派在治疗过程中如何既能获得准确性、稳定性复位，减少对折断处血运的破坏，又能兼顾患者耐受程度，显得尤为重要。

优化组合法是综合多学科协作（内科-骨科-麻醉科）、特色麻醉（神经定位仪定位，骨神经阻滞麻醉）、苏氏正骨四法—抖牵旋按法复位、经皮微创固定术、特色练功康复及规范、专业护理（苏氏吐纳功练功、苏氏足蹬抬臀法练功）等一整套治疗方式。

根据患者发病特点，首先建立老年骨折病单元化管理模式。即以骨科为主、内科为辅的多科合作，复合型科室管理模式，尽可能完成一站式服务，减少患者转科会诊带来的痛苦和病情加重，使患者能够得到最好的医疗服务。内科、骨科、麻醉科多科协作，对病情进行会诊、监护与治疗。临床实践证明，此单元化管理模式为各类老年股骨颈骨折围手术期规避风险起到了积极的作用，同时减少了医患的纠纷与矛盾。其次，通过神经定位仪定位，股神经阻滞麻醉的开展，扩大了耐受麻醉患者的范围，减轻患者痛苦的同时，使更多的患者得到救治。再次，通过苏氏正骨四法—抖牵旋按法复位。利用中医骨伤治疗的独特技法，旋转按压的力学效应，通过轻柔、快捷、准确、稳定的复位方式，减少医源性损伤。这也是探索中医骨伤科治疗股骨颈骨折极其重要的一步。正如《医宗金鉴·正骨心法要旨》所述："手法者，诚正骨之首务哉。""爰因身体上下、正侧之象，制器以正之，用辅手法之所不逮，以冀分者复合，欹者复正，高者就其平，陷者升其位……法之所施，使患者不知其苦，方称为手法也。"又次，通过经皮微创固定方式，运用微创理念，减少患者创伤的同时，保持复位后骨折的稳定性，获得更好的疗效。最后，通过苏氏正骨独特的练功方式，苏氏吐纳功、苏氏捏搓揉按法、苏氏足蹬锻炼法以及专业的、规范的整体化护理，促进气血运行，吐浊纳新，达到防治

"未病"的目的。

1. 牵引复位　患者住院后，给予伤肢外展 30°中立位拉锁牵引或皮牵引，足穿矫正鞋或沙袋固定，牵引重量 8~16 磅，牵引 2~3 日，要床边摄片，以观察牵引重量是否需要调整。作为手术前常规治疗方法，骨牵引治疗可使骨折复位，减轻患者痛苦。如骨折移位较重或陈旧性骨折，常采用股骨髁或胫骨结节骨牵引 3~7 日，使骨折复位后再行内固定。牵引重量维持在体重的 1/10 左右即可。

2. 手术治疗　经调整后能够耐受手术的患者采用优化组合方式进行治疗。按骨折的时间与类型、患者的全身情况等决定治疗方案。新鲜无移位或嵌插骨折多无须复位，但须伤肢制动，保守治疗，即皮带牵引，穿矫正鞋，外屈中立位，必要时可行三针锁针外固定支架固定；移位骨折应尽早予以复位固定。采用特色"神经刺激仪定位股神经阻滞麻醉"；特色的苏氏正骨法——抖牵旋按法进行整复。

（1）术前手法整复：实施前，第一助手以一手托握伤肢足跟，另一手掌握伤足；第二助手于健肢下侧，一手顶健肢足底，一手压健肢膝前，与第一助手形成对抗；第三助手于患者健侧腰部，双手稳按骨盆。然后第一助手视其骨折移位情况做适度的抖动，使其能松弛肢体肌肉骨节，欲合先离，离而复合，缓解外伤后所引起的骨断端之间的嵌插，以及骨峰与软组织的嵌入，使其松弛，减轻患者对以下其他手法的反应，以增加复位后肢体的舒适感。

在抖的同时予以牵引。牵，先为顺势牵，主要是克服肌肉的牵拉力，矫正重叠移位，恢复肢体长度；旋、按，视其骨折旋转移位及前后移位情况进行顺势伤肢内旋，再通过术者向下按压或向前托顶，来纠正骨折的内外移位。术者的具体操作方法如下。

一法：术者以一手拇指或拳顶住会阴偏前方或偏后方，一手置于大转子后或前方，双下肢伸直，伤肢外展 30°，施加牵引至双下肢等长，再使伤肢于轻度抖动后内旋 20°；术者再依骨折有否前后移位的情况，双手逆其远端移位方向，于抖动的同时相向施力，随即内收至中立位，或略外展，叩击双转子使骨折嵌插，多数可获得满意复位。

二法：先使双下肢外旋外展 20°，施行足够牵引，使患肢略长于健肢，将大转子向前后抖动数次，再使患肢内旋 20°~30°位，再将大转子向后推动数次，保持内旋位的前提下放松牵引，可达满意复位。若要矫正前后移位，可于抖动的同时施一法。

三法：将患肢置外旋外展 20°位，牵引并轻度抖动内旋，使足与床面平行，叩击大转子向内，一手置膝内侧外扳着力于股骨颈，这是外翻复位所必需的方法。X线证实复位满意后内固定，观察股骨内旋的标准是正位片小转子消失或明显变小。若要矫正前后移位，可于抖动的同时施一法。

四法：多用在股骨头极度前屈、伸直复位法不满意者。又称为下肢屈曲复位法。患者仰卧，患肢屈髋、屈膝各90°，大腿轻内旋，沿股骨干轴线牵引并轻度抖动，然后依次做外展、内旋和环形运动，在低于手术台面时伸直髋关节。放松牵引，外旋畸形消失。此手法无绝对禁忌证，但进行手法复位时应严格掌握其适应证，对合并骨质疏松的年老患者尤应慎重，应用手法时要严格按照步骤完成并避免使用暴力，否则有导致周围骨折的危险。C型臂X线机观察骨折复位情况，使骨折对位对线尽量达解剖复位。复位质量多采用Garden指数来衡量。在正位片上，股骨头内侧承重骨小梁的中心轴线与股骨干内侧皮质呈160°～170°角，如果小于160°则表示有髋内翻，大于180°表示有髋外翻。侧位片上股骨头与股骨颈轴线呈180°角，正常的指数变动应在20°之内。多数骨折均可用此法达满意复位。

（2）前关节囊减压术：术者于腹股沟韧带髂前上棘下方4.5cm、股动脉外侧1.5cm为进针点，以直径2.5mm导针穿刺进入髋关节囊，至有扑空感，经导针放置减压导管后，拔出导针，有血性关节液排出，适当负压吸引，减轻关节囊内压力，引出3.0～8.0mL血性液体。

（3）微创经皮空心钉加压内固定：C型臂或G型臂X线机透视髋部正侧位证实复位满意后，常规消毒铺巾，选取直径2.5mm导针，于大粗隆4cm处经皮沿股骨颈下缘皮质钻入，导针尖端位于股骨头软骨下3～5mm。再分别于大粗隆下3cm和2cm处经皮沿股骨颈中线和股骨颈上缘骨皮质将导针钻入，使3枚导针在侧位尽量散开，在股骨颈内呈多平面三角形分布（不必使三枚针在骨折面上呈严格的品字形）。沿导针分别做长0.5cm皮肤切口，分离导针周围组织达骨膜，分别测量所需空心钉长度。扩孔后，选择长度合适的空心钉拧入。空心钉螺纹均要超过骨折线以远，尖端位于股骨头软骨下3～5mm，空心钉尾部使用垫圈，以增强骨折端的加压作用。拔出导针，透视三枚空心钉固定可靠后，缝合切口。

还有一种四针锁针固定法，适用于Garden I、II、III型。尤其对于股骨颈头颈型骨折，因骨断端呈短螺旋形，近端呈鸟嘴样，极不稳定，在行拉力钉内固定时，因拉力钉的直接加压作用很容易导致骨断端的旋转重叠，从而导致骨断端发生移位，故采用四针锁针加压器外固定较适合。具体方法为：C型臂或G型臂X线机透视髋部正侧位证实复位满意后，术区常规消毒，铺无菌巾，术者应用手术低速电钻将直径 3.5mm 斯氏针，在大粗隆外侧顶点下方 2cm 进针，沿股骨颈上皮质的下缘（即股骨颈的张力骨小梁）进针，进入股骨头上方；再在其下方 3cm 沿股骨颈下皮质的上缘（即压力骨小梁）进针，通过股骨距进入股骨头下方；再在两枚针之间平行进入第三枚直径 3.5mm 斯氏针，达软骨帽下 5mm 为宜；最后于股骨外髁的上方 10cm 髂胫束的后缘进针，拧入直径 5.0mm、长 130mm 的螺纹针，过对侧骨皮质约 2.0mm。将上述四枚针尾穿过固定夹螺栓孔，应用单侧力臂架固定，锁紧固定夹，调整架长短，使针体出现轻度弯曲为宜。并将远端针孔周围筋膜及髂胫束十字形切开，屈伸膝关节无阻碍，检查其他针孔是否有皮肤牵拉压迫，并做相应松解处理，针孔无菌包扎。

3. 术后康复 患者仰卧位，患肢外展 30°、中立位。白天，屈膝、屈髋 35°，膝下放置三角软垫；夜间，患肢伸直位，足穿矫正鞋，防止患肢外旋。防治"未病"及功能锻炼。

（1）全身练功法：应鼓励患者每天做苏氏"吐纳功"。苏氏吐纳功的特点是以静为主，辅以默念，同时调畅呼吸，配合四肢运动，从而达到身松心静、养气强身、祛病延年之目的。无明显禁忌证，适合除意识障碍以外所有人群。患者平卧，两手置于身侧，掌心向上，两下肢伸直，脚跟靠拢，脚尖自然分开。两眼轻闭或微露一线之光。以鼻呼吸，先吸足大自然之清气，吸气时舌轻抵上腭，停止不动，同时足尖上提，收紧肛门，握拳。并以意引气下行至小腹，略停片刻后，再把体内之浊气徐徐呼出。呼气时，舌放回，与下齿平，撒手，松肛，足尖下伸。坚持每天练功 2 次，每次 30 分钟，收功时去除意守心念，凝神静养片刻，然后搓手浴面，即觉头清眼亮，周身有力，气血循环流畅。

（2）局部练功法：卧床患者进行苏氏"足蹬抬臀法"，积极进行股四头肌功能舒缩活动，踝关节和足趾屈伸功能锻炼，以防止肌肉萎缩和关节僵直的发生。尽早鼓励患者做上肢运动及健侧下肢的屈伸及抬腿活动。患侧下肢的股四头肌舒缩及踝关节、趾关节的屈伸活动，可改善局部的血液循环，防止肌肉进一步萎缩。

（3）离床功能锻炼：四针锁针外固定术后 2 周，患者即可在医生的指导、陪护人员的帮助下，腋下扶双拐、伤肢不负重进行功能锻炼。空心拉力钉内固定术后 3 周，患者可在医生指导和陪护人员帮助下，腋下扶双拐、伤肢不负重进行功能锻炼。

注意事项：扶拐行走要领是双拐略宽于肩，先挪拐，后走路，患肢走一步，健肢跟半步。一般不宜负重太早，应根据 X 线片显示愈合情况，再考虑患肢逐步负重锻炼。骨性愈合前不盘腿、不侧卧、不负重。

4. 苏氏辨证中药治疗　按照骨折三期辨证治疗。

骨折早期：治法：活血化瘀，消肿止痛。推荐方药：桃红四物汤加减。桃仁、红花、川芎、当归、赤芍、生地、枳壳、香附、延胡索等。特色中成药：苏氏活血化瘀止痛丸。组成：三七、红花、当归、乳香（制）、没药（制）、白芷、马钱子（制）、续断、骨碎补（炒）、土鳖虫、自然铜（制）、儿茶、冰片、生龙骨、牛膝。

骨折中期：治法：和营止痛，接骨续筋。推荐方药：舒筋活血汤加减。羌活、防风、荆芥、独活、当归、青皮、续断、牛膝、五加皮、杜仲、红花、枳壳等。特色中成药：苏氏接骨续筋丸。组成：川乌（制）、草乌（制）、天南星（制）、自然铜（制）、土鳖虫、乳香（制）、没药（制）、地龙、甘草。

骨折后期：治法：补益肝肾，强壮筋骨。推荐方药：壮筋养血汤加减。组成：当归、川芎、白芷、续断、红花、生地、牛膝、牡丹皮、杜仲等。特色中成药：苏氏补肾壮骨丸、骨坏死愈合丸。补肾壮骨丸组成：熟地、枸杞子、山药、泽泻、牡丹皮、茯苓、五味子、菟丝子、肉苁蓉。

5. 护理

情志护理：股骨颈骨折多属突发性损伤，伤及筋骨，以致血瘀气滞，导致不同程度的肿痛和功能障碍。患者表现出焦虑、急躁及对疾病预后惊恐的心理。因此护理人员应在详细了解病情、争取合理治疗措施的同时，加强心理护理，给予患者耐心细致的安慰和解释，解除患者的恐惧心理，帮助患者了解损伤修复过程和治疗措施，以配合治疗。

生命体征的观察：股骨颈骨折患者多为老年人，常合并高血压、糖尿病、冠心病等，病情易发生变化，故入院后应严密观察病情，及时监测体温、脉搏、呼吸和血压，并做好详细记录，以防止合并症加重。

体位护理：术后患肢保持外展中立位。麻醉复苏后即可允许半坐或坐位，术后即行患肢肌肉收缩锻炼。

饮食护理：早期饮食护理：患者因胃肠蠕动减弱出现腹胀、便秘，此时饮食宜清淡，应以易消化的饮食或半流食为主，多吃水果、青菜、萝卜、瘦肉汤等，忌食肥甘厚味、辛辣及易胀气的豆类食物。中期饮食护理：饮食应以清补为主，如牛肉、鸡汤、瘦猪肉、木耳等。但必须是病情稳定，大便通畅。如有脾胃虚弱者可食些健脾和胃之食品，如生姜、茴香、山楂、西红柿等。骨折后期饮食护理：虚则补之。中医学认为肾主骨、肝主筋，要多进食滋补肝肾之品，如猪肝、羊肝、猪肾、羊肾、排骨和鳖等。另如饴糖、大枣、枸杞子泡水代茶饮，这些都具有强筋壮骨的作用。

6. 并发症的防治

（1）泌尿系感染：对能自行排尿者鼓励患者术后及时排尿；留置尿管者，注意局部清洁。每日消毒 2 次，每日饮水量 2500mL 以上，防止泌尿系感染。

（2）坠积性肺炎：指导患者吹气球；进行苏氏吐纳功训练，主动咳嗽、排痰；翻身后给予拍背，用空心拳由下而上、由外向内拍；痰多难咳时应润肺化痰，配合中药雾化吸入治疗。

（3）压疮：保持床铺平整、清洁、干燥，定时翻身，结合苏氏"捏搓揉按法"通经活络，改善受压部位的血运，高危人群同时配合使用气垫床。

（4）腹胀、便秘：指导患者养成定时排便的习惯，腹部胀满及便秘者可自右下腹顺着结肠向上、向左、向下按摩，时间为 20～30 分钟，每日 3 次，同时配合腹部热敷、饮食疗法、口服番泻叶或遵医嘱艾灸足三里、天枢、中脘，以健脾和胃。

（5）下肢静脉血栓：避免在下肢做静脉输液，鼓励患者加强肢体活动，或轻轻按摩肢体。遵医嘱行双下肢足底静脉泵，每日 2 次，每次 20～30 分钟。下肢静脉血栓一旦发生，必须抬高患肢、制动，配合理疗，禁止按摩患肢，防止血栓。

七、股骨颈骨折治疗过程中如何规避风险

对于股骨颈骨折治疗过程中如何规避风险，从诊断、治疗等方面来阐述。

1. 从诊断方面分析　作为我们的首诊医师，对于绝大部分患者，根据外伤史及有关临床表现及 X 线片检查即可明确诊断，但对于一些股骨颈隐匿性骨折（Garden I 型骨折或嵌插型骨折）患者，早期诊断可能存在难度，临床常发生漏诊及误诊，甚至发生医疗纠纷。

例如，这样的患者常以髋部疼痛来诊。有的患者可以步行或由人搀扶进入诊室，一定要详细询问患者的病史及受伤原因。如果只是由于一个较小的外力，比如坐床或坐椅子摔一下，临床体格检查显示髋部疼痛，以腹股沟中点处压痛明显，4 字试验阳性，伤肢纵轴叩击痛阳性，拍摄骨盆正位 X 线片没有发现明显异常，这时首诊医师千万不能忽视，一定要再拍摄一个髋关节的 CT 片，如果仍没有发现明显异常，这时可能有的医师即会诊断为髋部的挫伤，让患者回家休息，但却忽视了股骨颈隐匿性骨折的存在。过了 2 周，患者再次以髋部疼痛加重、活动受限来诊，拍摄骨盆正位 X 线片，显示股骨颈

完全骨折、完全移位。那么作为首诊医师，在初次接诊时除了拍摄骨盆正位片及 CT 片外，还要再拍摄一个髋关节的 MRI，才有可能做出明确诊断，发现股骨颈的隐匿性骨折。（图 5-1-1）

在检查设施匮乏的基层医院，在拍摄骨盆的 X 线片后未发现明显异常时，可嘱患者先穿丁字鞋，卧床 2~3 周，再到医院复查 X 线片，以确定是否存在股骨颈的骨折。

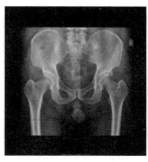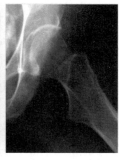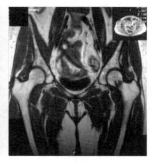

a.股骨颈正位及轴位X线片：均未发现明显异常　　b. MRI：股骨颈线性信号减弱
诊断：股骨颈骨折

图 5-1-1　肌骨颈骨折辨别诊断

临床中如遇到昏迷的高能损伤患者，如发现有一侧肢体的多处骨折，如一侧肢体的髂骨骨折、股骨干骨折、髌骨骨折，或膝关节韧带损伤、胫骨同时骨折，应高度怀疑有同侧的股骨颈骨折，为进一步检查确诊，要拍摄骨盆的 X 线片、CT 片或 MRI 检查，以免发生漏诊及误诊，延误患者的早期治疗。

2. 从治疗方面分析　临床做出正确的股骨颈骨折的诊断之后，就要进行下一步的治疗了。如何正确分型，选择好治疗方案，对判断预后极为重要。

首先在治疗之前，要充分向患者及家属告知患者的病情，比如诊断、临床分型、治疗过程中可能存在的风险（如后期发现股骨头坏死，再次治疗的可能）、治疗方案的选择、预后的情况等，让患者及家属充分了解所患的疾病和可能发生的不良后果，在征得患者同意并签字后，再行下一步的治疗。

关于围手术期的处理，我院对 65 岁以上的老年患者，在入院后第一时间请内科会诊、用药，并进行住院期间内风险告知。加强围手术期的管理，是降低病死率及并发症的关键。

一般准备：除思想准备等一般手术所必备的准备外，术前应对患者的心、脑、肾、肝、肺等重要器官进行功能评价。如这些器官有器质性病变，濒于失代偿或已经有失代偿表现，表明患者对手术的耐受力较差，应积极给予内科调整治疗。

①心脏方面的疾病：心肌梗死患者行心脏搭桥或冠脉支架术后 6 个月，才可行骨科手术治疗。心律失常患者应在心律失常得到较好控制后才可进行骨科手术治疗。高血压患者在骨科手术前积极应用降压药，调整血压在安全范围。

②呼吸系统疾病：合并有肺内感染者，应给予抗炎治疗，控制咳嗽及哮喘。如有呼吸功能不全，应做肺功能检测。如最大通气量在预计值85%以上者，方可行骨科手术治疗。

③肝病：凡肝脏有损害的患者，术前应给予保肝药物，避免应用对肝有损害的药物。

④糖尿病：术前应降血糖，调整在 10mmol/L 以下才可行骨科手术治疗。

术前行骨密度检查，对患者骨量进行评估。行下肢静脉彩超检查，以筛查下肢深静脉血栓（DVT）。根据中国骨科大手术静脉血栓栓塞症预防指南要求，术前进行 Caprini 评分，分为低危、中危、高危和极高危四个等级。骨科大手术患者评分均在 5 分以上，属于极高危人群。临床给予物理及药物相结合的方法预防 DVT 的发生，如足底静脉泵、间歇充气加压装置及梯度压力弹力袜等，足程抗凝 35 天，常规用药为低分子肝素钙、利伐沙班。

骨连接内固定与人工髋关节置换术：骨折复位、内固定术被公认为治疗股骨颈骨折损害最小的手术。但骨不愈合、内固定失败和股骨头缺血性坏死，一直是困扰临床的难题。发生股骨头缺血性坏死率仍为 10%~30%，如果后期发生股骨头缺血性坏死，可行人工全髋关节置换手术。全髋关节置换可以作为一种较安全、有效的补救措施。

我们通过多年、大量的病例总结随访认为：Garden Ⅰ、Ⅱ、Ⅲ 型股骨颈骨折及较为年轻的 Graden Ⅳ 型骨折，首选仍为骨连接治疗，即运用我院四特疗法，采用电视 X 线下闭式苏氏抖牵旋按法复位，前关节囊减压，三枚空心拉力钉内固定术。

八、疗效分析

我院对近 5 年来治疗的 209 例股骨颈骨折患者进行了随访和统计。209 例中，男 97 例，女 112 例，平均年龄 78.8 岁。发病部位，股骨颈头下型 149 例，股骨颈颈中型 37 例，股骨颈基底部 23 例。病程 1~21 天。诊断依据：参照 1994 年国家中医药管理局发布的中华人民共和国中医药行业标准《中医病证诊断疗效标准》及全国高等中医药院校教材《中医正骨学》第二版中股骨颈骨折诊断标准。治疗方法：根据诊疗方案，采取综合治疗方法，具体包括分型口服特色中成药及汤药、牵引治疗、抖牵旋按法复位、经皮微创穿针固定、磁疗、高压氧、苏氏吐纳功等。

　　评价结果，本组共有患者 209 例，去除人工关节置换 55 例，参与统计 154 例，均为行特色疗法治疗者。其中股骨颈头下型 94 例，股骨颈颈中型 37 例，股骨颈基底部 23 例。治疗方法：股骨颈头下型 Garden Ⅰ 和 Garden Ⅱ 型、Garden Ⅲ 和 Garden Ⅳ 型选择苏氏抖牵旋按法复位，前关节囊减压，空心拉力钉内固定术，四针锁针加压器外固定。股骨颈颈中型 Garden Ⅰ 和 Garden Ⅱ 型、Garden Ⅲ 和 Garden Ⅳ 型均选择空心拉力钉内固定术。股骨颈基底部选择空心钉固定或四针锁针加压器外固定。本组病例无骨折不愈合及早期股骨头坏死发生。在院期间无坠积性肺炎、尿路感染及褥疮发生。预防股骨头坏死应用股坏死愈合丸 176 例，应用中药汤剂（协定处方）121 例。所有病例均按骨折三期用药。对骨质疏松患者应用抗骨质疏松丸 155 例，应用补肾活络汤结合 ADFR 综合治疗 78 例。结果，优 84 例，良 41 例，可 25 例，差 4 例，总优良率 81.2%。

　　股骨颈骨折的预后转归与患者的年龄、受伤原因、暴力大小、骨折的部位、粉碎及移位程度、手术方式的选择、术后的正确功能锻炼等诸多因素有关。

　　骨连接内固定治疗的主要并发症：①内固定失败，脱钉：引起原因与骨质疏松有关。骨质疏松症是股骨颈骨折的易发因素之一，也是影响手术效果、导致固定失败的一个重要因素。另外一个因素是股骨颈骨折粉碎严重，固定不稳，还有一个因素就是患者过早负重，产生不利于骨折愈合的剪式应力，致骨断端移位，内固定物松脱。我院采用打四枚螺钉，其中一枚为横拉钉，对处理骨断端的不稳定有一定的作用，相关的病例随访工作正在进行中，效果还有待验证。②股骨颈吸收、骨折不愈合、股骨头缺血性坏死等：国外学者 Hernigou 等于 2002 年在临床采用自体骨髓单个核细胞移植治疗股骨头缺血性坏死，通过穿刺患者自体髂骨骨髓，体外分离浓缩单个核细胞，经皮穿刺植入坏死病灶内，对股骨头软骨面塌陷在 1mm 以内的患者进行治疗。我院已于 2016 年起开展类似工作，采用 ABioCTM 组织再生技术，治疗股骨颈骨折，刺激骨折愈合，预防股骨头坏死，病例近期随访效果令人满意。

　　人工髋关节置换的主要并发症：①感染：发生率 3%~5%，是造成人工关节失败的主要原因。严格的无菌操作、熟练的手术技能和术前及术后应用抗生素是预防其发生的主要措施。我院于 2006~2017 年对 500 例股骨颈骨折患者行人工髋关节置换术，仅2例发生表浅感染。②深静脉血栓（DVT）：发生率20%～70%。我院应用物理加药物的双重治疗，术后穿梯度弹力袜、静脉泵、口服利伐沙班或皮下注射低分子肝素钙，配合苏氏吐纳功及股四头肌锻炼，有效预防下肢静脉血栓形成。③人工关节的松动和磨损：发生率与假体材料、假体类型及随访时间等因素有关，是人工关节失败的另一原因，一般发生在术后2年左右。④人工关节脱位：发生率为0.2%～6.2%，其原因主要与人工关节放置不当、关节囊松弛及手术切口入路的选择有关。⑤假体周围骨折的发生：患者存在严重骨质疏松症，与再次摔伤有关。

九、医案精选

【病案】王某，女，60岁，住院号：2010003454

该患于2010年3月25日在家中不慎滑倒，致伤左髋部，伤后左髋部肿痛，不敢活动，来诊。经门诊医师拍片检查，局部查体为：左髋部疼痛，以腹股沟中点处压痛明显。4字试验阳性，伤肢纵轴叩击痛阳性。左髋关节活动受限，负重功能丧失，伤肢末梢血运良，足趾活动自如。放射线检查提示：左侧股骨颈头下部骨小梁连续性中断，骨折旋转重叠移位明显。入院诊断：左侧股骨颈头下型骨折，Garden Ⅳ型。入院后给予完善理化检查，内科会诊，调整用药，择期行骨折电视X线闭式苏氏抖牵旋按法复位，前关节囊减压，空心拉力钉内固定术。术后第2天，指导患者伤肢床上踝泵功能锻炼，苏氏吐纳功练习。3周后指导患者扶双拐下地，伤肢不负重功能锻炼。3个月后逐渐伤肢负重功能锻炼，于术后第8个月复查X线示：骨折线消失，骨小梁连续，伤肢负重功能正常，骨折达骨性愈合，给予取出内固定钉，患者康复。（图5-1-2）

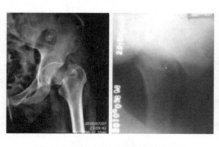 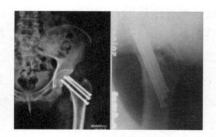

图5-1-2a　左侧股骨颈骨折　　　图5-1-2b　行骨折闭式苏氏抖牵旋按法复位，
　　　　　　　　　　　　　　　　　　　前关节囊减压，三枚空心拉力钉内固定术

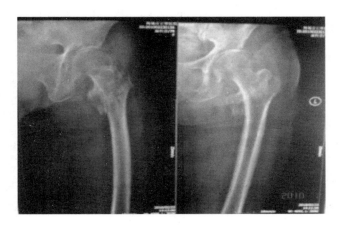

图 5-1-2c　患者术后 8 个月，给予撤出固定钉

第二节　股骨粗隆间骨折

股骨粗隆间骨折又名股骨转子间骨折，是老年人常见的骨折。随着社会的老龄化，人均寿命的延长，骨质疏松人数的增加，老年人发生股骨粗隆间骨折的概率呈上升趋势。其保守治疗并发症多、死亡率高，手术治疗逐渐成为共识。

一、病因病机

股骨粗隆间骨折由间接暴力或直接暴力损伤产生。老年患者的股骨粗隆间骨折多为直接外力如跌倒所致。因常伴有不同程度的骨质疏松，故易造成严重的粉碎性骨折。在跌倒时，身体发生旋转，在过度外展或内收位着地发生骨折。也可为跌倒时，侧方倒地，大转子直接遭受撞击，而发生转子间骨折。转子间是骨囊性病变的好发部位之一，因此也可发生病理性骨折。

二、骨折分类

仔细研究股骨粗隆间骨折的分型有利于对骨折程度做出更准确的评价，以选择更加适合的治疗方法和判断预后。股骨粗隆间骨折的分型很多，目前公认并得以应用的有以下 10 种：Evans 分型（1949），Boyd-Griffin 分型（1949），Ramadier 分型（1956），Decoulx-Lavarde 分型（1969），Ender 分型

（1970），Tronzo 分型（1973），Jensen 分型（1975），Deburge 分型（1976），Briot 分型（1980），AO 分型（1981）。所有骨折分型可归为两类：①解剖学描述（Evans，Ramadier，Decoulx-Lavarde）；②提示预后（Tronzo，Ender，Jensen 改良的 Evans 分型）。任何骨折分型必须应用简便，并能指导治疗，同时提示预后，才能具有临床意义。就股骨粗隆间骨折分型而言，能够对骨折的稳定性及复位、固定之后骨折部位能否耐受生理应力做出判断尤为重要。

AO 分型、Evans 分型、Jensen 分型和 Boyd-Griffin 分型为大家所熟知并得以广泛应用，现介绍如下。

AO 分型：AO 将股骨粗隆间骨折纳入其整体骨折分型系统中，归为 A 类骨折，具体又分为：A1 型：经转子的简单骨折（两部分），内侧骨皮质仍有良好的支撑，外侧骨皮质保持完好。1. 沿转子间线；2. 通过大转子；3. 通过小转子。A2 型：经转子的粉碎骨折，内侧和后方骨皮质在数个平面上破裂，但外侧骨皮质保持完好。1. 有一内侧骨折块；2. 有数块内侧骨折块；3. 在小转子下延伸超过 1cm。A3 型：反转子间骨折，外侧骨皮质也有破裂。1. 斜形；2. 横形；3. 粉碎。

Evans 分型：Evans 根据骨折线方向分为两种主要类型。Ⅰ型中，骨折线从小粗隆向上外延伸；Ⅱ型中，骨折线是反斜形。其中Ⅰ型 1 度和Ⅰ型 2 度属于稳定型，占 72%，Ⅰ型 3 度、Ⅰ型 4 度和Ⅱ型属于不稳定型，占 28%。Evans 观察到稳定复位的关键是修复股骨转子区后内侧皮质的连续性，简单而实用，并有助于我们理解稳定性复位的特点，准确地预见股骨转子间骨折解剖复位和穿钉后继发骨折移位的可能性。

Boyd-Griffin 分型：1949 年 Boyd 和 Griffin 将股骨粗隆间骨折分为 4 型，包括了从股骨颈的关节囊以外部分至小粗隆下方 5cm 的所有骨折。Ⅰ型：同大粗隆至小粗隆沿着粗隆间线所发生的骨折，稳定无移位，没有粉碎，复位简单（占 21%）。Ⅱ型：骨折位于粗隆间线，同时伴有皮质骨的多处骨折，为粉碎性骨折，伴有移位，复位较困难，一旦复位可获得稳定。其中有一种特殊骨折——粗隆间前后线型骨折，骨折线只能在侧位片上看到（占 36%）。Ⅲ型：基本属于粗隆下骨折，至少有一骨折线横过近端股骨干小粗隆或小粗隆以远部位，有大的后内侧粉碎区域，并且不稳定，复位比较困难，手术期、恢复期并发症较多（占 28%）。Ⅳ型：粗隆区和近端股骨干至少两个平面出现骨折，股骨干多呈螺旋形斜形或蝶形骨折，骨折包括粗隆下部分，不稳定。

三、临床表现

患者多为老年人，伤后髋部疼痛，不能站立或行走。下肢短缩及外旋畸形明显，无移位的嵌插骨折或移位较少的稳定骨折，上述症状比较轻微。移位骨折畸形明显。检查时可见患侧粗隆升高，局部可见肿胀及瘀斑，局部压痛明显。叩击足跟部常引起患处剧烈疼痛。往往需经 X 线检查后，才能确定诊断，并根据 X 线片进行分型。

四、辅助检查

本病的辅助检查方法主要是影像学检查，包括 X 线检查、CT 检查和 MRI 检查。

1. X 线检查　本病的检查常规使用 X 线检查，一般可以查见骨折的情况，但在一些特殊的骨折类型中，如不完全性骨折、疲劳性骨折，由于骨折无移位，仅有不规则裂隙，X 线片上不能显示；另外，X 线片重叠了股骨大小转子、转子间线、嵴等骨褶皱影，以及软组织影，骨折极易漏诊。

2. CT 检查　CT 明显降低了股骨颈基底或转子及粗隆间裂隙骨折的漏诊率，能显示骨皮质连续性及骨断层层面内部结构，但由于股骨颈基底或转子及粗隆间骨不规则、滋养血管影干扰、漏扫层面等因素，也给诊断造成一定的困难。

3. MRI 检查　MRI 扫描明显优于 X 线及 CT，对于股骨颈基底或转子及粗隆间裂隙骨折中不完全性骨折、疲劳性骨折等无法被 X 线显示的骨折类型，MRI 检查具有明显优越性。X 线不能显示的轻微骨折，MRI 显示的是骨髓变化，敏感性高，但要注意轻微损伤，局部渗出导致类似骨折信号影，T1、T2 骨折线低信号，脂肪抑制可提高诊断率，但要注意容积效应伪影，可用薄层扫描避免，勿将髋线当骨折线。

五、鉴别诊断

股骨粗隆间骨折需要与股骨颈骨折鉴别。粗隆间骨折为关节囊外骨折，而松质骨出血较多，肿胀严重，皮肤有瘀斑，大粗隆部压痛明显，下肢外旋畸形大。股骨颈骨折，髋部肿胀多不明显，压痛点多在腹股沟韧带中点的外下方，多数情况下其患肢外旋程度较轻。

六、特色治疗

此病如同股骨颈骨折，发病多为老年人，因发病者常伴其他的原发性疾病，故在治疗过程中如何既能获得准确性、稳定性的复位，又能兼顾患者的耐受程度，显得尤为重要。苏氏正骨流派通过以"苏氏正骨四法—抖牵旋按复位法"为主的优化组合方法，对股骨粗隆间骨折等病症进行治疗，探索了中医治疗股骨颈骨折的思路，同时也取得良好的疗效。

（一）复位固定

1. 牵引复位　患者住院后，给予伤肢外展30°中立位拉锁牵引或皮牵引，足穿矫正鞋或沙袋固定，牵引重量8~16磅，牵引2~3天床边摄片，以观察牵引重量是否需要调整。一般高龄患者皮肤条件较差，应以骨牵引为主。骨折近端受髂腰肌牵引而出现近端向前、远端向后移位者，应在维持屈髋、屈膝的体位下给予足够大的牵引重量。对于髋内翻同时合并有明显向前成角，股骨颈前倾角小或变为负角者，可将患肢置于布朗氏架上行骨牵引予以纠正。作为手术前常规治疗方法，骨牵引治疗可使骨折复位，减轻患者痛苦。

经调整后能够耐受手术的患者，采用优化组合方式进行治疗。根据骨折的时间、类型以及患者的全身情况等决定治疗方案。新鲜无移位或嵌插骨折多无须复位，但须伤肢制动，保守治疗，即皮带或骨牵引，穿矫正鞋，外屈中立位，必要时可行斜孔多功能外固定支架固定；移位骨折应尽早予以复位固定。采用特色"神经刺激仪定位股神经阻滞麻醉"；特色苏氏正骨法——抖牵旋按法进行整复。具体方法为：实施前，第一助手以一手托握伤肢足跟，另一手掌握伤足；第二助手于健肢下侧，一手顶健肢足底，一手压健肢膝前，与第一助手形成对抗；第三助手于患者健侧腰部，双手稳按骨盆。而后第一助手视其骨折移位情况做适度的抖动，使其能松弛肢体肌肉骨节，欲合先离，离而复合，缓解外伤后所引起的骨断端之间的嵌插，及骨峰与软组织的嵌入，使其松弛，减轻患者对以下其他手法的反应，以增加复位后肢体的舒适感。

在抖的同时予以牵引。牵，先为顺势牵，主要是克服肌肉的牵拉力，矫正重叠移位，恢复肢体长度；旋、按，视其骨折旋转移位及前后移位情况进行顺势伤肢内旋，再通过术者向下按压或向前托顶，来纠正骨折的内外移位。术者的具体操作方法如下。

一法：术者以一手拇指或拳顶住会阴偏前方或偏后方，一手置于大转子后或前方，双下肢伸直，伤肢外展30°，施加牵引至双下肢等长，再使伤肢于轻度抖动后内旋 20°，术者再依骨折有否前后移位的情况下，双手逆其远端移位方向，于抖动的同时相向施力，随即内收至中立位，或略外展，叩击双转子使骨折嵌插，多数可获得满意复位。

二法：先使双下肢外旋外展 20°，施行足够牵引使患肢略长于健肢，将大转子向前后抖动数次，再使患肢内旋 20°～30°位，再将大转子向后推动数次，保持内旋位的前提下放松牵引，可达满意复位。若要矫正前后移位，可于抖动的同时施一法。

三法：将患肢置外旋外展 20°位，牵引并轻度抖动内旋，使足与床面平行，叩击大转子向内，一手置膝内侧外扳着力于股骨颈，这是外翻复位所必需的方法，X 线证实复位满意后内固定，观察股骨内旋的标准是正位片小转子消失或明显变小。若要矫正前后移位，可于抖动的同时施一法。

四法：多用在股骨近端极度前屈，伸直复位法不满意者。又称为下肢屈曲复位法。仰卧，患肢屈髋、屈膝各 90°，大腿轻内旋沿股骨干轴线牵引并轻度抖动，然后依次做外展、内旋和环形运动，在低于手术台面位置时伸直髋关节。放松牵引，外旋畸形消失。

此手法无绝对禁忌证，但进行手法复位时应严格掌握其适应证，对合并骨质疏松的年老患者尤应慎重，应用手法时，应严格按照步骤完成并避免使用暴力，否则有导致周围骨折的危险。

2. 骨折固定

（1）单侧斜孔多功能支架外固定法：适用于Ⅰ、Ⅱ、Ⅲ型。具体手术方法为：麻醉状态下，骨折经苏氏正骨手法复位后，术区常规消毒，铺无菌巾，电视 X 线监测下，于股骨大粗隆外侧顶点下方约 1.0cm 偏前为进针点，导针方向平行于股骨颈中轴线，其下方 2.0cm 处，同样以直径 4.5mm 骨圆针平行第一枚针进针。C 型臂 X 线机观察骨折正轴位对位及内固定位置良好，拔出导针，拧入两枚直径 6.0mm×200mm 的粗螺纹针。另于远折端外侧垂直于股骨干方向，通过多功能夹块钻入直径 4.5mm 骨圆针过对侧骨皮质约 0.5cm，拔出导针，拧入两枚直径 6.0mm×130mm 的细螺纹针。将远端一枚螺纹针固定，电视 X 线监测下，骨折正侧位对位对线良好，并用加压器调整，使骨折端充分对合，锁紧多功能支架，同时将远端针髂胫束十字形切开，常规包扎，术后麻醉未复苏情况下，即将患侧膝关节屈曲 90°放置在三角形海绵垫上，放置时指导家属定时按揉腓总神经走行处，防止一过性卡压伤。

（2）强斜针固定法：对于股骨粗隆间骨折Ⅲ A 型、Ⅲ B 型、Ⅳ型不稳定骨折，采用多针经皮穿针固定技术和有选择性在骨折区域建立稳定固定结构的方式，利用股骨粗隆间生理解剖，股骨近端下方股骨距骨质强度大，增加股骨距抗张力能力，从而增加其稳定性，避免髋内翻畸形发生。在原有固定方式的基础上，增加采用将直径 3.5mm 骨圆针经皮穿针，于股骨粗隆外侧顶点下 4~6cm 处，斜向股骨干近端约 45°，前倾 15°，在 C 型臂 X 线机的透视下，通过股骨距压力侧皮质内应用低速钻钻入，通过骨折端至股骨头内，起到即时固定、增强固定的作用，达到稳定骨折端、使患者能早期活动的目的。

（二）术后康复

患者仰卧位，患肢外展 30°、中立位。白天，屈膝屈髋 35°，膝下放置三角软垫；夜间，患肢伸直位，足穿矫正鞋，防止患肢外旋。防治"未病"及功能锻炼。

无论患者是否手术，都应尽早进行功能锻炼，有利于促进局部功能康复及预防全身并发症。练功治疗是中医一大特色，有利于促进循环，消退肿胀；增强骨折部生理应力，促进愈合；促进肢体功能恢复；防止关节粘连和强直；防止失用性肌萎缩和继发性骨质疏松症的出现。早期练功活动应在不负重状态下开展，后期练功可借助康复器械锻炼。

1. 全身练功法　苏氏吐纳功训练。应鼓励患者每天做苏氏"吐纳功"。苏氏吐纳功的特点是以静为主，辅以默念，同时调畅呼吸，配合四肢运动，从而达到身松心静、养气强身、祛病延年之目的。无明显禁忌证，适合除意识障碍以外所有人群。

患者平卧，两手置于身侧，掌心向上，两下肢伸直，脚跟靠拢，脚尖自然分开。两眼轻闭或微露一线之光。以鼻呼吸，先吸足大自然之清气，吸气时舌轻抵上腭，停止不动，同时足尖上提，收紧肛门，握拳。并以意引气下行至小腹，略停片刻后，再把体内之浊气徐徐呼出。呼气时，舌放回，与下齿平，撒手，松肛，足尖下伸。坚持每天练功 2 次，每次 30 分钟，收功时去除意守心念，凝神静养片刻，然后搓手浴面，即觉头清眼亮，周身有力，气血循环流畅。

2. 局部练功法　牵引治疗患者应早期进行床上功能锻炼，卧床患者可进行苏氏"足蹬抬臀法"，积极进行股四头肌功能舒缩活动，踝关节和足趾屈伸功能锻炼，以防止肌肉萎缩和关节僵直的发生。尽早鼓励患者做上肢运动及健侧下肢的屈伸及抬腿活动。1~2 周开始直坐床上进行抬臀运动。3~4 周，两手拉吊环，健足踏在床上，做抬臀运动，至臀部可完全离开床，使身体与大腿、小腿成一平线，以加大髋、膝关节活动范围。手术患者于术后麻醉复苏后即可于平卧位进行四头肌等长收缩和踝关节伸屈锻炼，第 2 天可于半卧位进行患肢 CPM 锻炼。3 天后根据患者情况可坐起，便于拍背、擦洗等护理，防止肺部感染、褥疮等并发症的发生。

3. 离床功能锻炼及注意事项 根据情况，2 周左右可在康复治疗师的帮助下做负重行走或坐轮椅户外活动。随着时间推移，负重逐渐增加，6~8 周可完全负重。外固定支架固定者一般 10 周后可拔除。扶拐行走的要领是先挪拐，后走路，患肢走一步，健肢跟半步。循序渐进，进行负重练习。骨性愈合前，不盘腿、不侧卧、不内收。

（三）苏氏辨证中药治疗及护理

1. 治疗 按照骨折三期辨证治疗。

骨折早期：治法：活血化瘀，消肿止痛。特色中成药：苏氏活血化瘀止痛丸。组成：三七、红花、当归、乳香（制）、没药（制）、白芷、马钱子（制）、续断、骨碎补（炒）、土鳖虫、自然铜（制）、儿茶、冰片、生龙骨、牛膝。推荐方药：桃红四物汤加减。组成：桃仁、红花、川芎、当归、赤芍、生地黄、枳壳、香附、延胡索等。推荐中成药：应用紫金丹、七厘散等。

骨折中期：治法：和营止痛，接骨续筋。特色中成药：苏氏接骨续筋丸。组成：川乌（制）、草乌（制）、天南星（制）、自然铜（制）、土鳖虫、乳香（制）、没药（制）、地龙、甘草。推荐方药：舒筋活血汤加减。组成：羌活、防风、荆芥、独活、当归、青皮、续断、牛膝、五加皮、杜仲、红花、枳壳等。

骨折后期：治法：补益肝肾，强壮筋骨。特色中成药：苏氏补肾壮骨丸。组成：熟地、枸杞子、山药、泽泻、牡丹皮、茯苓、五味子、菟丝子、肉苁蓉。推荐方药：壮筋续骨汤加减。组成：当归、川芎、白芍、熟地黄、杜仲、川断、五加皮、骨碎补、桂枝、黄芪、虎骨代用品、补骨脂、菟丝子、党参、木瓜、刘寄奴、地鳖虫等。推荐中成药：健步强身丸、续断紫金丹等。

2. 护理 股骨粗隆间骨折主要并发症是老年长期卧床引起的各种并发症，易导致严重后果，因此，护理对于股骨粗隆间骨折的治疗及预后起着重要作用。

骨折早期护理：①心理护理：老年患者顾虑多，对预后缺乏信心，对治疗反应消极，护理应重点从心理上解除顾虑，与患者建立融洽友好的关系，取得患者的信任，使其积极配合治疗。②生活护理：给予安静舒适的环境，保证其充足的睡眠，给予易消化食物，并注意预防卧床所带来的并发症，如肺炎、褥疮、泌尿系感染等。③牵引护理：注意牵引针孔的护理，牵引的体位应始终保持患肢外展中立位，牵引重量一般为 8~10kg。④做好术前准备：术前准备对股骨粗隆间骨折的治疗甚为重要，应详细了解入院者的病情，听其主诉时应向家属询问清楚。患者反应迟钝时对伤病不敏感，易掩盖临床症状，检查时应详细全面了解其是否存在合并症或内科疾病，针对其合并症，术前及早给予对应处理。⑤运用苏氏捏搓揉按法预防褥疮。

骨折中期护理：①搬运及卧位：术后患者麻醉作用未完全消失，肢体仍处于无自主状态，搬运时应注意患肢体位切勿过度伸、屈及外展活动，一般采用三人平托搬运，必要时给予牵引。②支架针口的护理：注意观察针口的渗出、感染情况，渗出多时应及时更换敷料，针口感染多在术后3~7天出现，局部红肿、疼痛是早期感染表现，怀疑针口感染时，应及时对症处理。③指导患者及时恢复功能锻炼：具体锻炼方法应根据患者全身健康情况、伤情及手术固定稳定性而区别制定。④术后常见并发症的预防与护理：术后常见并发症为肺炎、褥疮、泌尿系感染、心脑血管意外及针口感染等，针对这些并发症精心护理非常重要。

骨折后期护理：①下床活动时，务必有家人保护，注意安全，以防跌倒再次损伤。②加强功能锻炼，预防各种并发症。③定期门诊复查，X线片显示骨折愈合牢固后，可弃拐负重行走。④因在家活动量减少，故平时应多饮水，防止泌尿系感染。⑤平时注意营养，多晒太阳，逐渐达到日常生活自理。

（四）其他疗法

可以辅助微波治疗仪、射频治疗仪、红外线治疗仪、骨伤治疗仪、中频治疗仪、气压泵治疗仪等理疗，以促进炎症消散、提高药效、改善血液物质循环、增加骨痂生长、止痛、镇静、改善周围血管功能和预防下肢深静脉血栓。

（五）并发症的防治

1. 患侧膝关节僵硬 多由于固定针对阔筋膜张肌运动有阻碍作用，且老年人对疼痛较为敏感，因而影响膝关节功能锻炼的进行，容易出现膝关节的僵硬。防治方法：术中按膝关节活动时固定针于阔筋膜张肌上的活动轨迹充分松解，术毕麻醉失效之前，充分活动患侧膝关节；术后鼓励患者早期开展自主的膝关节功能锻炼。

2. 支架针道感染 支架针长期暴露于体外，对皮肤、皮下组织及其他软组织均产生较大压迫，影响局部血液循环，且老年患者自我护理意识差，外固定针的长时间存在，作为异物对周围组织刺激，使周围组织抗感染能力降低。防治方法：术中充分松解支架针道周围的皮肤，防止压迫产生；术中使用低速钻，防止钻头产热对皮肤烧灼；加强针道护理，减少感染机会；加强护理宣教，使患者养成规律护理支架针道的好习惯。

3. 髋内翻、肢体短缩畸形　由肢体剪式应力大、固定或牵引治疗不当以及肌力牵拉等因素导致。采用牵引术或支架外固定术，尽快恢复肢体的长度和力线，保持患肢于外展 35° 的中立位。其中，顺粗隆间粉碎性骨折选用股骨髁上骨牵引术，反粗隆间骨折老年患者可选用皮肤牵引术。

4. 并发多种内科疾病　多见于老年人，由于患者年老体弱，伤后容易出现呼吸、心血管、泌尿系统感染以及褥疮等并发症。防治方法：充分发挥中医学整体辨证论治的特长与优势，扶正祛邪，以辨证施治为用药指导原则，局部与整体相结合；在允许的情况下，根据机体的抗病能力，尽早对骨折进行复位和有效的支架外固定，恢复肢体的长度与力线，尽快进行功能锻炼，防止因卧床而出现的合并症。

七、股骨粗隆间骨折治疗过程中如何规避风险

1. 从诊断方面分析　作为接诊医师，根据外伤史及查体，可见患肢多呈外旋、内收畸形，大粗隆处压痛、纵轴叩击痛阳性，有的可扪及骨擦音及骨擦感；再根据患髋活动障碍、X 线片检查，可明确诊断和骨折的类型。对难以确诊的患者采用 CT 扫描并行二维、三维重建或 MRI 检查。MRI 的 T1 加权扫描敏感度达 100%。（图 5-2-1）

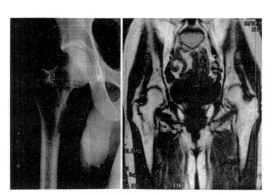

无移位的股骨转子间骨折在前后位X线片上
未显现（A），但在MRI的T1加权像上清晰可见（B）

图 5-2-1　股骨转子间骨折 MRI 显像

临床的鉴别诊断如下。

股骨颈骨折：有髋部外伤史，局部疼痛，外旋畸形多小于 60°，单纯根据外旋畸形判断骨折不够准确，需拍摄 X 线片诊断。

髋关节骨折脱位：髋关节骨折脱位多有明显的特征，髋关节处于屈曲、

内收、内旋弹性固定位或外展、外旋、屈曲弹性固定位，拍摄 X 线片可诊断。

股骨粗隆间骨折与股骨颈骨折临床表现相似，伤后局部肿胀、疼痛，患肢功能受限，但可有两点不同：①粗隆间骨折为关节囊外骨折，没有关节囊的制约，出现的外旋、畸形比股骨颈骨折更为明确，典型的外旋畸形可达90°；②局部血肿相对严重，可有广泛的皮下瘀血。

2. 从治疗方面分析

（1）骨折特点：多见于老年人，长期卧床的并发症是患病老年人死亡的主要原因，本病在西方又被称为成人最后一次骨折。据胥少汀编著的《实用骨科学》（2012，4 版）统计，粗隆间骨折的患者平均年龄为 70 岁，比股骨颈骨折患者高 5~6 岁。高龄患者长期卧床引起并发症较多，病死率为 15%~20%。

（2）股骨粗隆间骨折临床常见的并发症：肺炎，褥疮，尿路感染，深静脉血栓，肺栓塞，精神错乱，谵妄，隐性失血等。对于髋内翻隐性失血，1983 年 Gross 首次提出了使用平均 Hct 计算循环血量的线性方程。

公式①：总血红细胞丢失量（Total red blood cell volume loss）= 术前血容量（Patient blood volume，PBV）×（术前 Hct−术后 Hct）

公式②：术前血容量 PBV 可以通过 Nadler 等方法计算：$PBV = k1 \times h_3 + k2 \times W + k3$（其中 h 为身高，单位为 m；W 为体重，单位为 kg。k 为常数，男性 k1 = 0.3669，k2 = 0.03219，k3 = 0.6041；女性 k1 = 0.3561，k2 = 0.03308，k3 = 0.1833）

公式③：理论失血总量=总血红细胞丢失量/术前 Hct

公式④：围手术期实际失血量=隐性失血量+显性失血量=根据手术前后 Hct 变化计算的理论失血总量+输血量

在治疗股骨粗隆间骨折的同时，对患者全身情况及内科病情进行调整，尤为重要。

（3）围手术期的处理：我院对 65 岁以上的老年患者入院后第一时间请内科会诊、用药，并进行住院期间风险告知。加强围手术期的管理，是降低死亡率及并发症的关键。

一般准备：除思想准备等一般手术所必备的准备外，术前对患者的心、脑、肾、肝、肺等重要器官进行功能评价。如这些器官有器质性病变，濒于失代偿或已经有失代偿表现，表明患者对手术的耐受力较差，应用积极给予内科调整治疗。血红蛋白低于 9g 者，应给予输少白红细胞，纠正贫血；血浆白蛋白低于 35g/L，应用给予补充蛋白质，输注人血蛋白，纠正低蛋白血症。

心脏方面的疾病：心肌梗死患者行心脏搭桥或冠脉支架术后 6 个月，才可行骨科手术治疗。心律失常患者应在心律失常得到较好的控制后才可进行骨科手术治疗。高血压患者应在骨科手术前积极应用降压药，调整血压在安全范围。

呼吸系统疾病：合并有肺内感染者，应给予抗炎治疗，控制咳嗽及哮喘。如有呼吸功能不全，应做肺功能检测。如最大通气量在预计值 85% 以上者，方可行骨科手术治疗。

肝肾疾病：凡肝脏有损害的患者，术前应给予保肝药物，避免应用对肝肾有损害的药物。

糖尿病：术前应给予调整高血糖状态，血糖调整在 10mmol/L 以下才可行骨科手术治疗。

术前行骨密度检查，对患者骨量进行评估。行下肢静脉彩超的检查，以筛查下肢深静脉血栓（DVT）的发生。根据中国骨科大手术静脉血栓栓塞症预防指南要求，术前进行 Caprini 评分，分为低危、中危、高危和极高危四个等级，骨科大手术患者评分均在 5 分以上，属于极高危人群。临床以物理预防及药物预防相结合，预防 DVT 的发生。应用足底静脉泵、间歇充气加压装置及梯度压力弹力袜等，足程抗凝 35 天。常规用药为低分子肝素钙、利伐沙班。

（4）手术时机的选择：有关术前等待对病死率影响的文献报道和观点尚有分歧。大多数老年患者常有多种内科疾病，术前 12~24 小时进行内科疾病的诊治较好，并受广泛支持，但术前延误时间不能太久。国外文献报道，延期超过 2 日者比 2 日内手术的患者，短期病死率增加 15%。延迟超过 3 日进行内固定，术后 1 年内病死率增加 1 倍。所以我们推荐的手术时间为伤后 2 日左右。

（5）手术方式的选择：近年来，治疗股骨转子间骨折的内固定不断发展更新，常用的内固定物分为以下几类。

简单固定类：包括外固定架、多根空心螺丝钉等。

髓外钉板系统：Jewett 钉板、DHS、DCS、PCCP、解剖型锁定钢板等。

髓内固定系统：Gamma 钉、PFN、PFNA、TFN 等。人工关节置换。

八、疗效评价

参照国家中医药管理局《中医病证诊断疗效标准》进行疗效评定。

治愈：骨折对线对位满意，有连续性骨痂通过骨折线，局部无压痛、叩痛，伤肢无明显短缩，骨折成角小于 5°，膝关节屈伸功能受限在 15°内，踝关节屈伸活动受限在 5°以内。

好转：对线对位尚可，骨折线模糊，伤肢短缩小于 2cm 以内，成角小于 15°，膝关节活动受限在 30°~45°，踝关节屈伸活动受限在 10°~15°。

未愈：骨折对位对线较差，髋内翻 25°以上，患肢短缩 2cm 以上，膝关节活动受限在 45°以上，踝关节屈伸活动受限在 15°以上，伤肢不能负重者。

评价方法：①于术后 1 个月、术后 3 个月、术后 6 个月随访时行 X 线检查，分别观察骨折愈合情况、有无髋内翻发生。②于术后 3 个月、术后 6 个月，根据髋关节 Harris 评分标准进行评价。

疗效评价结果：共 193 例，男 121 例，女 72 例，平均年龄 71.0 岁。Evans Ⅲ型 113 例，Evans Ⅳ型 29 例，Evans Ⅱ型 27 例，Evans Ⅰ型 24 例，合并内科疾病者 126 例，病程 1 天到 1 个月。参照 1994 年国家中医药管理局发布的中华人民共和国中医药行业标准《中医病证诊断疗效标准》及全国高等中医药院校教材《中医正骨学》第二版中股骨粗隆间骨折诊断标准。根据诊疗方案，采取综合治疗方法，具体包括苏氏抖牵旋按复位、斜孔多功能外固定、切开复位内固定、骨牵引保守治疗、分型口服中药、治疗骨折合并症等。结果：优 89 例，良 75 例，可 21 例，差 8 例，总优良率 84.9%。

总结：股骨转子间骨折治疗关键有二：一为降低病死率，二为减少髋内翻发生率。治疗方法有保守治疗和手术治疗两种类型。老年人常常合并多种内科疾病，如高血压病、冠心病、慢性支气管炎、糖尿病等常见病，这些因素使患者对外科手术耐受性相对较差，手术风险也较高。鉴于以上因素，部分患者不得不放弃手术，选择保守治疗。保守治疗需要长期卧床，患肢牵引制动，这使患者生活质量下降，护理工作也较为棘手；更重要的是，老年人一旦长期卧床，比较容易出现问题，褥疮、坠积性肺炎、尿路感染等并发症将随之而来，原有内科疾病进一步加剧，进而形成恶性循环，使患者陷于生命危险之中。有学者调查发现，股骨转子间骨折保守治疗病死率为 41%，综上可见，寻求一种不开刀手术，又能使患者早期离床活动的治疗方式应该是一种理想的选择。

我院结合股骨转子间骨折特点，发挥中医优势及自身特色，选择苏氏抖牵旋按复位、斜孔多功能外固定疗法切实可行。同时根据老年患者伴有内科疾病多的特点，多科合作，先进行内科治疗，待内科疾病调整后及早复位固定，能早期解决患者痛苦，提高生活质量。

九、医案精选

【病案】康某，女，76 岁

该患于 2009 年 8 月 30 日在家中不慎滑倒，致伤左髋部，伤后左髋部肿痛，不敢活动，来诊。经门诊医师拍片检查，局部查体为：左髋部疼痛，大粗隆部压痛明显，散在大面积皮肤瘀斑，伤肢纵轴叩击痛：阳性。左髋关节活动受限，负重功能丧失，左下肢呈外旋屈曲短缩畸形，伤肢末梢血运良，足趾活动自如。放射线检查提示：左侧股骨粗隆间部骨小梁连续性中断，大粗隆上移明显，小转子碎裂、游离。入院诊断为：左股骨粗隆间粉碎性骨折Evans ⅢA 型。入院后给予完善理化检查，内科会诊，调整用药，择期行骨折电视 X 线闭式苏氏抖牵旋按法复位，斜孔多功能支架外固定术。术后第 2 天，指导患者伤肢床上踝泵功能锻炼，苏氏吐纳功练习；3 周后指导患者扶双拐下地，伤肢不负重功能锻炼；5 个月后逐渐伤肢负重功能锻炼。于术后第 3 个半月复查 X 线示：骨折线消失，骨小梁连续，伤肢负重功能正常，骨折达骨性愈合。取出内固定钉，撤出外固定支架，患者康复。（图 5-2-2）

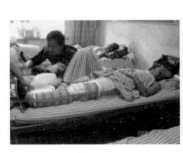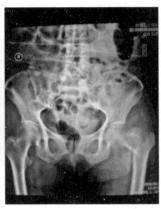

图 5-2-2a　术前 X 线片

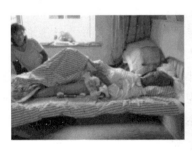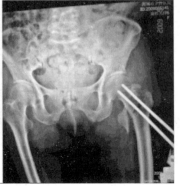

图 5-2-2b　术前 X 线片

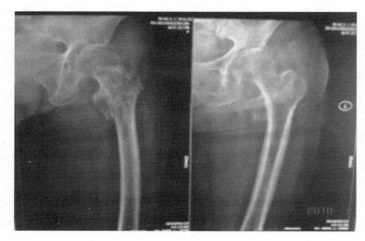

图 5-2-2c　术后 3 个半月骨折愈合，撤出外固定架

第三节　股骨干骨折

股骨干骨折（fracture of shaft of femur）是指粗隆下 2~5cm 至股骨髁上 2~5cm 的骨干骨折，是临床上最常见的骨折之一，占全身骨折的 4%~6%。男性多于女性，约为 2.8:1。10 岁以下儿童占多数，约为总数的 1/2。

一、应用解剖

股骨是人体最长的管状骨，而且是人体下肢负重的重要骨体之一。股骨干由骨皮质构成，表面光滑，后方有一股骨粗线，是骨折切开复位对位标志。股骨上端呈圆柱形，向下延行呈椭圆形，至髁上部位而呈三角形。股骨外观呈向前向外的弧度，于中 1/3 更为明显。

股骨干为三组肌肉所包围，其中伸肌群最大，以股四头肌（骨直肌、股内侧肌、股外侧肌、骨中间肌）肌群为主，由股神经支配（L_{2-4}）。屈肌群次之，以半腱肌、半膜肌、股二头肌为主，由坐骨神经支配（L_4-S_2）。内收肌群最小，以股薄肌、耻骨肌、长收肌、短收肌、大收肌为主，由闭孔神经支配（L_{2-4}）。由于大腿的肌肉发达，骨折后多有错位及重叠。股骨干周围的外展肌群，与其他肌群相比较其肌力稍弱，外展肌群位于臀部附着在大粗隆上，由于内收肌的作用，骨折远端常有向内收移位的倾向，已对位的骨折常有向外弓的成角倾向，这种移位和成角倾向，在骨折治疗中应注意纠正和防止。否则内固定的髓内针、钢板可以被折弯、折断，螺丝钉可以被拔出。股动、静脉，在股骨上中 1/3 骨折时，由于肌肉相隔，不易被损伤。股骨下 1/3 骨折时，由于血管位于股骨骨折的后方，而且骨折远端常向后成角，故易刺伤该处的腘动、静脉。

二、病因病机

1. 致伤暴力 为强大的直接暴力所致，亦有间接暴力所致者。

2. 骨折机制 股骨干是全身最粗的管状骨，强度最高。多由于高能量直接暴力造成骨折，以粉碎性及横行骨折常见。交通事故是主要致伤原因，工农业外伤、生活外伤和运动外伤次之。坠落伤骨折多为间接暴力所致，斜形骨折或螺旋形骨折常见，少年儿童可发生嵌插骨折或不全骨折。间接暴力打击或火器伤所致骨折周围软组织损伤程度重、出血多，闭合骨折的内出血量可达 500~1000mL，可并发休克。如有头、胸、腹部复合伤和多发骨折则更易发生休克。

3. 移位成角 股骨干上 1/3 骨折时，骨折近端因受髂腰肌，臀中、小肌及外旋肌等的作用，而产生屈曲、外展及外旋移位；远端骨折端则向后上、内移位。股骨干中 1/3 骨折时，骨折端移位无一定规律性，视暴力方向而异，若骨折端尚有接触而无重叠时，由于内收肌的作用，骨折向外成角。股骨干下 1/3 骨折时，由于膝后方关节囊及腓肠肌的牵拉，骨折远端多向后倾斜，有压迫或损伤动、静脉和胫、腓总神经的危险，而骨折近端内收向前。

三、诊断

1. 诊断标准 参考 1994 年国家中医药管理局制定的《中医病证诊断疗效标准》。有明显外伤史，大腿局部肿胀变形严重，下肢短缩，搬动时有明显异常活动和骨擦音。应常规测量血压、脉搏和呼吸，确定有无休克或其他全身并发症及重要脏器复合伤；同时要仔细检查足背动脉搏动，末梢血运及足趾的颜色、温度和伸屈活动，以判定是否有主要血管或者神经损伤。少数患者可合并股骨颈骨折或髋关节脱位，在体检时不要遗漏。拍摄 X 线正侧位片可明确骨折的部位、类型和移位的特点，作为治疗的依据。

2. 临床表现 股骨干骨折多因强暴力所致，因此要注意全身情况及相邻部位的损伤。

全身表现：股骨干骨折多由严重外伤引起，出血量可达 1000～1500mL。如系开放性或粉碎性骨折，出血量可能更大，患者可伴有血压下降、面色苍白等出血性休克的表现；如合并其他部位脏器损伤，休克的表现更明显。因此，对于这类情况，应首先测量血压并严密动态观察，并注意末梢血液循环。

局部表现：具有一般骨折的共同症状，包括疼痛、肿胀、成角畸形、异常活动、肢体功能受限及纵轴叩击痛或骨擦音。除此而外，应根据肢体的外部畸形情况初步判断骨折的部位，特别是下肢远端外旋位时，注意勿与股骨粗隆间骨折等髋部损伤表现相混淆，有时可能是两种损伤同时存在。如合并神经、血管损伤，足背动脉可无搏动或搏动轻微，伤肢有循环异常的表现，可有浅感觉表现异常或远端被支配肌肉肌力异常。

3. 辅助检查　影像学检查：常规拍摄股骨的正、侧位 X 线片，可直观显示骨折部位、移位方向、严重程度，摄片部位应包括髋膝关节，防止漏诊。

4. 诊断分型

（1）根据骨折的形状可分为以下几型。

横行骨折：大多数由直接暴力引起，骨折线呈横行。

斜形骨折：多由间接暴力所引起，骨折线呈斜形。

螺旋形骨折：多由强大的旋转暴力所致，骨折线呈螺旋状。

粉碎性骨折：骨折线在三块以上者（包括蝶形），多为砸伤。

青枝骨折：断端没有完全断离，多见于儿童。由于骨膜厚，骨韧性较大，伤时未全断。

（2）Winquist 将粉碎性骨折按骨折粉碎的程度分为四型。

Ⅰ型：小蝶形骨片，对骨折稳定性无影响。

Ⅱ型：较大碎骨片，但骨折的近、远端仍保持50%以上的皮质接触。

Ⅲ型：较大碎骨片，骨折的近、远端少于50%接触。

Ⅳ型：节段性粉碎骨折，骨折的近、远端无接触。

（3）瑞士内固定协会（AO/ASIF）制定的分类方法比较实用，将股骨干骨折分为 A、B、C 三类，各类又分为 1、2、3 三个亚型。

A 型：为简单骨折，其中 A1 为螺旋形，A2 为 > 30° 斜形，A3 为 < 30° 横行。

B 型：为楔形或者蝶形骨折，其中 B1 为楔形或螺旋楔形骨折，B2 为弯曲楔形，B3 为粉碎楔形骨折。

C 型：为复杂骨折，其中 C1 为螺旋粉碎性骨折，C2 为多段粉碎性骨折，C3 为无规律的严重粉碎性骨折。

四、治疗

目前股骨干骨折的治疗方法较多，必须依据骨折的部位、类型以及患者的年龄、体质状况等选择比较合理的治疗方案，但一定要遵循尽最大努力恢复肢体长度和力线、纠正旋转移位、尽量用微创技术保护骨折局部血运、早期功能康复的原则。

（一）儿童股骨干骨折的治疗

儿童股骨干骨折，在成长期间，能自行矫正15°成角，重叠约2cm，故多采用非手术治疗。

1. 小夹板固定法 对无移位或移位较小的新生儿产伤骨折，一般采用小夹板或圆形纸板固定2~3周。因新生儿骨折愈合快，骨折塑形能力强，大部分成角及移位均能自行矫正。夹板一般用4块，前侧板近端呈斜坡形或与腹股沟的折纹一致，应注意左右要分清；后侧板两端稍向后弯曲，以适应臀部或腘部的形状；外侧板及内侧板远端稍凹，以免压迫股骨髁。放置位置要根据上、中、下1/3不同部位骨折而放置固定垫，然后放夹板固定。

2. 垂直悬吊牵引法 适用于3岁以下的儿童股骨干骨折。将两下肢皮牵引胶布贴于大小腿两侧，绷带固定妥当，通过末端扩张板穿过牵引绳，经滑车系统加重量，髋关节屈曲90°、膝关节伸直位进行牵引，使臀部离床面3~4cm，可用病儿身体重量做反牵引。这种方法简易有效，一般3~4周骨折愈合。该方法便于护理，易被患儿家长接受，也可在门诊使用简便装置，回家治疗观察。

（二）成人股骨干骨折的治疗

1. 整复方法 患者取仰卧位，一助手固定骨盆，另一助手用双手握住小腿上段顺势拔伸，并徐徐将伤肢屈髋、屈膝各90°，沿股骨纵轴方向用力牵引，矫正重叠移位后，再按照骨折位置不同分别采取不同的苏氏正骨手法。

（1）股骨上1/3骨折：以右腿为例，复位前患者平卧位，将患肢放于抬高架上，患肢外展角度10°~45°，膝关节抬高18~20cm，膝关节屈曲145°~150°，配合牵引术一般重量8~14磅。一助手双手环握住骨折近端腹股沟及髂骨，另一助手双手握住骨折端的膝关节，以"欲合先离，离而复合"的原则，进行对抗持续牵引，将骨折断端重叠拉开。术者用左手四指及掌鱼际肌推挤骨折近端，由外侧向内推挤，同时拇指按压骨折近端前侧，右手四指提骨折的远端后方，向上提，拇指及掌鱼际肌由内向外推挤，同时双手端提、挤按，当听到骨折断端骨擦音后，嘱牵引远端助手，由远端及近端推送，至骨折断端无弹性感时，一般复位成功。

（2）股骨中 1/3 骨折：复位前患者卧位，患肢放于肢体抬高架上，患肢外展角度 30°~40°，当骨折断端出现斜形骨折面并有旋转，骨折面相异，两名助手分别握住骨折远近两端持续牵引，术者双手握住骨折断端由内向前绕过骨折断端外侧，当听到复位声后，术者双手分别夹挤骨折断端，当骨摩擦音消失、患肢与健肢等长，即复位成功。

（3）股骨下 1/3 骨折：患者平卧位，患肢放于肢体抬高架上，患肢位于中立位，膝关节屈曲 130°~140°，进行牵引，牵引重量一般 6~12 磅。复位时，一助手握住骨折近端，另一助手握住患肢的膝关节，屈曲牵引。为了放松腓肠肌牵拉，术者左手掌部向后按压骨折近端前侧，另一助手由后方向前提拉骨折断端的远端。当骨折重叠严重时，可加大膝关节屈曲角度，术者双手四指环抱骨折近端的前侧，折顶回旋捺正，使断端复位。

对于成人或较大年龄儿童的股骨干骨折，特别是对粉碎骨折、斜形骨折或螺旋形骨折，多采用较大重量的骨骼牵引逐渐复位。只要牵引方向和牵引重量合适，往往能自动得到良好的对位，无须进行手法复位。3~5 天后，经床头透视或摄片，骨折畸形已纠正，可逐步减轻牵引重量。若横断骨折仍有侧方移位者，可施行端提和挤按手法以矫正侧方移位。粉碎骨折可用四面挤按手法，使碎片互相接近；斜形骨折如两斜面为背侧移位时，可用苏氏传统回旋手法使远端由前或由后绕过对面。粉碎骨折因愈合较慢，牵引时间可适当延长。

2. 固定方法

（1）夹板固定：骨折复位后，在维持牵引下，根据上、中、下不同部位放置压垫，防止骨折的成角再移位。股骨干上 1/3 骨折，应将压垫放在近端的前方和外方；股骨干中 1/3 骨折，把压垫放在骨折线的外方和前方；股骨干下 1/3 骨折，把压垫放在骨折近端的前方。再按照大腿长度放置 4 块夹板，后侧夹板上应放置一较长的塔形垫，以保持股骨正常的生理弧度，然后用 4 条布带捆扎固定。

（2）持续牵引：由于大腿局部肌肉丰厚，肌力强大，加之下肢杠杆力量强，对骨折施行手法复位夹板固定术后，仍有可能使已复位的骨折端发生成角甚至侧方移位。因此，还应按照患者年龄、性别、肌力强弱，分别采取皮肤牵引或骨牵引，才能维持复位后的良好位置。皮肤牵引适用于儿童和年老、体弱的老年人，骨骼牵引适用于下肢肌肉比较发达的青壮年或较大年龄的儿童。儿童牵引重量约 1/6 体重，时间 3~4 周；成人牵引重量约 1/7 体重，时间 8~10 周。1 周后床边 X 线片复查，如骨折对位对线良好，即可将牵引的重量逐渐减轻至维持重量，一般成人为 5kg 左右，儿童为 3kg 左右。在维持牵引的过程中，应注意调整牵引的重量和方向，检查牵引装置，保持牵引效能，防止过度牵引，以达到维持骨折良好的对位对线的目的。股骨干骨折常用的维持牵引的方法有以下几种。

①垂直悬吊皮肤牵引：适用于 3 岁以内的儿童。此法是把患肢和健肢同时用皮肤牵引向上悬吊，用重量悬起，以臀部离开床面一拳之距为宜，依靠体重做对抗牵引。一般牵引 3~4 周。

②皮肤牵引：适用于小儿或年老体弱的人。用胶布贴于患肢内、外两侧，再用绷带裹住，将伤肢放置在牵引架上。4~8 岁的患儿牵引重量为 2~3kg，时间为 3~4 周；成人为体重的 1/7~1/12，一般以不超过 5kg 为宜，时间为 8~10 周。采用皮肤牵引时，应常检查，以防止胶布滑落而失去牵引作用。

③骨骼牵引：较大儿童及成人采用骨骼牵引，并将患肢放在布朗氏架上，按照部位不同，可采用股骨髁上牵引、股骨髁牵引、胫骨结节牵引。

股骨髁上牵引：适用于中 1/3 骨折或远端骨折向后移位的下 1/3 骨折。中 1/3 骨折应置患者于外旋中立位，下 1/3 骨折应置伤肢于屈髋屈膝中立位。

股骨髁牵引：适用于上 1/3 骨折和远端骨折端向后移位的下 1/3 骨折，患者置屈髋屈膝中立位。

胫骨结节牵引：适用于上 1/3 骨折和骨折远端向前移位的下 1/3 骨折，患肢放置屈髋外展位。较大的儿童或少年不宜在胫骨结节部穿针，应于胫骨结节下 2~3cm 处穿针。

（三）手术治疗

骨折手术治疗，除了必须从骨折的部位、类型、软组织损伤的程度、有无合并伤及患者的全身情况等因素考虑外，还需根据两个原则来选择：一是要有足够强度的固定材料，使固定后能早期功能锻炼，而不至于骨折愈合前发生内固定器材断裂及失效；二是骨折固定方法上要提倡微创，尽量减小骨折局部血运的破坏，内固定器材不应有应力集中及符合生物固定原则，以促进骨折愈合。微创手术避免了切开引起的进一步软组织损伤，而且对青少年的生长发育影响较小。

使用外固定器治疗股骨干骨折不应追求解剖复位，但必须尽量达到以下复位标准：①复位后骨折没有旋转及分离移位。②少年儿童组骨折若无干骺端损伤，缩短位移在 2cm 内；成年组缩短位移在 1cm 内。③没有与关节活动方向垂直的侧方成角位移，与关节活动方向一致的向前或向后成角位移角度不能太大。④骨折断端的对位至少达到1/3，干骺端对位至少达到3/4。如果能达到上述功能复位的标准，则患者的功能基本不受影响，部分移位机体自身还可进一步矫正。

目前，国内外对股骨干骨折多采用切开复位钢板内固定或交锁髓内钉固定，其发展趋势必然是中西医结合治疗。苏玉新先生的治疗思路是，坚持传统理论中"动静结合、筋骨并重、内外兼治"的原则。在闭合手法整复使股骨干骨折端达到近解剖对位的前提下行多功能支架固定，可以达到很好的治疗效果。

股骨干骨折后由于局部肌肉组织丰厚，肌张力大，使临床手法整复的难度较大，技巧难以掌握，许多医师宁愿选择切开复位，也不愿选择微创外固定复位。而苏氏正骨使骨折达到解剖复位且能够及时行膝关节功能锻炼，其卓越的疗效与前者形成了鲜明对比。骨折愈合是机体自然修复过程，任何干扰因素都会影响骨折修复进程。要将骨折治疗动与静的原则辨证用于骨折复位、固定、功能锻炼这三个主要的治疗环节中。良好的复位是骨折断端稳定的前提；稳定的固定是骨折愈合的必要条件，也是骨折愈合的基础；早期合理的功能锻炼可促进骨折修复。

1. 微创治疗多功能外固定 行硬膜外或全身麻醉后，患者取仰卧位，常规消毒，铺无菌单。在C型臂X线机监视下，采用"子求母"的原则，以骨折近端为母、远端为子，进行手法复位。一助手双手握住两侧髂骨固定骨盆，另一助手双手握住踝部，使伤肢中立位，进行持续对抗牵引，矫正骨折成角，重叠移位。由于中间游离断骨体浮动，不能解决旋转问题，可采用3.5mm克氏针一枚从前外侧钻入固定，对侧骨皮质为把手，矫正旋转并与近端对位把住固定。

在大粗隆与外踝中点连线上量好位置，定点画线，在穿针点用尖刀将皮肤及深筋膜切开1cm，用止血钳钝性剥离软组织，再放置套管，保持骨的中点垂直，在近端与中间段，用钻头钻透对侧骨皮质，各拧入2枚6mm×150mm螺纹针。针尖过对侧骨皮质约2mm为宜，将近端多功能夹块在针体上锁紧，拔除固定的克氏针，再在远端以同样方式拧入2枚6mm×150mm螺纹针，将远端多功能夹块固定在针体上，调整残余移位，锁紧外固定支架及加压器。

2. 锁式髓内针及钢板螺丝钉系统 我院也积极探索髓内针固定及钢板螺丝钉固定在治疗股骨干骨折上的应用。髓内针的优点在于，作为骨折的内夹板固定在髓腔内，与髓腔内壁相嵌，髓内钉固定骨折位于中轴线上；力臂从骨折延伸到骨干两端,较钢板大得多;髓内针取出术相较钢板损伤较小。但髓内针适应证相对较少,只适合股骨中 1/3 的横行、短斜、短螺旋形骨折等。

(四) 术后管理及康复训练

1. 多学科协同治疗、防"未病"

(1)镇痛治疗:采用耳穴压豆、穴位埋线、药物协同。

(2)相关原发疾病防治:对于身患内科疾患的患者,及时请内科医师进行会诊。对于适合手术的患者,请麻醉科室医师进行会诊,并随证调整。

(3)继发疾病的防治:通过规范化、专业化、整体化护理,减少患者卧床后并发症出现。指导患者进行苏氏"吐纳功"锻炼、苏氏"捏搓揉按法"护理,预防褥疮发生;在调整期,通过消瘀通络,调理控制和治未病。应用外敷、内服中药减少疼痛,使得"未病"发病率大大降低,从而为治疗期打下了基础。

(4)苏氏"捏搓揉按法":患者入院后立即采取防护措施,受压部位垫气垫,并定时涂爽身粉,按摩受压处及骨突出处,保持床铺清洁、干燥、平整,做到五勤:勤翻身、勤按摩、勤更换、勤整理、勤擦洗。采用拇指、食指、中指、大小鱼际及掌根对受压部位实施推拿。

捏揉:以拇指、食指、中指在局部受压区轻轻捏提皮肤,并采用轻柔旋回式运动的方法揉按受压区。要领:动作要协调、均匀、轻柔、一致,刺激局部软组织,从而达到促进血液循环的作用。适用于体重适中和消瘦患者。

搓按:是对全身采用的一种方式。以大小鱼际或掌根为主。腰背骶尾部采用以脊柱为中心向两侧持续搓按,双侧以股骨粗隆顶点为中心向两侧持续搓按,并根据患者的实际情况采用不同力度的搓按手法。对于体胖健壮者力度较大,瘦小者力度减轻。原则要求患者能够耐受。应做到手法由弱到强并逐渐减弱,皮肤产生微热、温热或急热即可。整体手法要求由局部到全身。手法持续时间 15~20 分钟,并要求施术者必须双手涂爽身粉或 50% 酒精。

(5)练功活动:整复固定后,即可做踝、足部关节屈伸活动及股四头肌舒缩活动,以改善局部的血液循环,防止肌肉进一步萎缩。应鼓励患者每天做苏氏"吐纳功"。苏氏吐纳功的特点是以静为主,辅以默念,同时调畅呼吸,配合四肢运动,从而达到身松心静、养气强身、祛病延年之目的。无明显禁忌证,适合除意识障碍以外所有人群。

方法:患者平卧,两手置于身侧,掌心向上,两下肢伸直,脚跟靠拢,脚尖自然分开。两眼轻闭或微露一线之光。以鼻呼吸,先吸足大自然之清气,吸气时舌轻抵上腭，停止不动，同时足尖上提，收紧肛门，握拳。并以意引气下行至小腹，略停片刻后，再把体内之浊气徐徐呼出。呼气时，舌放回，与下齿平，撒手，松肛，足尖下伸。坚持每天练功 2 次，每次 30 分钟，收功时去除意守心念，凝神静养片刻，然后搓手浴面，即觉头清眼亮，周身有力，气血循环流畅。

2. 苏氏辨证中药治疗

（1）骨折初期：肿胀、疼痛较甚，治宜活血化瘀、消肿止痛，可口服活血止痛丸（院内制剂）。

组成：儿茶、当归、土鳖虫、红花、白芷、乳香、没药、自然铜、牛膝、三七、申姜、续断、马钱子、冰片、龙骨、骨碎补。

用法用量：5 岁以下，一日 2 次，一次 1.0g。5 岁以上、14 岁以下，一日 2 次，一次 1.5g。14 岁以上，一日 2 次，一次 3.0g。温开水冲服。

对于肿胀严重者，可外敷苏氏消肿膏。如局部有水疱，可在刺破或穿刺抽液后，再外敷跌打万花油或生肌玉红膏。

（2）骨折中期：宜和营生新、接骨续损，可内服接骨续筋丸（院内制剂）。

组成：地龙、乳香、没药、土鳖虫、南星、川乌、草乌、自然铜。

用法用量：5 岁以下，一日 2 次，一次 1.0g。5 岁以上、14 岁以下，一日 2 次，一次 1.5g。14 岁以上，一日 2 次，一次 3.0g。温开水冲服。

（3）骨折后期：补气血、养肝肾、壮筋骨，可内服补肾壮骨丸（院内制剂）。

组成：五味子、枸杞子、菟丝子、熟地黄、山药、牡丹皮、泽泻、云苓、肉苁蓉。

用法用量：5 岁以下，一日 2 次，一次 1.0g。5 岁以上、14 岁以下，一日 2 次，一次 1.5g。14 岁以上，一日 2 次，一次 3.0g，温开水冲服。

3. 注意事项

（1）复位固定后，伤肢抬高，膝关节置于屈曲位。待麻醉复苏后即伸屈膝关节，做股四头肌功能锻炼，并配合 CPM 治疗。

（2）预防脂肪栓塞的发生。

（3）针道换药，每周 2 次，用 75% 酒精消毒，无菌敷料包扎。

（4）2~3 周即可拄拐离床功能锻炼，关节按摩，做股四头肌功能锻炼。

（5）拍片见断端缝隙较大者应随时回缩加压器。10 周左右将加压器撤除，改为弹性固定，加速骨折愈合。

（6）骨折愈合拍片见骨折线模糊或消失，可在 20 周左右撤除外固定支架及固定针，并嘱患者不间断进行功能锻炼。

五、评述

对于股骨干骨折，国内多采用交锁髓内针和钢板内固定方法治疗，骨膜剥离广泛，损伤大，愈合慢，患者不易接受，医学上越来越倾向于施行微创手术。我院传统的苏氏正骨手法与单侧多功能外固定支架的结合，使新鲜股骨干多段骨折不用开刀，固定稳定，一次性治愈率高；骨折端可随时加压，使断端紧密接触，促进骨折的愈合；而且能够及早离床进行早期功能锻炼，减少了并发症及伤残率。此治疗方法操作简单，应用广泛，易推广使用。

此疗法适宜于股骨干骨折和多段骨折的治疗，对于新鲜骨折效果更好。其优点：一是避免了开刀，不破坏断端血管，实行微创操作，符合 BO 理念。二是准确固定游离骨，更好地保持了骨体的完整性和连续性。三是离床早，进行功能锻炼早，达到了保持功能的目的。

由于本治疗方法系闭合经皮操作，结合股骨干骨折的特点，在操作中应注意以下几点：①术者必须具有良好的中医正骨手法经验，这是保证手术顺利完成的基础，经皮穿针操作成功的前提是骨折端能得到良好的对位、对线，并在术中有最佳对抗维持，所以术者要有一定的正骨经验和良好的手法基础。②关于进针角度的问题。针应保持垂直 90°，不能倾斜而导致几何力学的改变，以免在加压时造成不稳定、移位或者不愈合。③关于针道问题，在穿针前必须用尖刀在皮肤局部上横行切开皮肤 0.5～1.0mm，用止血钳分开筋膜与肌肉，使针体在组织内有一定的活动度，这是很重要的。因为这既有利于膝关节的功能恢复，减少不必要的疼痛，同时也能使体表皮肤平整，无牵拉感，防止局部组织液化或感染。④在操作过程中要加强无菌观念，严防消毒不严格造成的针道感染，使用钻头及套管要严格按照操作规程执行，不能随意简化。⑤术后患肢必须置于膝关节的屈曲位，配合自制的拱型抬高架使用，这样可防止膝关节组织粘连及肌肉萎缩。

本法治疗股骨干骨折的不良现象主要是螺纹针的针道感染现象和外固定支架的松动问题，这些都是导致骨折对位效果不理想的原因。解决问题的关键就是治疗人员的认真负责，坚持针道勤换药，按时拍片观察骨断端的生长情况，及时调整外固定支架的松紧度，使断端紧密接触，更快愈合。

第四节　股骨髁骨折

　　股骨髁骨折为股骨远端骨折之一种，常伴有严重的软组织损伤。多数股骨远端骨折的受伤机制被认为是轴向负荷合并内翻、外翻或旋转的外力引起。常发生在与摩托车祸相关的高能量损伤及老年人在屈膝位滑倒和摔倒。

　　股骨远端骨折的分类系统很多，还没有一个被广泛接受，所有分类都涉及关节外和关节内。我院参照《临床诊疗指南·骨科分册》（2009 年）中华医学会制定的股骨远端骨折的分类标准，将之分为未涉及关节的髁上骨折；涉及关节面的单髁骨折、双髁骨折、髁间粉碎骨折。AO 组织将股骨远端分为 3 个主要类型。

　　A 型（关节外骨折）：骨折线未波及关节面。

　　B 型（单髁）：骨折只波及内髁或外髁一个关节面。

　　C 型（双髁）：骨折波及内髁及外髁两个关节面。

一、病因病机

　　1. 间接暴力　造成股骨髁间骨折的主要原因为间接暴力，多由高处坠下，足部或膝部着地，身体重力和向上传达的暴力共同集中在股骨下端，沿下肢的纵向暴力造成股骨髁间骨折。如暴力较小，破坏仅在股骨髁上这一结构薄弱部位，则形成股骨髁上骨折；如暴力强大，除破坏股骨髁上外，残余暴力继续作用，使骨折的两个断端相互挤压，近端插入股骨两髁之间，股骨髁被碰击为 2 块，骨折线或呈"T"形，或呈"Y"形。如受伤时膝关节处于内收或外展位，则股骨的内髁或外髁受到撞击，应力集中于一侧，引起单骨折。

　　2. 直接暴力　直接暴力造成髁间骨折机会较少，常由物体直接打击而致。如车祸、物体击打等，多以股骨下端承受横向暴力而致。暴力可来自侧方，但以外侧暴力较多，也可来自前后方向。直接暴力损伤常合并有软组织损伤，骨折呈裂纹或是粉碎型。

二、辨证诊断

　　1. 外伤史　患者一般都有下肢的间接或直接外伤史，常为青壮年体力劳动者。应详细询问和了解受伤的全过程。

　　2. 症状　伤后患膝肿胀，疼痛剧烈，功能严重障碍，不能站立和行走。

3. 体征　膝关节肿胀、畸形，皮下瘀血或瘀斑。股骨下端有压痛、骨擦音，移位明显者可触及骨折端及畸形。膝关节出血者，浮髌试验阳性。

4. X 线检查　膝部的 X 线检查可以确定诊断和骨折类型。

三、治疗方法

股骨远端区域的皮质薄、骨折粉碎、骨质疏松和髓腔宽、骨折涉及伸膝装置等诸多因素，导致多数病例不论采用何种方法治疗其效果都不是十分满意。过去 20 年，随着内固定技术和材料的发展，多数医生采用了各种内固定方法治疗股骨远端骨折，有时即使是有经验的医生也难以达到稳定固定。虽然好的内固定方法能改善治疗的效果，但手术治疗这类骨折，远未达到一致的满意程度。目前临床常用的治疗方法分保守治疗和手术治疗两大类。

（一）保守治疗

以牵引、石膏为主。中西医结合治疗采用手法整复，冰钳髁部牵引，超膝关节夹板固定，取得了一定的临床效果。对于无移位或轻度移位的骨折，可在无菌操作下，抽出关节内积血，加压包扎，超膝关节夹板固定，2 周左右开始膝关节活动。对于股骨髁间严重的多向移位骨折，先在无菌损伤下，抽出关节积血，然后在内外髁中点行冰钳牵引。将小腿置于牵引架上，膝关节屈曲 45°位，使腓肠肌处于松弛状态，进行手法复位。在牵引下，术者用双手掌叩挤推拉股骨内外髁，使两髁骨折块复位，并同时端提挤按骨折远近端，矫正前后移位和成角。最后施行超膝夹板固定。固定期间进行股四头肌锻炼和膝关节伸屈活动。6 周后解除牵引，继续超膝夹板固定，开始不负重下地活动。至骨折临床愈合后，始可负重和拆除夹板。

（二）手术治疗

主要有普通钢板螺丝钉固定、95°角钢板、动力髁螺钉（DCS）、髁支持钢板及逆行交锁髓内钉（GSH）、微创固定系统（LISS）、外固定器固定等固定方式。手术治疗股骨远端骨折的顺序是：①复位关节面；②稳定的内固定；③骨干粉碎部位植骨；④老年骨质疏松的骨折嵌插；⑤修补韧带损伤和髌骨骨折；⑥早期膝关节活动；⑦延迟、保护性负重。

骨折治疗的难点：此病多见于青壮年，骨折累及膝关节及伸膝结构，要求尽可能解剖复位，坚强固定，早期进行膝关节功能训练，由于此类骨折多由高能量损伤所致，常伴有较严重的软组织损伤，而且骨折损伤类型变化范围广，没有一种内固定材料适用于所有的骨折。

（三）苏氏正骨特色治疗

1. 苏玉新先生的治疗思路 切开复位钢板内固定存在医疗费用高及感染风险较高的问题，在治疗过程中如何既能获得准确性的复位、稳定的固定，又能兼顾患者局部软组织损伤程度及患者经济承受能力，显得尤为重要。苏玉新先生通过麻醉下苏氏正骨手法复位结合经皮穿针固定或外固定器固定为主的优化组合方法，对股骨远端骨折等病症进行治疗，探索了中西医结合治疗股骨远端骨折的思路，取得良好的疗效。

2. 非手术治疗 按骨折的时间、类型，以及患者的全身情况等决定治疗方案。患者住院后，给予伤肢中立位胫骨远端骨牵引，牵引重量 5～10kg，牵引 2～3 天，床边摄片，以观察牵引重量是否需要调整。骨折远端受腓肠肌牵引而出现远端向后成角和移位，应在维持屈膝 30°～45°位，使腓肠肌充分放松，给予足够大的牵引重量，纠正向后成角、短缩移位。作为手术前常规治疗方法，骨牵引治疗可使骨折复位，减轻患者痛苦。

（1）多学科协同治疗、防"未病"

①镇痛、防栓治疗：采用耳穴压豆、穴位埋线、药物协同。

②相关原发疾病的防治：减轻疼痛，缓解焦虑，改善睡眠，避免因疼痛、焦虑、失眠引发的血压升高、心律失常、血糖异常等并发症。对于身患内科疾患的患者，及时请内科医师进行会诊，针对性治疗。对于适应手术的患者，请麻醉科室医师进行会诊，并随证调整。

③继发疾病的防治：因骨折远端向后成角和移位压迫膝后侧腘静脉，易引发下肢静脉血栓，可指导患者进行苏氏"吐纳功"锻炼，结合足底泵、抗凝剂治疗可以有效地预防下肢静脉血栓形成。

（2）苏氏"捏搓揉按法"：骨牵引期间患者卧床，不便翻身，骶尾部长时间受压易发生褥疮。采用苏氏"捏搓揉按法"护理，可以有效预防褥疮发生。

苏氏"捏搓揉按法"是采用拇指、食指、中指、大小鱼际及掌根对受压部位实施的一种推拿方式。

捏揉是以拇指、食指、中指在局部受压区轻轻捏提皮肤，并采用轻柔旋回式运动方法揉按受压区。其要领是，动作要协调、均匀、轻柔、一致，刺激局部软组织，从而达到促进血液循环的作用。本法适用于体重适中和消瘦患者。

搓按是对全身采用的一种方式。以大小鱼际或掌根为主，腰背骶尾部采用以脊柱为中心向两侧持续搓按，双侧以股骨粗隆顶点为中心向两侧持续搓按，并根据患者的实际情况采用不同力度的搓按手法。体胖健壮者力度较大，瘦小者力度减轻。原则上要求患者能够耐受。应做到手法由弱到强并逐渐减弱，皮肤产生微热、温热或急热即可。整体手法要求由局部到全身。手法持续时间 15~20 分钟，并要求施术者必须双手涂爽身粉或 50% 酒精。

通过规范化、专业化、整体化护理，减少患者卧床后并发症。在调整期，通过消瘀通络，调理控制和预防"未病"（阻断病情进一步发展）的发生。应用外敷、内服中药减少疼痛，使得"未病"发病率大大降低，从而为治疗期打下基础。

3. 手术治疗　经调整后能够耐受手术的患者，采用优化组合方式进行治疗。按骨折的时间、类型，以及患者的全身情况等决定治疗方案。股骨远端骨折应尽量达到解剖复位，整复至少要达到如下功能复位标准：①冠状面（内外）不超过 7°畸形；②矢状面（前后）不超过 7°~10°畸形；③短缩不超过 1.5cm；④关节面移位不超过 2mm。

移位明显的斜形、粉碎性骨折，进行单纯手法整复，牵引、夹板外固定，难以恢复关节面的平整及稳定的固定，影响骨折的愈合和膝关节功能的恢复。根据不同类型的骨折，可采用麻醉下微创复位有限内固定，结合外固定器治疗。

（1）髁上骨折：微创复位"T"形多功能外固定器固定。

操作方法：麻醉状态下，术区常规消毒，铺无菌巾，骨折经苏氏拔伸捺正等正骨手法复位后，在电视 X 线监测下观察复位情况。如骨折端嵌插，复位困难，可以一枚直径 3.5mm 的骨圆针插入骨折端进行撬拨复位。复位满意后，于股骨外上髁前、后间距 2.0cm 为进针点，尖刀做 1.0cm 的切口，钝性分离至股骨外髁骨壁，插入保护套管，钻头平行于关节面，钻透内髁骨皮质，拧入两枚直径 6mm×150mm 的粗螺纹针；另于近折端外侧，通过多功能夹块定位，尖刀做 1.0cm 的切口，钝性分离至股骨外侧骨壁，插入保护套管，钻头垂直股骨干轴线方向，钻透内侧骨皮质，拧入两枚直径 6mm×130mm 的细螺纹针。连接多功能外固定器，电视 X 线监测下纠正残余移位，骨折正侧位对位对线良好，锁紧多功能外固定器锁扣，同时将膝关节屈曲 90°，用尖刀将远端髂胫束十字形切开，充分松解，常规包扎。

（2）单髁骨折：微创复位拉力螺丝钉内固定术。

操作方法：麻醉状态下，术区常规消毒，铺无菌巾，骨折经苏氏内翻、外翻捺正等正骨手法复位，通过关节囊牵拉，将移位的骨折块复位，电视 X

线监测下观察复位情况。如骨折端仍有移位，复位困难，以一枚直径3.5mm的骨圆针插入骨折端进行撬拨复位，关节面平整后，以复位钳夹住内外髁，使骨折端紧密接触，然后在股骨外（或内）髁骨折块选择合适进针点，尖刀做1.0cm的切口，钝性分离至股骨骨壁，钻入拉力钉导针，导针方向平行于关节面，钻透内髁骨皮质，根据骨折块的大小，拧入两枚或三枚拉力螺钉；电视X线监测骨折复位良好，拉力螺钉长短适合，缝合切口，膝部加压包扎，石膏托外固定。

（3）髁间骨折：微创复位拉力螺丝钉内固定术经皮克氏针固定。

操作方法：麻醉状态下，术区常规消毒，铺无菌巾，骨折经苏氏内翻、外翻捺正等正骨手法复位，通过关节囊牵拉，纠正短缩、成角移位，电视X线监测下观察复位情况。如关节面仍有移位，复位困难，以一枚直径3.5mm的骨圆针插入骨折端进行撬拨复位，关节面平整后，以复位钳夹住内外髁，使骨折端紧密接触，然后在股骨外（或内）髁骨折块选择合适进针点，尖刀做1.0cm的切口，钝性分离至股骨骨壁，平行关节面钻入拉力钉导针，钻透内髁骨皮质，拧入一枚或两枚拉力螺钉固定关节内骨块，然后分别自内、外髁经过髁上骨折线钻入2~3枚直径3.0mm的克氏针至近断端对侧骨皮质，针尖透过骨皮质2mm；电视X线监测骨折复位良好，拉力螺钉长短适合，骨折端固定稳定。缝合切口，膝部加压包扎，石膏托外固定。

4. 苏氏正骨法的适应证、禁忌证

（1）适应证

①开放性骨折，清创骨折复位临时固定或终极固定。

②多发创伤的闭合骨折，不允许进行内固定时，作为临时固定，患者一般情况允许后再更换为内固定。

③局部皮肤、软组织情况较差，不适合切开复位内固定的患者。

④不接受切开复位钢板内固定的患者。

（2）禁忌证

①已接受有关治疗的陈旧性损伤，骨折端已有骨痂形成，手法复位难以复位的患者。

②伴有不能耐受麻醉、手术者。如肝、肾损害，糖尿病、血友病等全身性疾病。

③某些特征人群，如严重的金属过敏体质。

④合并血管、神经损伤，须手术探查者。

5. 苏氏正骨法的术后管理

（1）微创复位"T"形多功能外固定器固定：术后麻醉未复苏情况下，即将患侧膝关节屈曲90°，放置在三角形海绵垫上。放置时指导家属定时按揉腓总神经走行处，防止一过性卡压伤。麻醉复苏后指导患者主动锻炼股四头肌及膝关节功能。针道3天后换药，以后每隔5~7天换药一次。术后1周扶双拐离床，进行患肢部分负重行走训练，X线片显示骨折端骨痂形成后患肢可完全负重。骨折愈合后可拆除外固定器，夹板保护四周。

（2）微创复位拉力螺丝钉内固定术：术后伤肢放于抬高垫上，放置时指导家属注意患者禁外旋，防止一过性卡压伤。麻醉复苏后指导患者主动锻炼股四头肌肌力，术区3天后换药，以后每隔5~7天换药一次。术后2周扶双拐离床，患肢部不负重行走，锻炼膝关节屈伸功能，X线片显示骨折线模糊后患肢可完全负重。骨折愈合后可取出螺丝钉，夹板保护四周。

（3）微创复位拉力螺丝钉内固定术经皮克氏针固定：伤肢放于抬高垫上，放置时指导家属注意患者禁外旋，防止一过性卡压伤。麻醉复苏后指导患者主动锻炼股四头肌肌力，术区3天后换药，以后每隔5~7天换药一次。术后3周扶双拐离床，患肢部不负重行走，锻炼膝关节屈伸功能，术后6~8周，X线片显示骨折线模糊后可以拔出克氏针，加强膝关节及股四头肌训练。术后6个月，X线片显示骨折愈合后患肢可完全负重。术后10个月，骨折完全愈合后可取出螺丝钉，夹板保护四周。

四、医案精选

【病案1】刘某，男，38岁，于2008年11月13日急诊以"左股骨远端粉碎性骨折"收住入院。

骨折暂行左胫骨近端骨牵引，综合评估后与患者及家属沟通，患者考虑经济因素及再手术取内固定等原因，不愿意接受钢板内固定，选择传统苏氏正骨法结合外固定器治疗方案。

麻醉下微创复位经皮螺丝钉内固定，"T"形多功能外固定器固定。术后麻醉复苏后开始主动股四头肌及膝关节功能训练。术后1周扶拐离床，患肢不负重行走。术后6周X线片显示骨折端骨痂形成，后患肢完全负重行走。术后14周骨折愈合，拆除外固定器，膝关节功能恢复良好。（图5-4-1）

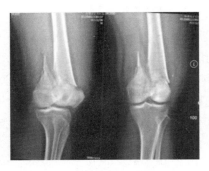
图 5-4-1a　股骨髁间骨折术前

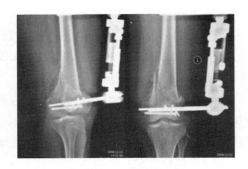
图 5-4-1b　术后螺丝钉固定外髁矢状面骨

【病案2】王某，女，44岁。于2011年7月16日急诊以"右股骨远端粉碎性骨折"收住入院。

骨折暂行右胫骨远端骨牵引，综合评估后与患者及家属沟通，患者考虑经济及再手术取内固定等原因不愿意接受钢板内固定，选择传统苏氏正骨法结合经皮螺丝钉内治疗方案。麻醉下微创复位经皮3枚螺丝钉内固定。麻醉复苏后开始主动股四头肌训练。术后2周在低温板材外固定保护下扶拐离床，患肢部不负重行走。术后3周扶双拐离床，患肢部不负重行走，卧床非负重锻炼膝关节屈伸功能。术后6周，X线片显示骨折线模糊，患肢完全负重，去除外固定，锻炼膝关节屈伸功能。术后10个月，骨折愈合，取出螺丝钉，夹板保护四周，膝关节功能恢复良好。

【病案3】路某，男，57岁。于2012年5月6日急诊以"右股骨远端粉碎性骨折"收住入院。

骨折暂行右胫骨远端骨牵引，患肢曾3次行骨折内固定治疗，膝关节周围大面积瘢痕，不适合切开复位内固定。综合评估后与患者及家属沟通，选择传统苏氏正骨法结合拉力螺丝钉内固定，经皮克氏针固定治疗方案。麻醉下微创复位，经皮1枚拉力螺丝钉固定股骨髁间，经皮交叉克氏针固定干骺端骨折，辅助低温板材外固定。术后麻醉复苏后开始主动股四头肌训练。术后2周，在低温板材外固定保护下扶拐离床，患肢不负重行走。术后3周，扶双拐离床，患肢部不负重行走，卧床非负重锻炼膝关节屈伸功能。术后6周，X线片显示骨折线模糊，患肢完全负重，去除外固定，锻炼膝关节屈伸功能。术后8周，X线片显示骨折线有连续骨小梁通过，骨折愈合良好，拔出经皮固定克氏针。术后6个月，骨折愈合，取出螺丝钉，夹板保护四周，膝关节功能恢复良好。

第五节　髌骨骨折

髌骨骨折是较常见的损伤，以髌骨局部肿胀、疼痛，膝关节不能自主伸直，常有皮下瘀斑以及膝部皮肤擦伤为主要表现。该类骨折多见于中壮年和老年人。北京积水潭医院统计，约占全身骨折的 1.05%，而其中 58.7% 为中壮年，其余为老年人。男性多于女性，约为 2∶1。

一、解剖生理

髌骨前面粗糙，上缘有股四头肌肌腱附着，下缘为髌韧带附着点，前面被股四头肌肌腱膜覆盖。髌骨后面为光滑的关节面，中间有一条纵形骨性隆起，将关节面分为内、外两半，分别与股骨内、外髁构成关节，关节面周缘有关节囊附着。

髌骨伸膝装置的中间结构，能够把股四头肌产生的拉力传向髌腱；髌骨增加对膝关节屈伸轴点的杠杆力臂，使股四头肌的力矩增大。髌骨位置表浅，外力直接打击可造成粉碎性骨折；间接暴力可引起横行骨折。在髌骨骨折时，受股四头肌的牵拉，骨折端容易产生移位。髌骨骨折属关节内骨折。

二、病因病机

1. 直接暴力骨折（暴力直接撞击髌骨所致）

（1）髌骨多为粉碎状骨折。

（2）股四头肌腱膜和关节囊损伤小。

2. 间接暴力骨折（跌倒时膝关节半屈曲，髌骨与股骨髁滑车接触成为支点，股四头肌强力收缩所致）

（1）髌骨多为横行骨折。

（2）骨折两端分离移位。

（3）股四头肌腱膜和关节囊撕裂。

三、诊断及治疗

（一）诊断

根据临床表现和影像学检查可明确诊断。①伤后膝关节肿胀、疼痛，关节屈伸活动障碍。②髌骨局部压痛、皮下有瘀斑，可听到骨擦音，摸到骨块分离的深沟。③影像学表现：髌骨内可见横断或星形的 X 线透亮的骨折线，由于股四头肌肌腱和髌腱的牵扯，骨折块分离多较明显，骨折上段向上移位，而下段无移位。如股四头肌肌腱没有完全断裂，骨折移位较少见。

（二）治疗

1. 无移位骨折　膝关节伸直位，夹板或石膏固定 4~6 周。石膏固定期间练习股四头肌收缩，去除石膏托后练习膝关节伸屈活动。

2. 移位小于 1cm 的骨折　手法复位，抱膝圈等外固定 4~6 周。

3. 移位大于 1cm 的骨折　切开复位，环形钢丝内固定、张力带钢丝内固定等。

四、手术治疗

（一）环形钢丝内固定

从髌骨外上缘开始，穿入 18 号不锈钢钢丝，紧靠髌骨上极横穿股四头肌肌腱。用 1 枚大号 Gallie 针引导钢丝穿过组织，或者将大号 Intracath 针的尖端穿入组织，然后在下一个拟缝合的部位穿出，以帮助穿钢丝。将 18 号钢丝由 Intracath 针的尖端穿入，随着 Intracath 针的后撤，钢丝即沿着针内通道穿过。由于 18 号钢丝较硬，这种穿钢丝法一般比用大的 Gallie 针容易操作。以同样的方式，将钢丝的内侧端在 2 个骨块前后面的中间沿着内侧缘穿过。下一步将内侧的钢丝沿着髌骨远端边缘由内向外横穿髌腱，然后，将其沿着髌骨的外侧缘向上穿至髌骨的外上缘。穿入的钢丝必须紧靠髌骨，特别是上、下极部位。如果钢丝穿入肌腱的部位离骨折块较远，则固定不够牢靠，因为在承受张力时，钢丝可切割软组织而出现骨块分离。另外，应使钢丝居于髌骨前后面的中间，这可防止环绕的钢丝收紧时，骨折线向前、后张开。对合复位骨折块，并用巾钳或持骨钳维持其位置，将钢丝的两端拉紧并拧在一起。通过拍摄膝关节正侧位 X 线片，以及在修复破裂的关节囊之前直接检查和触摸等方式来核查骨折块的位置，尤其是关节面的解剖关系。剪断多余的钢丝，并将拧紧的末端压入股四头肌肌腱内。间断缝合修复破裂的关节囊。

由于是沿髌骨周围软组织环扎钢丝，故难以达到坚强的内固定。所以使用该方法，必须 3~4 周才能开始膝关节活动。虽然该方法可联合其他方法治疗粉碎性髌骨骨折，但基本已被更加坚强的内固定方法所取代，以便能够早期活动。

（二）张力带钢丝内固定

常规入路显露髌骨骨折处，仔细清除骨折面的血凝块及小骨折片。探查伸肌支持带的撕裂范围及股骨滑车沟是否损伤。彻底冲洗关节，如果近侧和远侧的骨折块较大，将其准确复位，特别注意恢复关节软骨面的光滑。骨折复位后用巾钳固定，用 2 枚 2mm 克氏针由下向上贯穿各骨折块。克氏针深度为距髌骨前面约 5mm，横向将髌骨分为内侧、中部、外侧 3 等份，两针应尽量平行。在某些情况下，骨折复位前以逆行方式将钢针由骨折部位穿入近端骨折块更为容易，为便于操作，可将骨折端向前倾斜约 90°。然后，将钢针撤回，直至其与骨折面平齐，骨折准确复位并用巾钳固定，再将钢针穿入远端骨折块。克氏针末端需保留较长一部分，使之突出于髌腱和股四头肌肌腱在上、下骨折块附着处。在克氏针突出部分等深面，尽可能靠近髌骨，将 1 根 18 号钢丝横穿过股四头肌肌腱附着处；然后，将钢丝绕过已经复位的髌骨前面，再次将其从克氏针突出部分的深面横穿过远端骨块的髌腱附着处；最后，将此钢丝再返回至髌骨前面，于其上端部分收紧。也可将此根钢丝以 8 字形固定。膝伸直位，通过触摸髌骨的深面检查骨折的复位情况。如果需要，可在支持带做一小的纵切口，以便伸进手指探查。将 2 枚克氏针的上端向前折弯成锐角，并剪短。克氏针剪短后，将其旋转 180°，用一挤压器将已弯曲的克氏针末端嵌入钢丝环后面的髌骨上缘。剪短下端突出的克氏针末端。间断缝合修复撕裂的伸肌支持带。（图 5-5-1）

对于髌骨骨折的固定，AO 组织已经应用并且建议应用张力带钢丝内固定原则。将钢丝置于适当的位置可将造成骨块移位的分离力或剪切力转换为骨折部位的压应力，从而加速骨折愈合，并允许膝关节术后立即活动和功能锻炼。

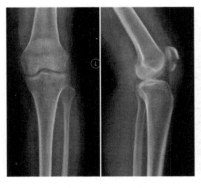 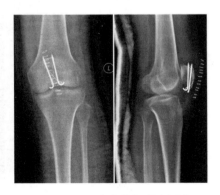

图 5-5-1a 术前　　　　　　图 5-5-1b 张力带钢丝内固定

（三）关节镜结合电视下复位经皮克氏针钢丝固定

常规消毒铺巾后，于 X 线透视下对髌骨骨折行手法复位，见关节面平整，复位钳临时固定。应用椎间孔镜检测，冲洗膝关节内血肿及破碎组织，镜下观察关节面平整后，选用 4 枚 2.0mm 克氏针经皮于髌骨下极钻入，直至髌骨上极。于髌骨下缘切开长 2cm 切口，逐层切开，直钳钝性分离，直至可见钻入的 4 枚克氏针，用钢丝导入器导入 0.6mm 钢丝环绕髌骨，经克氏针近端及远端，拧紧钢丝固定，留 1.0cm 折弯。X 线透视见骨折对位良好，关节面平整，固定稳定。克氏针留 0.5cm 针尾折弯并剪短。

对膝前软组织擦皮伤患者，可早期行手术治疗，且这种术式切口小，易于愈合，瘢痕小，更加美观。患者可早期进行膝关节功能康复锻炼。这种微创术式最大限度地保留了骨折周围软组织结构，对于粉碎性骨折的复位提供更为便利的复位条件。（图 5-5-2）

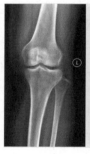
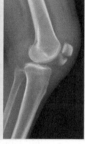
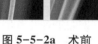

图 5-5-2a　术前

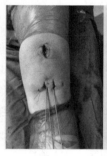
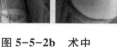

图 5-5-2b　术中

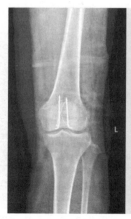
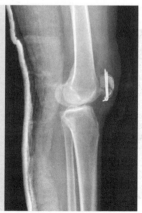

图 5-5-2c　术后

海城市正骨医院应用关节镜结合电视 X 线监测下复位经皮克氏针钢丝固定治疗髌骨骨折，对本院骨科收治的 28 例髌骨纵形骨折患者实施关节镜辅助下"髌骨骨折微创复位克氏针张力带内固定术"，取得了满意的疗效，获得患者一致好评。

第六节　胫骨平台骨折

胫骨平台指的是胫骨髁上端与股骨髁关节面相对应的平滑骨面。胫骨平台骨折较为常见，占成人全身骨折的 0.38%，多为关节内骨折及负重关节面，还可合并有半月板及关节韧带损伤。治疗时必须针对不同损伤类型，采取不同的治疗方法，以获得良好的效果。

胫骨平台骨折（fracture of tibial plateau）是膝关节创伤中最常见的骨折之一，膝关节遭受内、外翻暴力的撞击，或坠落造成的压缩暴力等，均可导致胫骨髁骨折。由于胫骨平台骨折是典型的关节内骨折，其处理与预后将对膝关节功能产生很大的影响。同时，胫骨平台骨折常伴有关节软骨、膝关节韧带或半月板的损伤，遗漏诊断和处理不当都可能造成膝关节畸形、力线或稳定问题，导致关节功能的障碍。因而，对于胫骨平台骨折的诊断与处理是膝关节创伤外科中的重要课题。因系负重关节内骨折，对复位及固定要求都比较高，治疗方法很多，但都存在一些问题。

一、病因病机

发病原因：①间接暴力：高处坠落伤时足先着地，再向侧方倒下，力的传导由足沿胫骨向上，坠落的加速度使体重的力向下传导，共同作用于膝部，由于侧方倒地产生的扭转力，导致胫骨内侧或外侧平台塌陷骨折。②直接暴力：当暴力直接打击膝内侧或外侧时，使膝关节发生外翻或内翻，导致外侧或内侧平台骨折（多为粉碎性骨折，骨折多有移位）或韧带损伤。

发病机制：胫骨平台骨折是强大的内翻或外翻应力合并轴向载荷的结果，受伤过程中，股骨髁对下面的胫骨平台施加了剪切和压缩应力，可导致劈裂骨折、塌陷骨折，或两者并存。实际上，单纯劈裂骨折只发生于骨松质致密的年轻人，唯有此关节面才能够只承受压缩力。随着年龄的增加，胫骨近端致密的骨松质变得疏松，不再只承受压缩应力，当存在轴向压缩载荷时，即可发生塌陷或劈裂塌陷骨折。

某些学者认为，一侧的侧副韧带完整，对于产生对侧的平台骨折是必不可少的条件，在外翻应力自股骨外髁向胫骨外侧平台传导造成骨折时，内侧副韧带（MCL）的作用类似一铰链；而在内翻应力自股骨内髁向内侧平台传导造成骨折时，外侧副韧带（LCL）的作用亦类似于铰链。但是，随着 MRI 检查应用的增多，发现胫骨平台骨折患者合并的韧带损伤发生率比以前认为的要高，暴力大小不仅决定骨折粉碎程度，亦决定骨折移位的程度。另外，常合并软组织损伤。譬如外侧平台骨折常合并内侧副韧带（MCL）或前交叉韧带（ACL）损伤，而内侧平台骨折常合并外侧副韧带（LCL）或交叉韧带或腓总神经、血管损伤。劈裂骨折是剪式应力所致，应与边缘撕脱骨折和压缩骨折相鉴别，后者常合并膝关节骨折脱位，导致重度不稳定。

二、骨折分类

胫骨平台骨折是常见的关节内骨折，骨折的类型不同，其治疗方法及结果也不相同。同时，为了评估治疗效果，也需要分型的统一化、标准化，胫骨平台骨折常用的分型方法为 AO 分型和 Schatzker 分型。

1. Schatzker 分型　Schatzker 于 1979 年提出本分型。它的特点是简单实用，临床上应用起来很方便。它把胫骨平台骨折分为 6 型，每一型都有相对应的手术入路和固定方法，并且预后相同。Schatzker Ⅰ 型、Ⅱ 型、Ⅲ 型是典型的低能量损伤造成的，而复杂的Ⅳ 型、Ⅴ 型、Ⅵ 型骨折则是由高能量损伤造成的。

Schatzker Ⅰ 型：单纯外侧平台劈裂骨折，典型的楔形非粉碎性骨折块向外下劈裂移位。此型骨折常见于无骨质疏松的年轻患者。

Schatzker Ⅱ 型：外侧平台劈裂合并凹陷骨折，侧方楔形骨块劈裂分离，并有关节面向下压缩陷入干骺端。此型骨折最常见于老年患者。

Schatzker Ⅲ 型：单纯外侧平台中央压缩骨折，关节面被压缩陷入平台，外侧皮质完整。易发生于骨质疏松者。

Schatzker Ⅳ 型：内髁骨折，此型骨折可以是单纯的楔形劈裂或是粉碎骨折和压缩骨折，常累及胫骨棘。

Schatzker Ⅴ 型：双髁骨折，两侧胫骨平台劈裂，特征是干骺端与骨干仍保持连续性。

Schatzker Ⅵ 型：伴有干骺端与骨干分离的平台骨折，除单髁、双髁及关节面骨折外，还存在胫骨近端横行或斜形骨折。

2. AO 分型（胫腓骨近端）

（1）A 型骨折：关节外骨折。①A1：关节外骨折、撕脱性骨折。腓骨头骨折，胫骨结节骨折，交叉韧带附丽点骨折。②A2：关节外骨折、干骺端简单骨折。冠状面斜形骨折，矢状面斜形骨折，横断骨折。③A3：关节外骨折、干骺端粉碎骨折。完整楔形骨折，粉碎骨折，复杂骨折。

（2）B 型骨折：部分关节内骨折。①B1：部分关节内骨折、简单劈裂骨折。外侧关节面骨折，内侧关节面骨折，斜形、累及胫骨嵴及一侧关节面。②B2：部分关节内骨折、简单压缩性骨折。外侧完全压缩骨折，外侧部分压缩骨折，内侧骨折。③B3：部分关节内骨折、劈裂压缩骨折。外侧骨折，内侧骨折，斜形、累及胫骨嵴及一侧关节面。

（3）C 型骨折：完全关节内骨折。①C1：完全关节内骨折、关节简单骨折、干骺端简单骨折。轻度移位骨折，单髁移位，双髁移位。②C2：完全关节内骨折、关节简单骨折、干骺端粉碎骨折。完整楔形骨折，粉碎楔形骨折，复杂骨折。③C3：完全关节内骨折、粉碎骨折。外侧粉碎骨折，内侧粉碎骨折，外侧+内侧粉碎骨折。

中医证候分类：①外髁劈裂：肿痛以外侧为主，可有外翻畸形，骨折多向外侧移位，常伴有内侧韧带损伤。②外髁塌陷：疼痛、肿胀以外侧为主，骨折处下陷，常合并明显的腓骨小头骨折。③内髁塌陷：肿胀以内侧为主，可见内翻畸形，骨折下陷。④内外髁劈裂：膝部肿胀较严重，骨折线通过髁间部。

三、临床表现及诊断要点

有明显外伤史。局部肿胀、疼痛，膝部畸形，有时可触及骨擦音及异常活动，患膝伸屈功能障碍，负重功能障碍。

四、中医证候诊断

血瘀气滞证：骨折早期，伤后 1~2 周，血离经脉，瘀积不散，血不得宣通，局部瘀肿明显，疼痛较甚，痛点固定不移，舌质淡或紫黯，苔薄白，脉弦细或弦紧。

瘀血凝滞证：骨折中期，伤后 2~4 周，瘀血未尽，筋骨未连，局部肿痛减轻，舌质淡，苔薄白，脉象弦细或弦紧。

肝肾亏虚证：骨折晚期，伤后超过 4 周，骨折愈合较慢，骨痂较少，腰膝酸软，面色少华，舌淡胖，苔薄白，脉细。

五、实验室检查

影像检查：X线摄片检查可明确诊断及类型；CT检查可确定骨块大小、移位方向，塌陷骨折范围和深度；MRI检查可帮助确定交叉韧带、侧副韧带及半月板损伤情况。

六、胫骨平台骨折的诊断鉴别

明显的外伤史，膝关节肿胀、疼痛，膝部畸形，可触及骨擦音及异常活动，伸屈功能障碍，负重功能障碍。辅之X线片及CT检查，能确立诊断。在鉴别诊断方面，本病最主要是要与膝关节半月板及前后交叉韧带损伤及内外侧副韧带损伤相鉴别。如有怀疑，可借助磁共振检查明确损伤部位、类型等，以指导下一步治疗方案。

七、特色治疗

苏氏正骨流派通过以"苏氏正骨法——苏氏内翻捺正法、苏氏外翻捺正法、苏氏拔伸旋转合拢法"为主的特色治疗方法，对胫骨平台骨折等病症进行治疗，探索了中医治疗胫骨平台骨折的思路，并取得良好的疗效。苏氏正骨法在治疗过程中既能获得准确性、稳定性复位，减少对折断处血运的破坏，又能兼顾患者的耐受程度，显得尤为重要。利用中医骨伤治疗的独特技法，减少医源性损伤，这也是探索中医骨伤科治疗胫骨平台骨折极其重要的一步。

（一）复位固定

我院根据中医证候分类及AO分型、Schatzker分型，采用特色的苏氏正骨法——苏氏内翻捺正法、苏氏外翻捺正法、苏氏拔伸旋转合拢法进行骨折复位。

外髁劈裂（AO-B1型）：采用苏氏内翻捺正法复位。患者平卧位，硬膜外麻醉成功后（疼痛轻且骨折移位轻度者可以不麻醉），一助手握住患者踝部，一助手环握患者膝上行对抗牵引；术者一手握住股骨髁部，一手握住胫骨髁部使膝关节内翻，依靠关节囊和内侧韧带的牵拉，同时用拇指推挤劈裂的骨块使之复位。

外髁塌陷（AO-B2型）：采用苏氏内翻捺正法复位配合钢针撬拨复位。患者平卧位，硬膜外麻醉成功后，在C型臂X线机监视下运用苏氏内翻捺正法复位，同时对塌陷部位，用 3.5mm 钢针插入塌陷的骨块下方，将骨块撬起，使关节面恢复平整。

内髁塌陷（AO-B2 型）：采用苏氏外翻捺正法复位配合钢针撬拨复位。患者平卧位，硬膜外麻醉成功后，在 C 型臂 X 线机监视下，一助手握住患者踝部，一助手环握患者膝上行对抗牵引；术者一手握住股骨髁部，一手握住胫骨髁部使膝关节外翻，依靠关节囊和外侧韧带的牵拉，同时对塌陷部位用 3.5mm 钢针插入塌陷的骨块下方，将骨块撬起，使关节面恢复平整。

内外髁劈裂（AO-C1 型）：采用苏氏拔伸旋转合拢法复位。患者平卧位，硬膜外麻醉成功后，一助手握住患者踝部，一助手环握患者膝上行对抗牵引，术者双手掌环抱胫骨内外髁，远端助手徐徐牵引同时轻轻内外旋转，术者双手合力，使其复位。

（二）手术治疗

1. 闭合复位　克氏针、空心拉力钉内固定，固定支架外固定术。适用于胫骨平台轻度劈裂、塌陷的骨折，保守治疗失败的骨折。术中在 C 型臂 X 线机监视下复位成功后，选择克氏针、空心拉力钉内固定，然后固定支架外固定。

2. 切开复位

（1）取髂骨植骨，克氏针、空心拉力钉内固定，固定支架外固定术。适用于胫骨平台严重劈裂、塌陷的骨折，关节面及干骺端粉碎严重的骨折。术中应用手法及撬拨复位，抬起的关节面及小骨块用克氏针固定，关节面下方塌陷缺损区取自体髂骨块植骨，劈裂的骨块复位，空心拉力钉固定，然后固定支架行越膝外固定。

（2）关节镜检，切开复位，取髂骨植骨，克氏针、空心拉力钉内固定，固定支架或石膏托外固定术。适用于疑似合并有交叉韧带、侧副韧带、半月板损伤的胫骨平台严重劈裂、塌陷的骨折。术中首先行关节镜检，处理半月板损伤，评估交叉韧带、侧副韧带损伤及关节面损伤、塌陷程度，再进行骨折切开复位植骨固定，侧副韧带损伤予以切开修复。

（3）交叉韧带待骨折愈合后，二期行韧带重建术。如合并韧带损伤，给予石膏托外固定。

（4）切开复位，钢板内固定术。适用于胫骨平台单、双髁劈裂和塌陷的骨折以及关节面及干骺端粉碎严重的骨折。术中选择髌前正中切口，内、外侧切口或内外侧双切口。骨折通过苏氏整复手法，配合器械撬拨复位，复位钳及克氏针临时固定，塌陷区植骨，钢板内固定。

（三）术后康复

患者入院骨折复位以及手术后麻醉恢复即开始做苏氏吐纳功训练，以安静心神，行气活血，疏通经络。指导患者自然练功法以运行气血，调和脏腑，增强筋肉，改善功能，可以起到预防下肢深静脉血栓形成、防止肌肉萎缩、帮助恢复功能的作用。

术后 1~2 周，指导股四头肌等长舒缩及踝趾关节的屈伸活动，以改善局部的血液循环，防止肌肉萎缩，并预防下肢深静脉血栓形成。术后 2~3 周指导患者进行膝关节挺直、抬腿练习，撤除外固定器支撑杆，允许膝关节 0°~30°屈伸活动，以防止关节强直。并可在医生的指导、陪护人员的帮助下，腋下扶双拐、伤肢不负重进行离床功能训练。术后 3 周视骨折稳定情况，撤除固定支架或夹板，开始膝关节屈伸功能训练。

CPM 训练，每日 2 次，每次 30 分钟，起始角度从 0°~30°开始，每天增加 5°~10°，以患者能耐受为准。

注意事项：扶拐行走要领为先挪拐、后走路，患肢向前走一步，健肢跟半步。一般患肢不宜负重太早，应据 X 照片显示愈合情况，再考虑患肢逐步负重锻炼。塌陷骨折进行植骨患者，要求术后 3 个月扶拐部分负重，6 个月后开始完全负重行走。防治"未病"及功能锻炼。

1. 全身练功法 苏氏吐纳功训练。应鼓励患者每天做苏氏"吐纳功"。苏氏吐纳功的特点是以静为主，辅以默念，同时调畅呼吸，配合四肢运动，从而达到身松心静、养气强身、祛病延年之目的。无明显禁忌证，适合除意识障碍以外的所有人群。

仰卧式：患者平卧，两手置于身侧，掌心向上，两下肢伸直，脚跟靠拢，脚尖自然分开。两眼轻闭或微露一线之光。以鼻呼吸，先吸足大自然之清气，吸气时舌轻抵上腭，停止不动，同时足尖上提，收紧肛门，握拳，并以意引气下行至小腹，略停片刻后，再把体内之浊气徐徐呼出。呼气时，舌放回与下齿平，撒手，松肛，足尖下伸。坚持每天练功 2 次，每次 30 分钟，收功时去除意守心念，凝神静养片刻，然后搓手浴面，即觉头清眼亮，周身有力，气血循环流畅。

2. 局部练功法 卧床患者进行苏氏"足蹬抬臀法"。尽早鼓励患者做上肢运动及健侧下肢的屈伸及抬腿活动。患侧下肢的股四头肌舒缩及踝关节、趾关节的屈伸活动，可改善局部的血液循环，防止肌肉进一步萎缩。

（四）多学科协同治疗、防"未病"

1. 镇痛治疗　采用耳穴压豆、穴位埋线、药物协同。

2. 相关原发疾病防治　对于身患内科疾患的患者，及时请内科医师进行会诊，对于适应手术的患者，请麻醉科室医师进行会诊，并随证调整。

3. 继发疾病的防治　通过规范化、专业化、整体化护理，减少患者卧床后并发症的出现。指导患者进行苏氏"吐纳功"锻炼、苏氏"捏搓揉按法"护理，预防褥疮发生；在调整期，通过消瘀通络，调理控制和预防"未病"（阻断病情进一步发展）的发生。应用外敷、内服中药减少疼痛，使得"未病"发病率大大降低，从而为治疗期打下基础。

4. 练功活动

（1）苏氏"捏搓揉按法"：由于老年人皮肤弹性减弱，另外是强迫体位，所以受压后易发生褥疮。患者入院后立即采取防护措施，受压部位垫气垫，并定时涂爽身粉，按摩受压处及骨突出处，保持床铺清洁、干燥、平整，做到五勤：勤翻身、勤按摩、勤更换、勤整理、勤擦洗。采用拇指、食指、中指、大小鱼际及掌根对受压部位实施推拿。

捏揉：是以拇指、食指、中指在局部受压区轻轻捏提皮肤，并采用轻柔旋回式运动方法揉按受压区。动作要协调、均匀、轻柔、一致，刺激局部软组织，从而达到促进血液循环的作用。适用于体重适中和消瘦的患者。

搓按：是对全身采用的一种方式。以大小鱼际或掌根为主。腰背骶尾部采用以脊柱为中心向两侧持续搓按，双侧以股骨粗隆顶点为中心向两侧持续搓按，并根据患者的实际情况采用不同力度的搓按手法。体胖健壮者力度较大，瘦小者力度减轻。原则要求患者能够耐受。应做到手法由弱到强并逐渐减弱，皮肤产生微热、温热或急热即可。整体手法要求由局部到全身。手法持续时间 15 ~ 20 分钟，并要求施术者必须双手涂爽身粉或50%酒精。

（2）苏氏吐纳功：患者平卧，两手置于身侧，掌心向上，两下肢伸直，脚跟靠拢，脚尖自然分开。两眼轻闭或微露一线之光。以鼻呼吸，先吸足大自然之清气，吸气时舌轻抵上腭，停止不动，同时足尖上提，收紧肛门，握拳。并以意引气下行至小腹，略停片刻后，再把体内之浊气徐徐呼出。呼气时，舌放回与下齿平，撒手，松肛，足尖下伸。坚持每天练功 2 次，每次 30 分钟，收功时去除意守心念，凝神静养片刻，然后搓手浴面，即觉头清眼亮，周身有力，气血循环流畅。

5. 苏氏辨证中药治疗 按照骨折三期辨证治疗。

骨折早期：治法：活血化瘀，消肿止痛。推荐方药：桃红四物汤加减。组成：桃仁、红花、川芎、当归、赤芍、生地黄、枳壳、香附、延胡索等。特色中成药：苏氏活血化瘀止痛丸。组成：三七、红花、当归、乳香（制）、没药（制）、白芷、马钱子（制）、续断、骨碎补（炒）、土鳖虫、自然铜（制）、儿茶、冰片、生龙骨、牛膝。

骨折中期：治法：和营止痛，接骨续筋。推荐方药：舒筋活血汤加减。组成：羌活、防风、荆芥、独活、当归、青皮、续断、牛膝、五加皮、杜仲、红花、枳壳等。特色中成药：苏氏接骨续筋丸。组成：川乌（制）、草乌（制）、天南星（制）、自然铜（制）、土鳖虫、乳香（制）、没药（制）、地龙、甘草。

骨折后期：治法：补益肝肾，强壮筋骨。推荐方药：壮筋养血汤加减。组成：当归、川芎、白芷、续断、红花、生地黄、牛膝、牡丹皮、杜仲等。特色中成药：苏氏补肾壮骨丸、骨坏死愈合丸。苏氏补肾壮骨丸组成：熟地黄、枸杞子、山药、泽泻、牡丹皮、茯苓、五味子、菟丝子、肉苁蓉。

6. 护理

（1）情志护理：胫骨平台骨折多属高能量损伤，伤及筋骨，以致血瘀气滞，导致不同程度的肿痛和功能障碍。患者表现出焦虑、急躁及对疾病预后恐惧的心理。因此护理人员应在详细了解病情、争取合理治疗措施的同时，加强心理护理，给予患者耐心细致的安慰和解释，解除患者的恐惧心理，帮助患者了解损伤修复过程和治疗措施，以配合治疗。

（2）生命体征的观察：胫骨髁骨折，尤其是开放骨折失血较多，病情易发生变化，故在入院初期应严密观察病情，及时测量体温、脉搏、呼吸和血压，并做好详细记录，以防止气血虚脱的发生。

（3）体位护理：术后患肢保持中立位。麻醉复苏后即可允许半坐或坐位，术后即行患肢肌肉收缩锻炼，术后2周即可在医生的指导下及陪护人员的帮助下，腋下扶双拐，伤肢不负重进行功能锻炼。

（4）饮食护理：①早期饮食护理：患者因胃肠蠕动减弱出现腹胀、便秘，此时饮食宜清淡，应以易消化的饮食或半流食为主，多吃水果、青菜、萝卜、瘦肉汤等，忌食肥甘厚味、辛辣及易胀气的豆类食物。②中期饮食护理：饮食应以清补为主，如牛肉、鸡汤、瘦猪肉、木耳等。但必须是病情稳定，大便通畅；如有脾胃虚弱者，可吃些健脾和胃之食品，如生姜、茴香、山楂、西红柿等。③后期饮食护理：虚则补之，中医学认为肾主骨、肝主筋，要多进食滋补肝肾之品，如猪肝、羊肝、猪肾、羊肾、排骨和鳖等。另如，饴糖、大枣、枸杞子泡水代茶饮，这些都有强筋壮骨的作用。

（5）并发症的护理：①泌尿系感染：对能自行排尿者鼓励患者术后及时排尿；留置尿管者注意局部清洁，每日消毒 2 次；每日饮水量 2500mL 以上，防止泌尿系感染。②坠积性肺炎：指导患者吹气球；进行苏氏吐纳功训练，主动咳嗽、排痰；翻身后给予拍背，用空心拳由下而上、由外向内拍；痰多难咳时应润肺化痰，配合中药雾化吸入治疗。③压疮：保持床铺平整、清洁、干燥，定时翻身，结合苏氏"捏搓揉按法"通经活络，改善受压部位的血运，高危人群同时配合使用气垫床。④腹胀、便秘：指导患者养成定时排便的习惯，腹部胀满及便秘者可自右下腹顺着结肠向上、向左、向下按摩，时间为 20~30 分钟，每日 3 次，同时配合腹部热敷、饮食疗法、口服番泻叶，或遵医嘱艾灸足三里、天枢、中脘，以健脾和胃。⑤下肢静脉血栓：避免在下肢做静脉输液，鼓励患者加强肢体活动，或轻轻按摩肢体。遵医嘱行双下肢足底静脉泵，每日 2 次，每次 20~30 分钟。下肢静脉血栓一旦发生，必须抬高患肢、制动，配合理疗，禁止按摩患肢，防止血栓。

八、胫骨平台骨折治疗过程中如何规避风险

1. 从诊断方面分析　胫骨平台骨折多合并半月板、交叉韧带及侧副韧带的损伤，在治疗胫骨平台骨折的同时应针对不同的损伤做出相关的治疗方案。故在治疗前应做出明确诊断，以指导治疗，故术前磁共振检查显得十分重要。合并半月板损伤者，可行关节镜检及镜下半月板修整成形或缝合治疗。

2. 从治疗方面分析　胫骨平台粉碎骨折合并髁间嵴撕脱骨折者，术中复位及固定存在困难。该类型骨折多数为髁间嵴前部骨折，即前交叉韧带胫骨止点撕脱骨折，由于韧带牵拉而致骨块移位明显，为保持韧带张力和关节稳定，骨块需复位固定。由于胫骨平台粉碎，复位界面不清，且手术切口为微创切口，髁间嵴显露不全，从而影响复位。胫骨平台粉碎骨折植骨内固定后，进行髁间嵴固定，影响骨块复位的视野，内固定物容易相互绞锁，影响钻骨隧道进针的准确性。术中复位时先进行髁间嵴骨折复位，选择钢丝通过骨隧道固定，后进行胫骨平台骨折复位及固定。内固定物固定胫骨平台骨折时，可在 C 型臂 X 线机监视下避开钢丝走行隧道，以免相互绞锁。

九、疗效分析

我院对近 3 年来治疗的 240 例胫骨平台骨折进行了随访和统计，男 185

例，女 55 例，年龄 24～64 岁，平均 42 岁。按中医证候分类：外髁劈裂 173 例，外髁塌陷 3 例，内髁塌陷 2 例，内外髁劈裂 62 例。病程 1～28 天。

诊断依据：参照 1994 年国家中医药管理局发布的中华人民共和国中医药行业标准《中医病证诊断疗效标准》及全国高等中医药院校教材《中医正骨学》第二版中股骨颈骨折诊断标准。

治疗方法：根据诊疗方案，采取综合治疗方法，具体包括分型口服特色中成药及汤药，磁疗、高压氧、苏氏吐纳功等康复治疗，保守治疗。

手术治疗方法：①苏氏内翻捺正法，苏氏外翻捺正法，苏氏拔伸旋转合拢法复位，石膏或平板固定，克氏针、空心拉力钉内固定，固定支架外固定术。②切开复位，取髂骨植骨，克氏针、空心拉力钉内固定，固定支架外固定术。③关节镜检，切开复位，取髂骨植骨，克氏针、空心拉力钉内固定，固定支架或石膏托外固定术。④切开复位，钢板内固定术。

评价标准：参照中华人民共和国中医药行业标准 ZY/T001.1～001.9-94《中医病证诊断疗效标准》进行评价。治愈：对位满意，骨折线模糊，局部无压痛及叩击痛，功能及外形完全或基本恢复。好转：对位良好，或对位尚可愈合，行走时旋转痛，膝关节活动轻度受限。未愈：骨折对位差，行走疼痛，功能障碍。

评价结果：采用 HHS 膝关节临床功能评分标准，优 50 例，占 20.83%；良 176 例，占 73.33%；可 12 例，占 5%；差 2 例，占 0.83%，优良率 94.16%。

采用苏氏正骨内外翻捺正法与拔伸旋转合拢法结合外固定器治疗胫骨平台骨折，正是介于传统中医方法与西医开放手术方法之间的一种疗法，符合"BO"学派微创理念。其优点是：①运用苏氏正骨传统内翻捺正、外翻捺正手法，通过韧带及关节囊的牵拉复位作用，利用"胶布原理"，调整劈裂骨块位置，通过拔伸旋转合拢手法，进一步调整骨块对位。②选择胫骨近端前内侧或前外侧进行撬拨，局部撬拨点无重要神经、血管通过，因此发生神经、血管损伤的概率很低。③术中严格无菌操作，选择健康组织处穿针，手术风险比切开手术小。④患者术后麻醉复苏后即可卧床进行股四头肌的训练，7～10 天即可扶拐离床活动，减少护理量及卧床产生的并发症，且骨折复位准确，固定稳定，解除患者骨折后再移位、膝关节功能不良等后顾之忧。⑤越膝外固定器靠支撑杆的牵拉，既可以防止股胫关节碰撞而引起胫骨平台骨折进行性塌陷，又可以防止关节囊挛缩而影响膝关节功能的恢复。⑥由于不需要大型贵重器械，操作容易掌握，成本低，易于在广大基层医院展开。

同时本疗法又有其缺点及不足：①外固定针道需要长期换药，有针道感染之虞。②半环形越膝外固定器限制了膝关节的大部分活动，对日后练习膝关节功能不利。所以，还需要进一步改进外固定器，经过生物力学分析和测定，拟研制带活动轴可屈曲式外固定器，以达到早期不负重练习膝关节功能的目的。③本方法不能解决外髁塌陷≥2cm骨折、Ⅰ型后缘劈裂骨折及合并韧带损伤须修复者。切开复位内固定组（必要时植骨），可以获得良好的复位和坚强的固定，但需做较大的切口和软组织的剥离，易导致切口感染和皮肤坏死及骨块缺血性坏死，进而形成骨感染，骨髓炎的风险较高，又易形成大范围瘢痕粘连，影响膝关节功能的恢复。另外，钢板螺丝钉系统安装固定技术要求较高，安装位置不容易掌握，医疗费用较高，不利于在基层医院推广。

十、医案精选

【病案】 高某，男性，36岁，住院号：2015006453

该患于2015年10月11日因交通事故致伤右膝部，伤后右膝部肿痛，不敢活动3小时，来诊。经门诊医师拍片检查后收入院治疗，体格检查：右膝部软组织中度肿胀，畸形不明显，胫骨内外髁处压痛明显，未触及骨擦音及异常活动，浮髌试验阳性，其他试验因患者疼痛无法检查，右膝关节活动受限，负重功能丧失，伤肢末梢血运良，足趾活动自如。放射线检查提示：左胫骨内、外髁处骨小梁连续性中断，劈裂骨折分离移位，胫骨外髁关节形成台阶约5mm，CT及MRI均提示右胫骨内外髁骨折、分离移位，内侧半月板及侧副韧带及交叉韧带完整，外侧半月板线性高信号达关节面。入院诊断为：右胫骨平台骨折（内外髁劈裂）。

入院后给予完善理化检查，苏氏拔伸旋转合拢法复位，苏氏消肿膏外敷，石膏外固定，用活血消肿药。术前彩超示右下肢深静脉血栓，择期行下腔静脉滤器植入，右胫骨平台骨折电视X线监测下闭式苏氏拔伸旋转合拢法复位，空心拉力钉及克氏针内固定，大腿架外固定术。术后第2天，指导患者伤肢床上踝泵功能锻炼，苏氏吐纳功练习，抬腿练习。2周撤除外固定器支撑杆，允许膝关节0°~30°屈伸活动，以防止关节强直。术后3周撤除外固定，开始练习膝关节屈伸活动，CPM训练，每日2次，每次30分钟，起始角度从0°~30°开始，每天增加5°~10°，以患者能耐受为准。并指导患者扶双拐下地，伤肢不负重功能锻炼。术后3个月骨折初步愈合，拔除克氏针，逐渐伤肢负重功能锻炼。于术后第13个月复查右膝关节功能恢复正常，X线示：右胫骨平

台骨折线消失，骨小梁连续，伤肢负重功能正常，骨折达骨性愈合，给予取出拉力钉，患者康复。（图 5-6-1）

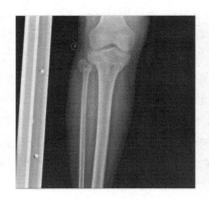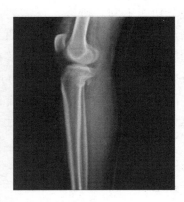

图 5-6-1a　右胫骨平台骨折（内外髁骨折）

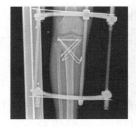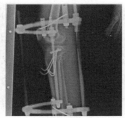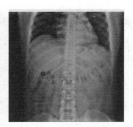

图 5-6-1b　择期行下腔静脉滤器植入，右胫骨平台骨折电视 X 线监测下闭式苏氏拔伸旋转合拢法复位，空闲拉力钉及克氏针内固定，大腿架外固定法

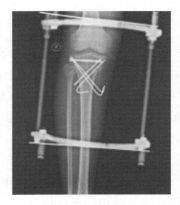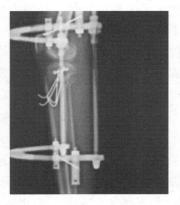

图 5-6-1c　2 周撤出外固定器支撑杆，允许膝关节 0°~30° 屈伸活动

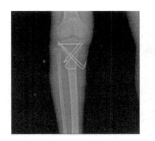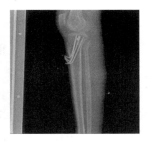

图 5-6-1d　术后 3 周撤出外固定，开始练习膝关节屈伸活动

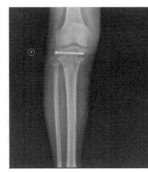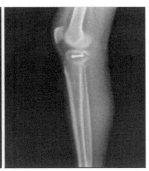

图 5-6-1e　术后 3 个月骨折初步愈合，拔除克氏针

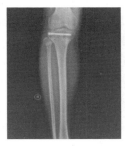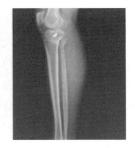

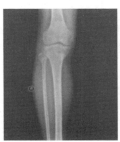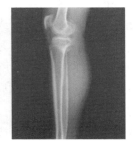

图 5-6-1f　术后第 13 个月复查右膝关节功能恢复正常，X 线示：右胫骨平台骨折线
消失，骨小梁连续，伤肢负重功能正常，骨折达骨性愈合，给予取出拉力钉，患者康复

第七节　胫腓骨骨折

胫腓骨是长管状骨中最常发生骨折的部位，约占全身骨折的 13.7%。10 岁以下儿童尤为多见，其中以胫腓骨双骨折最多，胫骨骨折次之，单纯腓骨骨折最少。胫腓骨由于部位的关系，遭受直接暴力打击、压轧的机会多。又因胫骨内侧紧贴皮肤，所以开放性骨折多见，用什么方法处理合适，一直是骨折治疗中争议最多的问题之一。

一、病因病机

发病原因：胫骨体呈三棱柱形，有三个嵴或缘和三个面。其前方的嵴及前内侧面从胫骨结节至内踝上仅位于皮下，易触及，而且骨质坚硬。在闭合复位即使用外固定架进针时可以利用上述特点。胫骨干并非完全垂直，上端凸向内，而在中下部凸向外，形成胫骨的生理弧度。胫骨结节和胫骨嵴是良好的骨性标志，并注意恢复其生理弧度。胫骨的营养动脉由胫骨干上 1/3 后外侧穿入，在致密骨内下行一段距离后进入髓腔，因此胫骨干中段以下发生骨折，营养动脉易发生损伤，往往造成骨折局部血液供应不良，发生迟缓愈合或不愈合。腘动脉在进入比目鱼肌的腱弓后，分为胫前及胫后动脉。此二动脉贴近胫骨下行，胫骨上端骨折移位时易损伤此二血管，引起筋膜间隔区综合征或缺血性肌挛缩。腓骨头及远 1/3 腓骨仅有皮肤覆盖，可触及。其余部分有肌肉和韧带附着。腓骨体对胫骨有支持作用，无负重功能。腓骨远 1/4 与胫骨远端共同构成踝穴，目前认为腓骨完整性对踝穴稳定有重要作用。

发病机制：直接暴力和间接暴力均可造成胫腓骨干骨折。骨折的移位取决于外力的大小、方向、肌肉的收缩和伤肢远端重量等因素。直接暴力：多来自外侧或前外侧，骨折线多为横行或短斜形，严重的可为粉碎骨折。胫腓骨两骨折线都在同一平面，且常在暴力作用侧有一个三角形碎片，软组织损伤较严重，又因胫骨内侧紧贴皮肤，所以易造成开放骨折。间接暴力：由高处坠落，扭伤或滑倒的传达暴力或扭转暴力所致。骨折线多为斜形或螺旋形。双骨折时，腓骨的骨折线较胫骨为高，软组织损伤轻。偶因骨折移位，骨尖穿破皮肤造成开放性骨折，因骨折尖端自里而外穿出，故伤口污染较轻。儿童胫腓骨干双骨折时，可同时为青枝骨折。

二、骨折分类

胫骨骨折分型包括三种类型：①单纯骨折：包括斜形骨折、横行骨折及螺旋骨折。②蝶形骨折。③粉碎骨折。依据有无创口分为开放性骨折与闭合性骨折。

三、临床表现

绝大多数患者有明确的外伤史，疲劳性骨折外伤史可能不明确。伤后小腿疼痛肿胀和功能丧失，可有肢体短缩、成角及足外旋畸形，以及骨擦音及异常活动。小儿青枝骨折或裂纹骨折，临床症状可能很轻，但患儿拒绝站立或行走，局部有轻微肿胀或压痛。胫腓骨骨折直接合并神经损伤很少见，只在腓骨颈骨折时易合并腓总神经损伤。软组织损伤的情况需要仔细估计。有无开放伤口，有无潜在的皮肤坏死区，在预后估计上均有重要意义。对小腿部肿胀应充分警惕，尤其是触诊张力大，牵拉相关肌肉疼痛时，应注意是否出现筋膜室综合征，并予以解除。

四、实验室检查

胫腓骨的 X 线片：基本可确定诊断，摄片应包括相应的膝、踝关节，以了解上下关节面的关系，尤其是复位后。胫腓骨骨折诊断鉴别：一般来说经过 X 线片检查均能明确诊断，但有些线状骨折不一定能在 X 线片上显示清楚，可疑时必须结合临床，并以临床为主，先行保护。

五、特色治疗

各地学者处理的方法各有特色，我院以苏氏整骨四法，分神复位法、刚柔固定法、内外用药法、自然练功法为依托，辨证施治，处理胫腓骨干骨折取得满意的疗效。正如《医宗金鉴·正骨心法要旨》所述："手法者，诚正骨之首务哉"；"……爰因身体上下、正侧之象，制器以正之，用辅手法之所不逮，以冀分者复合，欹者复正，高者就其平，陷者升其位……法之所施，使患者不知其苦，方称为手法也。"在中医学"制器以正之"的学术思想指示下，遵循"以中为主，中西合参"的原则，应用苏氏正骨手法配合骨穿针外固定器治疗不稳定性骨折、开放骨折以及陈旧骨折。

（一）手法整复、固定

有移位的稳定骨折，可采用手法复位，夹板固定。不稳定骨折可用手法复位，夹板固定，配合骨牵引。骨折整复越早，越易复位，效果也越好。当骨折后肢体明显肿胀时，不宜强行复位，待肿胀消退后再行整复固定。复位方法：复位前要处理好软组织损伤，患者仰卧，膝关节轻度屈曲，术者以掌揉、摩、按等手法施术，着重按摩小腿的外侧、后侧，消除局部肌肉的挛缩、肿胀等，点按涌泉、足三里、承山、阳陵泉、伏兔等穴，每穴 1 分钟，使小腿有得气感，以镇痛活血；用拇指推小腿和大腿下部的足三阴经、三阳经的循行部位，以中等力度逆经推之。待经气畅通，进行复位。一助手站于患肢外上方，用肘关节套住患膝腘窝部，另一助手站在患肢足部远侧，一手握前足，一手握足跟部，沿胫骨长轴做对抗牵引 3~5 分钟，矫正成角及重叠移位。若近端向前移位，则术者两手拇指放在远端前侧，其余四指环抱小腿后侧，在维持牵引下，近端牵引之助手将近端向后压，术者两手四指端提远端向前，使之对位。如仍有左右侧移位，可同时拉近端向外，推远端向内，一般即可复位。螺旋、斜形骨折时，远端易向外侧移位，术者可用拇指置于远侧端前外方，挤压胫腓骨间隙，将远端向内侧推挤，其余四指置于近端内侧，向外用力提拉，并嘱把持足部牵引的助手，将远端稍稍内旋，可使完全对位，然后，在维持牵引下，术者两手握骨折处，嘱助手徐徐摇摆骨折远端，使骨折端紧密嵌插，最后以拇指和食指沿胫骨嵴及内侧面来回触摸骨折部，检查对线、对位情况。一般胫骨骨折复位后腓骨亦随之复位。

固定方式：胫腓骨干骨折整复后，取 5 块夹板固定。外、后、内侧各一块，前侧 2 块，并根据骨折端复位前的移位倾向性而放置适当的固定垫。斜形骨折在骨折远端的前外侧（相当于胫腓骨之间）放置分骨垫，分骨垫的上缘平骨折线，然后在骨折部位的内侧及小腿外侧的上下端各放一纸垫，横断骨折达到解剖复位的，不用分骨垫；如未达到解剖对位，一般近端易向内，远端易向外，故可将内侧纸垫放在向内移位的骨折近端，分骨垫放在远端的前外侧。放好纸垫后，用胶布贴好，再根据骨折部位不同选择放置合适的夹板。根据骨折断端复位前移位的方向及其倾向性而放置适当的压力垫。上 1/3 部骨折时，内外侧板上超过膝关节，后侧板的上端超过腘窝部，前侧板，上端平胫骨内、外两髁，夹板下达内、外踝上，在股骨下端做超膝关节固定。中 1/3 部骨折时，内外侧板上达胫骨内外髁上缘，下平内外踝，后侧板上达腘窝下 2cm，以不妨碍膝关节屈曲 90° 为宜，下端抵于跟骨结节上缘，两前侧板上平胫骨结节，下达踝上。下 1/3 部骨折时，内、外侧板上达胫骨内、外髁平面，下平足底，后侧板上达腘窝下 2cm，下抵跟骨节上缘，两前侧板与中 1/3 骨折同，在足跟下方做超踝关节固定。整复后前 3 天要严密观察患肢血运与足趾活动，1 周、2 周定期复查骨折对线与对位情况。4 周、6 周复查骨折愈合情况。

持续牵引：对于患肢严重肿胀或有皮肤擦伤不宜立即做夹板固定，或粉碎、斜形及螺旋骨折等不稳定骨折，可在局麻无菌操作下，行跟骨牵引。穿细钢针时，跟骨外侧比内侧高约 1cm，牵引重量一般为 3~5kg。待肿胀减轻或伤口愈合后应用夹板固定。残余移位，可用手法或通过调整牵引重量或方向矫正。若骨折对位良好，在 4~6 周后拍 X 线片复查，如有骨痂生长，可拆除牵引，继续用夹板固定 3~4 周。

（二）手术治疗

骨穿针外固定器固定：应用骨穿针复位固定器治疗胫腓骨干骨折，适用于新鲜开放性骨折，伤口超过 2cm，伴有严重的碾挫伤不能用夹板或石膏固定，或开放性伤口暴露时间长，失去一期缝合机会者。骨折畸形愈合，经手法折断或手术截骨后需较长时间，较大牵引力维持其力线者。骨折延迟愈合或不愈合，应视患者的不同情况做相应的处理。手法复位骨穿针外固定器固定术，对胫骨粉碎性骨折，移位程度较大的经保守治疗未达到复位标准或闭合复位后难以保持对位，再移位的不稳定性骨折采用固定治疗，以恢复正常的对位对线，以避免旋转，短缩畸形致使步态改变。操作方法：患者麻醉后将患肢放在 C 型臂 X 线机屏幕的中央。通过苏氏正骨手法得到满意复位，以模具定点，沿胫骨的内侧壁，自骨折线的远近端分别做 1.0cm 切口，止血钳钝性分离至胫骨内侧骨壁，插入保护套管，垂直胫骨的长轴，以钻头，医用电钻钻孔，拧入 4 枚螺纹针，连接多功能外固定器。在 C 型臂 X 线机透视观察骨折端对位满意，断端稳定后无菌纱布包扎针道。术后管理：术后不需石膏制动，麻醉复苏后即开始踝关节及足趾功能活动，3 周扶拐离床活动。术后 4~6 周复查拍片见骨折端有骨痂形成后打开加压器锁扣，保留加压器连杆，扶双拐离床，患肢负重训练，使骨折端产生轴向压应力，以后每月复查。术后 10~12 周拍片骨折端有明显骨痂形成后撤出加压器连杆，患肢完全负重行走，增加固定区域的轴向应力，使骨折愈合更加牢固。术后 16~18 周见骨折达骨性愈合后，撤出外固定器。

重叠移位单纯胫骨横断或短斜形骨折手法复位很难纠正重叠移位，采用克氏针进行撬拨复位。螺旋骨折及长斜形骨折断端旋转、分离移位者采用复位钳复位。

可配合应用撬拨复位、复位钳复位技术：操作方法：①横断或短斜形骨折先行手法复位，前后移位者，以回旋手法将骨折远端绕至近端的侧方，纠正前后移位及旋转移位，然后以尖刀自胫骨的内侧骨折平面做约 0.5cm 的切口，将直径 3.0mm 的克氏针尾端自切口插入骨折端进行撬拨，纠正重叠移位，恢复胫骨的长度，然后再纠正侧方移位，应用骨穿针外固定器固定。②螺旋骨折及长斜形骨折断端旋转、分离移位者先行手法复位，纠正旋转移位，然后自骨折断面中部，根据骨折线的形态选择复位巾钳进入点，以尖刀自巾钳进入点分别做约 0.5cm 的切口，切开皮肤及皮下组织，以止血钳钝性分离至骨折端的骨壁，然后将复位巾钳尖自切口插入，夹持骨折远近端。助手持续牵引同时缓缓旋转骨折远端，使骨折复位。透视下检查骨折复位满意后扣紧复位钳，临时固定，应用骨穿针外固定器固定。固定后取下复位钳。

（三）多学科协同治疗、防"未病"

1. 镇痛治疗　采用耳穴压豆、穴位埋线、药物协同。

2. 相关原发疾病防治　对于身患内科疾患的患者，即使请内科医师进行会诊，对于适应手术患者，请麻醉科室医师进行会诊，并随证调整。

3. 继发疾病的防治　通过规范化、专业化、整体化护理，减少患者卧床后并发症出现。指导患者苏氏"吐纳功"锻炼、苏氏"捏搓揉按法"护理，预防褥疮发生；在调整期，通过消瘀通络，调理控制和预防"未病"（阻断病情进一步发展）的发生。应用外敷、内服中药减少疼痛，使得"未病"发病率大大降低，从而为治疗期打下了基础。

4. 苏氏"捏搓揉按法"　患者入院后立即采取防护措施，受压部位垫气垫，并定时涂爽身粉，按摩受压处及骨突出处，保持床铺清洁、干燥、平整，做到五勤：勤翻身、勤按摩、勤更换、勤整理、勤擦洗。采用拇指、食指、中指、大小鱼际及掌根对受压部位实施推拿。

捏揉：以拇指、食指、中指在局部受压区轻轻捏提皮肤，并采用轻柔旋回式运动方法揉按受压区。要领：动作要协调、均匀、轻柔、一致，刺激局部软组织，从而达到促进血液循环。适用于体重适中和消瘦患者。

搓按：是对全身采用的一种方式。以大小鱼际或掌根为主。腰背骶尾部采用以脊柱为中心向两侧持续搓按，双侧以股骨粗隆顶点为中心向两侧持续搓按，并根据患者的实际情况采用不同力度的搓按手法。体胖健壮者力度较大，瘦小者力度减轻。原则要求患者能够耐受。应做到手法由弱到强并逐渐减弱，皮肤产生微热、温热或急热即可。整体手法要求由局部到全身。手法持续时间 15~20 分钟，并要求施术者必须双手涂爽身粉或 50% 酒精。

5. 练功活动　整复固定后，即可做踝、足部关节屈伸活动及股四头肌舒缩活动。卧床患者进行苏氏"足蹬抬臀法"，积极进行股四头肌功能舒缩活动，踝关节和足趾屈伸功能锻炼，以防止肌肉萎缩和关节僵直的发生。尽早鼓励患者做上肢运动及健侧下肢的屈伸及抬腿活动。患侧下肢的股四头肌舒缩及踝关节、趾关节的屈伸活动，以改善局部的血液循环，防止肌肉进一步萎缩。跟骨牵引者还可以用健腿和两手支持体重抬臀部。稳定骨折从固定2周后开始进行抬腿及屈膝活动。3周后扶双拐不负重行走，此时患肢虽然不负重，但足底要放平，不要用足尖着地，免致远折端受力引起骨折端旋转或成角移位。锻炼过程中骨折部若无疼痛，自觉有力，试行改用单拐逐渐负重锻炼。3~5周，为了维持小腿的生理弧度和避免骨折端向前成角，卧床休息时可用两枕法。若接触跟骨牵引后，胫骨仍有轻度向内成角者，可令患者屈膝90°，髋屈曲外旋，将患肢足部放于健肢小腿上，呈盘腿姿势，利用肢体本身的重力来恢复胫骨的生理弧度。经治疗7~10周，根据X线照片及临床检查，达到骨折愈合标准时，去除外固定。

应鼓励患者每天做苏氏"吐纳功"。苏氏吐纳功的特点是以静为主，辅以默念，同时调畅呼吸，配合四肢运动，从而达到身松心静、养气强身、祛病延年之目的。无明显禁忌证，适合除意识障碍以外的所有人群。患者平卧，两手置于身侧，掌心向上，两下肢伸直，脚跟靠拢，脚尖自然分开。两眼轻闭或微露一线之光。以鼻呼吸，先吸足大自然之清气，吸气时舌轻抵上腭，停止不动，同时足尖上提，收紧肛门，握拳。并以意引气下行至小腹，略停片刻后，再把体内之浊气徐徐呼出。呼气时，舌放回与下齿平，撒手、松肛，足尖下伸。坚持每天练功2次，每次30分钟，收功时去除意守心念，凝神静养片刻，然后搓手浴面，即觉头清眼亮，周身有力，气血循环流畅。

6. 苏氏辨证中药治疗

骨折初期：肿胀、疼痛较甚，治宜活血化瘀、消肿止痛，可口服活血止痛丸（院内制剂）。组成：儿茶、当归、土鳖虫、红花、白芷、乳香、没药、自然铜、牛膝、三七、续断、马钱子、冰片、龙骨、骨碎补。5岁以下，一日2次，一次1.0g。5岁以上、14岁以下，一日2次，一次1.5g，14岁以上，一日2次，一次3.0g，温开水冲服。如肿胀严重，外敷苏氏消肿膏。如局部有水疱，可在刺破或穿刺抽液后，再外敷跌打万花油或生肌玉红膏。

骨折中期：宜和营生新、接骨续损，可内服接骨续筋丸（院内制剂）。组成：地龙、乳香、没药、土鳖虫、南星、川乌、草乌、自然铜。5岁以下，一日2次，一次1.0g。5岁以上、14岁以下，一日2次，一次1.5g。14岁以上，一日 2 次，一次 3.0g，温开水冲服。

骨折后期：补气血、养肝肾、壮筋骨，可内服补肾壮骨丸（院内制剂）。组成：五味子、枸杞子、菟丝子、熟地黄、山药、牡丹皮、泽泻、云苓、肉苁蓉。5 岁以下，一日 2 次，一次 1.0g。5 岁以上、14 岁以下，一日 2 次，一次 1.5g。14 岁以上，一日 2 次，一次 3.0g，温开水冲服。

7. 胫腓骨骨折治疗中如何规避风险

（1）从诊断方面分析：有些线状骨折不一定能在 X 线片上显示清楚，可疑时必须结合临床，并以临床为主，先行保护。为进一步检查，要行 CT 或 MRI 检查。

（2）从治疗方面分析：小腿肌肉主要分布在后外侧，在骨连续性中断后，由于力量的不平均而易产生成角、缩短和旋转畸形。胫骨血供不如其他有较多肌肉组织包绕的骨骼那样丰富，骨折后易发生不愈合、感染等。由于临近膝、踝关节的运动轴为近于冠状面的铰链式关节，所以小腿骨折后如有旋转畸形，则功能代偿较困难。胫骨内侧紧贴皮肤，所以开放性骨折多见。胫腓骨干骨折的治疗原则主要是恢复小腿长度和负重功能。因此重点处理胫骨骨折。对骨折端的成角畸形和旋转移位，应予完全纠正。开放性骨折应彻底清创，尽快闭合伤口，将开放性骨折变为闭合性骨折。胫腓骨骨折的严重移位、粉碎、开放骨折的机会大，较易造成骨髓炎、骨不愈合。因此临床上正确处理好胫腓骨骨折有着重要意义。应用苏氏正骨手法配合骨穿针外固定器治疗不稳定性骨折、开放骨折以及陈旧骨折。小腿部骨折或肌肉等软组织损伤，发生血肿、反应性水肿，使筋膜间隙压力增高时可以造成血循环障碍，形成筋膜间隙综合征。应尽早进行骨折复位，并静脉滴注 20% 的甘露醇，以改善循环，减轻水肿，并严密观察。必要时尽早行小腿筋膜切开减压术，不要因为做太多的诊断性检查而耽误了手术时机。

胫骨的开放性骨折可出现感染，应早期清创，关闭创面，应用骨穿针外固定治疗，减少内固定。

构成胫骨延迟愈合与不愈合的原因很多，大致分为骨折本身因素和处理不当两类。但不论哪种原因，多半不是单一因素引起，常有几种原因同时存在，处理时必须针对不同原因，采取相应的措施，才能达到治疗的目的。

8. 疗效分析 我院对近 5 年来治疗的 1009 例胫腓骨干骨折患者进行了随访和统计，其中男 704 例，女 305 例，平均年龄 46 岁。开放性骨折 306 例。以手法复位、小夹板固定为主，占 53.8%，合理应用骨穿针外固定支架固定。胫腓骨骨折的严重移位、粉碎、开放骨折的机会大，较易造成骨髓炎，骨不愈合。因此临床上正确处理好胫腓骨骨折有着重要意义。各地学者处理的方法各有特色，我院以苏氏正骨四法（分神复位法、刚柔固定法、内外用药法、自然练功法）为依托，辨证施治，处理胫腓骨干骨折取得满意的疗效。骨折临床愈合时间虽然与骨折的类型有关，但与同类型的骨折切开复位内固定法比较，愈合时间更快，并发症少，费用相对较低，病者更容易接受。我院治疗胫腓骨干骨折的另一个特点就是：自始至终配合中医中药辨证施治，院内制剂三期用药。

评价标准：参照国家中医药管理局制定的《中医病证诊断疗效标准》。

治愈：对线对位满意，有连续性骨痂通过骨折线，局部无压痛、叩痛，伤肢无明显短缩，骨折成角小于5°，膝关节屈伸功能受限在15°内，踝关节屈伸活动受限在5°以内。

好转：对位对线尚好，骨折线模糊，伤肢短缩小于2cm，成角小于15°，膝关节活动受限在30°~45°，踝关节屈伸受限在10°~15°。

未愈：骨折对位对线差或不愈合，患肢短缩3cm以上，膝关节活动受限在45°以上，踝关节活动受限在15°以上，伤肢不能负重者。

结果：治愈900例，好转109例。

胫腓骨骨折的预后转归与患者的年龄、受伤原因、暴力大小、骨折部位、粉碎及移位程度、治疗方式的选择、术后正确的功能锻炼等诸多因素有关。

六、医案精选

【病案】杨某，男性，52岁，住院号：2016003465

行走时不慎扭伤右小腿，伤后右小腿肿痛、畸形，不敢活动，来诊。

经门诊医师拍片检查，局部查体为：左小腿中下段压痛（+），骨擦音及异常活动存在，伤肢末梢血运良好，足趾活动自如。放射线检查提示：左胫骨中下1/3骨小梁连续性中断，有螺旋形骨折线存在，断端重叠移位，左腓骨上1/3骨小梁连续性中断，有螺旋形骨折线存在，断端重叠移位。入院诊断为：左胫骨下1/3骨折、左腓骨上1/3骨折，分型为1型。

入院后给予完善理化检查，患者要求早日离床活动，骨折行手法复位，应用骨穿针外固定支架固定技术。复位固定后指导患者伤肢床上踝泵功能锻炼，苏氏吐纳功练习。2周后指导患者扶双拐下地，伤肢不负重功能锻炼。6周后撤出加压器连杆，逐渐伤肢负重功能锻炼。12周后愈合拆除外固定。（图5-7-1）

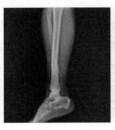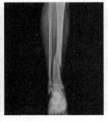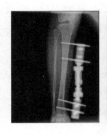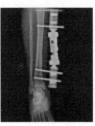

5-7-1a　复位前　　　　　　　　5-7-1b　复位后

第八节　踝部骨折

踝部骨折是下肢常见的关节内骨折。可因外力的作用方向、大小和肢体受伤时所处的位置不同，造成各种不同类型的骨折，各种不同程度的韧带损伤和不同方向的关节脱位。换句话讲，任何一种引起距骨移位的暴力皆可导致该类骨折。元代危亦林的《世医得效方》把踝关节的骨折脱位分为内翻、外翻两型。1942 年，丹麦医生 Lauge-Hansen 根据尸体解剖和临床实践研究，按受伤时足所处的位置，外力作用的主要方向以及不同的病理改变，提出了一种新的分类方法，将踝关节骨折分为旋后-内收型、旋后-外旋型、旋前-外展型、旋前-外旋型和垂直压缩 5 类，每类名称的前半部分如"旋前"，指受伤时足所处的位置，后半部分如"外展型"则指外力作用的方向。Lauge-Hansen 分类能够表达韧带损伤与骨折间的联系，并阐明骨折的过程与程度，对于临床中手法整复的方法及整复后的固定都有较大的具体指导意义。

一、病因病机

踝部骨折多由间接暴力引起，大多数是在踝关节跖屈位受伤，如从高处坠下、下楼梯或下坡、走崎岖不平的道路等。有时直接暴力如车祸撞击亦可造成骨折。由于暴力的大小、作用方向、踝足所处的姿势各不相同，可造成不同类型的筋伤、骨折、脱位。根据骨折时外力作用方向及受伤时的体位不同，可分为内翻、外翻、外旋、纵向挤压、侧方挤压、跖屈、背伸等多种类型，其中临床上以内翻骨折多见，其次为外翻、外旋骨折。

二、骨折分类

1. 内翻骨折　从高处坠下，足外侧先着地，或行走时足底内侧踏在凸处，使足突然内翻，外踝可因外侧韧带的牵拉造成撕脱性骨折，骨折线多为横行，骨折在胫距关节平面或关节平面以下；也可以是外侧韧带撕裂，外侧韧带可以从外踝附着处撕裂或在距骨和跟骨附着点撕裂，也可在韧带中部断裂。如暴力继续作用，迫使距骨体内移而撞击内踝，则可发生内踝斜形骨折，骨折线近似垂直，骨折线起自胫骨下端关节面与内踝关节面连接处，即踝关节内上角，甚至使距骨向内侧移位。如暴力巨大，还可合并后踝骨折。

2. 外翻骨折　从高处坠下，足内侧先着地，或外踝受暴力打击而引起踝关节强力外翻可发生骨折。若暴力较轻，发生单纯内踝骨折或三角韧带断裂，内踝骨折均为撕脱性损伤，内踝骨折位于胫距关节水平以下，多为横断形；若暴力较大，使距骨撞击外踝，撕裂下胫腓前韧带或胫骨前结节撕脱骨折，造成下胫腓联合不全分离；或者撕裂下胫腓后韧带或后踝撕脱骨折。下胫腓前后韧带及骨间韧带完全断裂后出现下胫腓分离。暴力继续作用，外踝受到挤压，在踝关节平面以上部位形成短斜形骨折或蝶形骨折，蝶形骨折块位于外侧。外踝骨折多在胫距关节面上 $0.5 \sim 1cm$ 处。若下胫腓前后联合韧带及骨间韧带全部撕裂，则可发生下胫腓联合上方 $6 \sim 8cm$ 处的骨折。

3. 外旋骨折　从高处跳下或在平地急转躯干，使小腿不动而足部过度外旋，或足部不动而小腿过度内旋，距骨受到外旋外力，或小腿内旋而距骨受到相对外旋的外力，距骨在踝穴内以内侧为轴向外后方旋转，冲击外踝向后移动，踝关节受到由前向后外弧形暴力作用，距骨体首先撞击外踝内侧，下胫腓前韧带损伤或胫骨前结节撕脱骨折。暴力继续作用，产生外踝斜形或螺旋形骨折，外踝骨折发生在下胫腓联合冠状面上，骨折线从胫距关节水平处向近端后方延伸，是一种移位不多的相对稳定性骨折。暴力继续作用，可以发生下胫腓后韧带的损伤，或后踝撕脱骨折，骨折块向后外方移位。由于距骨的旋转，增加了三角韧带所受的张力，发生内踝撕脱骨折或三角韧带断裂。由于外踝骨折位于下胫腓联合水平，骨折位置不高，故下胫腓分离的程度较轻。

4. 纵向挤压骨折　胫骨下端骨折分为波及胫骨远端负重关节面及不波及胫骨远端负重关节面两大类。其损伤的机制是，患者由高处坠下时足跟着地，胫骨传递压缩力到距骨体，经地面的反作用，造成胫骨远端关节面骨折。在损伤过程中，踝关节若处于跖屈位，将造成胫骨后唇骨折；背伸位将造成胫骨前唇骨折；若同时外翻，将合并外踝骨折，同时内翻将合并内踝骨折。

三、临床表现与诊断

伤后踝部剧烈疼痛，肿胀，青紫瘀斑，严重者出现张力性水疱，不能站立行走，触诊时压痛明显；移位明显者可见足踝部畸形，外翻骨折多呈外踝畸形，内翻骨折多呈内翻畸形；距骨脱位时，则畸形更加明显，可扪及骨擦音。

四、实验室检查

踝关节正侧位 X 线片可明确骨折类型及骨折脱位的程度。必要时加摄外翻外旋应力 X 线片；当怀疑有胫骨前结节撕脱骨折，可将患肢外旋 50° 摄片，能够显示出撕脱骨折块。摄 X 线片时应包括小腿下 1/3 段，以免漏诊。

五、鉴别诊断

不同外力下导致踝部骨折的诊断鉴别：内踝骨折线低于胫距关节平面，骨折线水平，多因外翻位应力下三角韧带牵拉所造成。若骨折线斜形或自关节面内侧与水平面交界处垂直向上，是内翻位损伤，距骨内翻推挤内踝所致。外翻和外旋较小应力的骨折，均表现为内踝骨折或三角韧带损伤，X 线片上表现相同，难以区别。腓骨骨折的位置，内翻型骨折在下胫腓联合韧带的下方；外翻型骨折多位于下胫腓联合韧带上方 0.5~1cm 处。外翻暴力造成的腓骨骨折，其外侧皮质碎裂；内翻暴力致腓骨外侧皮质裂开，开口。外旋型骨折在临床中最为多见，特点为腓骨呈斜形或螺旋形骨折，其骨折线从胫距关节水平处向近端后方延伸，即从前下斜向后上，很少移位。其 X 线表现在正位片上往往前后重叠，很难发现骨折线，而在侧位 X 线片上却表现得非常明显，非常典型。

六、特色治疗

（一）复位与固定

1. 闭合整复　分神复位。患者仰卧，在坐骨神经阻滞麻醉或硬膜外麻醉下，由一助手用肘部套在患侧腘窝下；另一助手一手握足跟，一手持足尖，两人轻柔对抗牵引。术者站于患侧，先以揉、摩、搓等松解手法在小腿下端的软组织施术，缓解软组织的痉挛和紧张；用拇指推踝关节前、后两侧，以弹、拨等手法梳理软组织，消除肿胀，理顺筋络肉理，解脱骨折端间嵌夹的软组织；点按涌泉、悬钟、足三里等穴，每穴 1 分钟，以推拿麻醉。令患者做深呼吸，两助手略加大牵引力，顺骨折原始畸形方向牵引，即外翻骨折予外翻位牵引，内翻骨折予内翻位牵引。

骨折牵引后，牵引患足的助手将足的位置改为中立位牵引，以纠正踝关节的畸形，继续牵引。由于外翻损伤常有外旋因素，内翻损伤常有内旋因素，故牵引远端的助手应再次改变牵引方向，外翻骨折改为内翻牵引，内翻骨折改为外翻位牵引，术者用双手掌在内外踝对抗挤压，整复内外踝骨折的移位，消除下胫腓联合的分离。如下胫腓联合分离不能消失，则可用双手掌相互叩击两踝部，消除分离。如有距骨内侧或外侧脱位，则术者双手分别握住足跟部和小腿下部，用力推挤提拉，使距骨复位。

经上述手法整复，骨折端仍有前后方向移位时，术者可用拇指按压骨折远端向前或后，使之复位。由于内、外踝均在皮下，用按压法较易复位。

如果距骨向后脱位，可令牵引足部的助手拉足向前，术者用手掌推胫骨远端向后，纠正距骨的脱位。

三踝骨折的整复是在纠正内、外踝骨折和脱位后，用内、外侧夹板超踝关节固定。由助手握足向前拉，术者用力向后推胫骨，同时助手使踝关节缓慢背伸，利用关节囊后壁紧张，牵拉骨块复位。纵向挤压造成的骨折，也可用这种方法整复。

2. 固定

（1）锁踝夹板固定：骨折整复后，由助手把持踝关节位置，或是用简易夹板维持。局部外敷活血化瘀的中药，毛巾包裹踝及足部，在骨折部放置合适的压垫。使用小腿超踝夹板，每块夹板由2~3层薄木片叠合而成，共5块夹板。其长度上至小腿的中上 1/3 处；下端前侧2块应下达踝关节面，内、后、外3块应超过足底4cm左右，塑形后备用。将5块夹板摆放好，先用3~4块布条在踝关节上分段捆扎，注意布带的松紧度，不宜过紧。用绷带先把内、外、后侧夹板下端超出足底部分连同患足固定在合适的位置上，即内翻骨折固定于外翻位，外翻骨折固定在内翻位，后踝骨折和距骨后脱位者固定在背伸位。

（2）前后石膏托固定法：骨折复位后，局部外敷消肿膏，外翻骨折内翻位固定，内翻骨折外翻位固定；外旋型损伤，腓骨的短斜形骨折比长斜形骨折容易复位，复位后也相对容易维持。但高位外旋型损伤因伴随广泛的软组织损伤，具有潜在的不稳定性，因而闭合复位后不能维持骨折块的位置。为了防止石膏固定后小腿的旋转，并确保复位后的良好位置，石膏应超过膝关节固定。3周后折端相对稳定，可更换小腿石膏。也有整复后用 U 形石膏固定踝关节于内翻内旋背伸90°位。

（3）经皮穿针固定：对于内翻型骨折，内外踝骨折后均有移位，手法闭合整复后骨折块不稳定者，也可采用经皮穿针交叉的固定方法。其操作过程应借助电视 X 线机在透视下进行。麻醉、平卧位，先进行踝关节周围消毒、铺巾，然后闭合手法整复，骨折复位后，助手固定踝关节并保持骨折复位，术者持低速钻，从外踝尖前侧进针，向后上方穿入，跨越骨折线至后上方皮质为佳，再从外踝尖后侧向前上穿针，以防骨折块旋转。术毕将针尾折弯，包扎针眼。一般情况下，外踝固定后内踝无须再固定。有时内踝折块不稳定而外侧仅为外侧韧带损伤，也可用同样的方法固定内踝，固定内踝时穿针方向应朝向外上方。术毕，前后石膏托固定于 90° 外翻位。6 周摄片，骨折达临床愈合即可拔除钢针，去掉外固定，进行功能锻炼。本法临床应用比较简单，但不适合于骨折端粉碎者。外踝穿针时应注意，正常外踝轴线与腓骨干的纵轴相交成向内 10°～15° 角。钢针顺髓腔内固定时，容易使外踝内翻，而影响踝穴的宽度。

外翻型损伤，大多数腓骨骨折因位置稍高，且外侧有一三角形骨块，一般较少采用经皮穿针的方法进行固定。后踝骨折因折块较小，一般外踝复位时后踝也随之复位，且比较稳定，很少需要穿针固定。此型损伤的内踝骨折，因骨折块较大且为横断形，比较适合应用经皮撬拨穿针固定。麻醉、平卧位，先进行踝关节周围消毒、铺巾，然后闭合手法整复，骨折复位后，助手固定踝关节并保持骨折复位，术者持低速钻，从外踝尖偏内侧沿腓骨髓腔经骨折端至近折端髓腔上方。也可用同样的方法固定内踝，固定内踝时穿针方向应朝向外上方。术毕，前后石膏托固定于 90° 内翻位。6 周摄片，骨折达临床愈合即可拔除钢针，去掉外固定，进行功能锻炼。本法临床应用比较简单，但不适合于骨折端粉碎者。外踝穿针时应注意，正常外踝轴线与腓骨干的纵轴相交成向内 10°～15° 角。钢针顺髓腔内固定时，容易使外踝内翻，而影响踝穴的宽度。术毕将针尾折弯，包扎针眼。

外旋型损伤，仅适用于内踝骨折块较大者。因为外旋型损伤外踝骨折为长斜形或螺旋形，闭合穿针比较困难；后踝骨折若骨折块较小，不需要穿针固定，骨折块较大时也可采用经皮穿针固定，其穿针方向可以平行也可以交叉，但因后踝折块部位较深，穿针过程中又需要持续维持骨折对位，相对比较麻烦。内踝骨折的具体穿针方法，同内翻型内踝经皮穿针法。穿针后仍需要外固定来维持骨折对位。

（二）手术治疗

对踝部骨折治疗要求较高，有以下情况者，可考虑手术切开复位内固定治疗。手法复位失败者；内翻骨折，内踝骨折块较大，波及胫骨下关节面 1/2

以上者；内踝骨折有软组织嵌入骨折线之间者；开放性骨折者；陈旧性骨折在 1~2 个月，骨折对位不良，踝关节有移位者；陈旧性骨折，继发创伤性关节炎，影响功能者。踝部骨折类型较多，不同类型的骨折可采用不同的手术方法，切开复位必须准确。对胫腓下关节分离者，应注意复位，修复侧副韧带并用螺丝钉固定胫腓下关节。陈旧性骨折脱位可考虑行切开复位植骨术或踝关节融合术。术后石膏固定 6~8 周。

手术疗法适用于严重粉碎移位者，此处不做论述。

（三）术后康复

骨折整复固定后，早期应卧床休息并抬高患肢，以利消肿，主动行足趾和踝关节屈伸活动，密切观察患肢的血液循环及足趾活动情况，及时调整外固定的松紧度。如患踝出现进行性加重疼痛、肿胀，局部麻木，趾端皮肤苍白，常提示局部压迫过紧，应及时予以松解。踝部肿胀一般于固定 4~6 天时逐渐消退，此时应及时缩紧固定，以免扎带松脱，使骨折移位。

早期患者卧床休息，抬高小腿，膝关节屈曲 50° 左右。密切观察，及时调整夹板的松紧度。定期进行 X 线检查，如骨折再移位，要给以必要的整复，直到骨折位置满意后方可固定。术后第 2 天开始练习膝、足趾的活动，并配合呼吸运动。嘱患者深吸气时屈膝、趾关节，深呼气时伸膝、趾关节。3 周后可打开夹板，医生给以局部按摩，辅以轻微的被动活动，再予夹板固定。4 周后拆除锁踝夹板，重新给予普遍超踝关节夹板固定，指导患者扶双拐下地练习行走。6 周后经 X 线检查，证实骨折已临床愈合，可以拆除夹板，仅用绷带包扎固定，练习踝关节的主动活动。

（四）苏氏辨证中药治疗

内服中药以三期用药和辨证施治为原则，着重于调整全身阴阳气血的平衡，消除由于骨折造成全身的病理因素，为骨折修复创造有利的内环境。中药外用则主要针对局部病理变化，早期用消炎膏以活血化瘀；中期用接骨续筋膏，促进筋骨的接合；后期用熏洗 II 号，促进关节的功能恢复。

七、踝关节骨折治疗过程中如何规避风险

（一）内翻型骨折

在治疗过程中要充分认识内外侧软组织与骨结构的损伤并加以注意。

外侧结构损伤分为以下几种：第一，内翻型骨折，外踝骨折线多在下

胫腓联合前、后韧带止点的远侧，骨折呈横断形则无下胫腓联合韧带的损伤。第二，如果腓骨骨折线在下胫腓联合韧带止点近侧，若伤力继续作用，可同时造成下胫腓前、后韧带损伤，但是骨间韧带及骨间膜常完整，腓骨近端骨片仍保持在胫骨之腓骨切迹内。因此在旋后-内收型骨折中，仅是下胫腓联合的部分损伤，不会发生下胫腓联合分离。若外踝横行骨折线位于下胫腓联合前、后韧带近侧，该两韧带若未损伤，继续作用的外力将导致踝关节外侧跟腓韧带和距腓前韧带的损伤。第三，在内翻型骨折中，个别患者可以仅有内踝较垂直的骨折，而无外踝骨折或外侧韧带新鲜损伤，患者受伤以前可能存在着外侧韧带损伤，外侧韧带非常松弛，允许距骨内翻并向内半脱位。

内侧结构损伤：内翻型损伤时，距骨向内移位，推挤内踝，产生典型的垂直和向内上的斜形骨折，伴距骨向内半脱位，这是内侧结构损伤的特征。另外也有不典型的内翻型损伤，距骨内翻旋转半脱位，内侧产生撕脱性损伤，表现为内踝撕脱性骨折或三角韧带撕裂，替代内踝斜形或垂直骨折，距骨不产生向内半脱位。

（二）外翻型骨折

在治疗过程中要充分认识内外侧软组织与骨结构的损伤并加以注意。外翻型损伤约占踝关节损伤的 5%~20%，其 I 度损伤容易诊断，但也很少单独发生。外翻型 II 度损伤与外旋型 II 度损伤，在理论上不尽相同。前者下胫腓联合的前、后韧带均有损伤，而后者仅为下胫腓联合前韧带损伤，骨间韧带和部分骨间膜损伤。在实际临床中，这两种类型的 II 度损伤常难以区别。外翻型 III 度损伤的主要特征是外踝具有横行骨折线，腓骨骨折线的外侧有三角形骨块。骨折线可以在胫距关节间隙平面或其近侧，但多数是在下胫腓联合的近侧。此型损伤，腓骨骨折线容易与外旋型腓骨骨折区别。外翻型骨折线往往呈横行或短斜形，即在前后位 X 线片上表现为短斜形，而在侧位上常呈横行，且其外侧有一碎骨块。

（三）腓骨骨折

该类骨折位置的高低与下胫腓联合损伤的范围及程度密切相关。若外踝骨折线位于胫距关节间隙水平，损伤后骨间膜完整或大部分完整。虽然下胫腓联合前后韧带均有撕裂，而骨间膜未损伤，近端的腓骨和胫骨仍保持正常的解剖关系，当外踝完全复位固定后，即为下胫腓前后韧带的修复创造了条件。若腓骨骨折发生在下胫腓联合近侧 6cm 或更近时，骨间韧带及部分骨间膜遭到破坏，可以出现下胫腓分离。治疗时，当腓骨骨折复位固定以后，胫腓骨之间仅靠近侧骨间膜维持；若下胫腓之间仍有明显活动，可用螺丝钉横行贯穿下胫腓联合进行暂时固定。若腓骨骨折位于上述两类之间，腓骨骨折复位固定后若不能确定下胫腓联合是否稳定，可用巾钳向外牵拉外踝，观察其有无过量活动，来决定是否固定下胫腓联合。

（四）外旋型骨折

在治疗过程中要充分认识内外侧软组织与骨结构的损伤并加以注意。

从诊断方面分析：避免忽略三角韧带的损伤。在踝关节外旋型Ⅲ度骨折中，可伴有三角韧带的断裂，但因伤后踝关节往往会自动复位，X线片往往显示类似Ⅲ度或Ⅱ度外旋型损伤的类型。临床检查时若发现踝关节内侧肿胀，应想到三角韧带断裂的可能。踝关节内侧结构损伤后的肿胀具有非常特殊的特征，可见到内踝部位明显肿胀，而其下方跟骨部位呈凹陷状。因而显得内踝处更肿胀，这是因为跟骨部位内侧皮质有纤维将皮肤连于跟骨内面，阻碍该处肿胀。临床怀疑有三角韧带断裂时，可在应力下摄片以帮助诊断。若在应力下摄片，显示距骨与内踝之间隙超过3~4mm，提示有三角韧带浅层及深层断裂。

内踝骨折伴三角韧带断裂是外旋型Ⅲ度损伤中的特殊类型。一般内踝骨折很少有三角韧带断裂，但个别患者既有内踝骨折，又有三角韧带断裂。临床中个别外旋型Ⅲ度骨折的患者，内外踝骨折虽经切开复位内固定以后，术中摄片检查仍显示距骨与内踝间的间隙明显增宽，距骨仍有向外移位，探查内侧间隙发现有三角韧带深层断裂。仔细分析术前X线片可以发现，内踝骨折块较小，骨折线低于胫距关节水平间隙，骨折块主要是内踝的前丘部。所以附着于前丘部的三角韧带浅层是完整的。若内踝前丘部骨折后，距骨明显向外移位，就说明附着于内踝后丘部的三角韧带深层断裂。手术过程中仅固定内踝前丘部骨折块而不修补断裂的三角韧带深层，距骨必然仍有向外移位。

从治疗方面分析：Ⅰ度、Ⅱ度损伤中，应首先采用闭合复位，小夹板或石膏托外固定，但是Ⅲ度骨折中，若无丰富的整复经验，闭合复位多不能成功。首先应争取在伤后几小时内尽早复位；如果应用较大力才能维持骨折复位或不能保护骨折复位者，应考虑关节内或骨折端有软组织嵌入；固定松紧度适宜，若为石膏固定，则2周以后肢体肿胀消退再更换石膏；累及关节面损伤者避免早负重；下胫腓联合固定后要减少负重。

八、医案精选

【病案1】 外旋型骨折手法复位石膏托外固定

患者丁某，女，60岁，住院号：2015003635

该患于2015年5月28日17：30下楼时跌倒，扭伤右踝部，伤后自觉右踝部肿痛，不敢活动，住院治疗。既往患高血压、糖尿病多年。局部查体为：右踝部软组织中度肿胀，踝部畸形（+），内、外踝压痛（+），内踝尖下方软组织空虚，骨擦音（+），异常活动（+），右踝关节活动功能受限，右下肢负重功能丧失，下肢足背动脉搏动有力，末梢血运及知觉良好，足趾活动自如。放射线检查提示：右外踝骨折线斜形粉碎状；内踝骨折平胫骨下关节面呈斜形；后踝骨折呈粉碎状，约占下关节面1/3，向后上方移位；距骨向外后侧移位。医院诊断为：①右三踝骨折伴胫距关节脱位；②高血压病；③糖尿病。入院后给予完善理化检查，因患者高血糖、高血压，经内科调整仍未达骨科手术标准要求，即进行骨折手法复位，石膏托外固定，伤肢抬高。复位后第2天，指导患者伤肢肌力锻炼。进行全身苏氏吐纳功练习，4周后扶拐离床进行功能锻炼，第6周间断打开石膏托进行主动踝关节功能训练，第8周踝关节周围达临床愈合后去除石膏托外固定。第10周患者弃拐，伤肢轻度负重下进行行走锻炼。（图5-8-1）

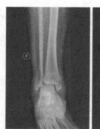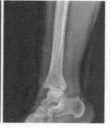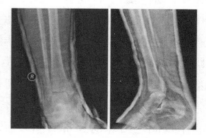

图5-8-1a　复位前X线片　　　　　图5-8-1b　复位后X线片

【病案2】 外翻型骨折闭式复位经皮穿针内固定，石膏托外固定

患者赵某，女，38岁，公安干警，居住大石桥市，住院号：2014006609

因右踝肿痛不敢活动5天来诊。该患于2014年9月4日下午4时30分许下楼梯时踩空，扭伤右踝关节及臀部着地，当时无恶心及呕吐，无昏迷，伤后右踝关节肿胀、疼痛，活动功能障碍。送往当地医院治疗，并准备切开钢板内固定术，因其不同意进行内固定手术治疗，来我院就诊。局部查体为：右踝部软

组织高度肿胀，踝部畸形（＋），压痛（＋），骨擦音（＋），异常活动（＋），右踝关节活动功能受限；右下肢负重功能丧失，下肢足背动脉搏动有力，末梢血运及知觉良好，足趾活动自如。右腓骨下 1/3 处骨折线呈短斜形，右内踝平胫骨下关节面处可见横行骨折线，内踝连同距骨向外侧移位约 0.5cm，后踝骨折块约占下关节面 1/5，轻度移位；下胫腓间隙宽约 1.0cm。入院诊断为：右腓骨下 1/3 粉碎性骨折；右内踝、后踝骨折伴下胫腓联合分离、胫距关节错位（右踝部外翻Ⅲ度骨折）。入院后给予完善理化检查，骨折手法复位石膏托外固定，伤肢抬高，择期行骨折电视 X 线闭式复位，经皮克氏针固定，石膏托外固定术。术后第 2 天，指导患者进行伤肢肌力功能锻炼，苏氏吐纳功练习。3 周后去除石膏托外固定，主动及被动进行踝关节功能训练。于术后第 12 周复查 X 线示：骨折端有骨痂生成，骨折线模糊，骨折达临床愈合，拔出固定针，继续主动踝关节康复训练。术后 14 周，伤肢轻度负重下进行行走锻炼。（图 5-8-2）

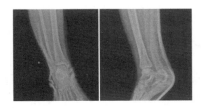

图 5-8-2a　患者术前入院 X 线片

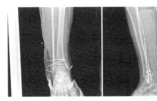

图 5-8-2b　患者术后 X 线片

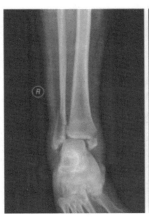
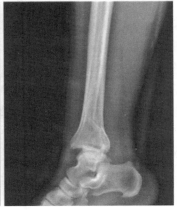

图 5-8-2c　患者拔针后 X 线片

第九节　跟骨骨折

跟骨骨折为最常见的跗骨骨折，发病率高，约占全身骨折的 2%，占足跗骨骨折的 60%。跟骨骨折整体分关节外与关节内骨折。累及跟骨体、跟骨前突或跟骨结节的关节外骨折，除移位的跟骨结节撕脱骨折、分歧韧带造成的跟骨前突骨折需手术治疗外，其他均可行 6 周内避免负重的石膏托或支具固定治疗。而累及距下关节的关节内骨折，约占跟骨骨折的 75%，且多为粉碎骨折，通常认为其功能恢复较差。跟骨在人体运动中具有极其重要的作用，若处理不当，常留有足部疼痛及畸形，严重影响肢体的功能。因跟骨及其周围解剖结构复杂，局部软组织覆盖质量差，故治疗有一定的困难。为提高疗效，需早期进行合理治疗，尽可能避免跟骨骨折畸形愈合等后遗症的发生。

一、病因病机

1. 发病原因　跟骨关节内骨折与距骨有着密切的关系。坚强的皮质骨沿着距下关节外侧，从关节的前面向后缘延伸，形成一个尖锐的交叉角（Gissane），这个角的上面是距骨外侧突的楔形面。距下关节的内侧面，载距突形成一个强有力的项部。距骨下骨折的治疗主要是恢复跟骨前外侧的交叉角与距骨外侧突的正常关系，跟骨关节内骨折的治疗取决于后侧距下关节面的解剖复位，也就是说，在轴心位看到内侧或外侧皮质移位和在侧位看到的后关节面嵌入和旋转都应得到解剖复位。

2. 发病机制　跟骨负重点位于下肢力线的外侧。当轴向应力通过距骨作用于跟骨的后关节面时，形成由后关节面指向跟骨内侧壁的剪切应力。在外侧面距下关节后部被强力外翻，距骨外侧突尖锐的边缘被挤入跟骨交叉角，使跟骨沿着外侧皮质裂开，即使是很小的损伤也会导致骨折。自上而下的暴力通过距下关节进入载距突，沿着距下关节后半部或内侧 1/3，使跟骨体受到剪切伤，这种形式的骨折线往往是恒定的。

①舌形骨折机制：继发骨折线一直行向跟骨结节后缘，骨片包括跟骨体上面、后关节面外侧半，形如舌状，骨片前端下陷进入跟骨体松质骨内，后端可以向上翘起；外侧半可因外翻而塌陷进入跟骨体，没有载距突骨折；比较严重的暴力由跟骨结节向上，再向后，可将跟骨体分开。

②后关节面塌陷型骨折机制：继发骨折线交叉经过体部并即行向关节后

面。一个没有中断的骨片可连接距下关节外侧 1/2 和 2/3，移位的关节面骨片可在跟骨体的内侧或外侧陷入松质骨；最后冲破外侧皮质，造成典型的距骨增宽，还伴有距下关节挤压伤。这种类型的严重损伤还伴有关节面向下、向后移位。最初的骨折线由距骨外侧突造成，结节部向上，结节角消失，并有原始骨折线分离。

二、骨折分类

临床上，跟骨关节内骨折的影像学分类方法很多。Essex-Lopresti（1952）将跟骨骨折分为舌型和中央塌陷型，后者又称为后关节面塌陷型。Rowe（1963）根据骨折有无粉碎又将舌型和中央塌陷型分出两个亚型，即舌型合并粉碎型和中央塌陷型合并粉碎型。Soeur 又将不能归于舌型和中央塌陷型的严重粉碎骨折称为粉碎型。Stephenson 根据骨折块的数目又将舌型和中央塌陷型又分成两部分和三部分骨折。Paley 等根据骨折线的走行方向和数量将跟骨关节内骨折分为 4 型。Crosby-Fitzgibbons-Sanders 根据跟骨冠状面 CT 扫描情况提出了 CT 分类标准。下面以 Essex-Lopresti 跟骨侧位轴位 X 线片和跟骨轴位和冠状面 CT 分别介绍 Essex-Lopresti 分类和 Crosby-Fitzgibbons-Sanders 分类。无波及关节面的跟骨骨折一般疗效较好，我们在这里不做讨论。

1. Essex-Lopresti 分类法是基于 X 线的表现，据骨折是否累及距下关节面分为两型。跟骨骨折 Essex-Lopresti Ⅰ型未累及距下关节，包括跟骨结节骨折和累及跟骰关节的骨折。跟骨骨折 Essex-Lopresti Ⅱ型累及距下关节，其原始骨折线多经过距下关节后半部或内侧部。Essex-Lopresti 认为，原发性的骨折线最初向外侧形成于距骨外侧突及距骨外侧缘之间，然后向内侧延伸，在碰撞的瞬间，距下关节被迫外翻，因此导致跟骨外侧壁和跟骨体在 Gissane 角处的分离，剩余的能量消散于内侧的载距突。随着暴力的继续作用，骨折线通过前突或者跟骰关节形成一个出口，形成一个前外侧的骨折块。继续的骨折线由增加的暴力引起。如果暴力向后，骨折继续向后部及后关节面发展，因此造成关节的压缩性骨折。如果暴力向下，则引起跟骨的舌形骨折。按骨折移位的程度继续分为Ⅰ度、Ⅱ度、Ⅲ度。也就是说Ⅱ型骨折的Ⅰ度与 X 线片中表现基本是一致的。

2. Crosby-Fitzgibbons-Sanders 是根据跟骨冠状面 CT 影像表现而划分的，采用显示距骨后关节面底面最宽的那张图像来进行分析。距骨被两条线分为 3 个相等的柱，这两条线延伸穿过了跟骨的后关节面；另外还有第三条线，正好从内侧延伸至后关节面的内侧缘，跟骨的后关节面被任意分为 3 个潜在的骨碎片：内侧、中间、外侧。这些骨折片加上载距突形成了一个共 4 块潜在的关节骨折块。无论有几条骨折线，所有没有移位的骨折（小于2mm）都被认为是Ⅰ类骨折；而Ⅱ类骨折是指后关节面损伤成两部分，分为三类：ⅡA、ⅡB、ⅡC，区别在于主要骨折线的部位。Ⅲ类骨折是指分成3个部分的骨折，经常形成一个特征性的中心压缩性的骨折块。Ⅲ类骨折包括ⅢAB、ⅢAC以及ⅢBC，也是根据主要骨折线的位置而分的。Ⅳ类骨折，也称为四部分关节内骨折，为严重粉碎性骨折，常形成四个以上骨折块。

三、临床表现

绝大多数患者有外伤史。从高处坠下，足跟部先着地，或继而臀部着地，脊柱前屈，暴力沿脊柱传导，还可以引起椎体的压缩性骨折、颅底骨折及颅脑损伤。

伤后足跟部疼痛、肿胀、瘀斑及压痛明显，患足跟不敢触地，足跟部横径增宽，严重者足弓变平。骨折移位的程度和软组织损伤的程度与造成损伤的能量大小成比例：低能量损伤仅造成轻度肿胀和皮下瘀斑，而高能量损伤会造成周围所包绕的软组织重度损伤，也可能导致开放骨折。患者通常不能承重，在骨折处有重度疼痛，这种疼痛由骨折所致后足致密筋膜内血肿引起。软组织肿胀持续加重会使骨折处的皮肤皱褶消失。开放骨折的患者可表现为一个小的穿刺伤，典型见于跟骨内侧壁的尖锐骨折片刺穿皮肤，也可表现为伴有明显软组织损伤的大的开放损伤，通常发生在跟骨外侧。如果软组织重度肿胀，可以发生骨折所致的皮肤水疱，由表皮和真皮连接处的裂开造成。水疱中的液体是无菌的渗液，包括干净的体液，为真皮中存在表皮细胞的预示；或者是血，这是真皮中没有表皮细胞的表现。重度软组织损伤也可导致足部筋膜室综合征，这通常由紧闭的筋膜腔内压力的快速增高引起。当增高的压力影响到脉压时，动脉血流受到影响，局部缺血造成与损伤程度不一致的疼痛，足部未被识别的间室综合征可能导致爪形趾畸形、无力、挛缩和感觉异常。

四、影像学检查

足部正位片可发现或排除距骰关节损伤。足部和踝位侧位摄片能发现距下关节损伤和距跟角的情况，Bahler角（跟距角）一般为25°~40°，Gissane角为135°±10°；跟骨轴位摄片有助于发现内侧壁、外侧壁、载距突内侧面的移位情况；跟骨冠状位CT及三维重建CT更进一步明确骨折的移位及粉碎程度。

五、特色治疗

1. 非手术治疗　跟骨骨折 Essex-Lopresti Ⅱ型之Ⅰ度损伤患者，可以行石膏托外固定 6~8 周。

2. 手术治疗　骨折微创钢针撬拨复位，骨圆针及跟骨架固定术。

（1）术前骨折评价：患者入院后常规拍摄双侧跟骨侧位、轴位、前后位 X 线片，及跟骨 CT 扫描，以了解后关节面骨折情况及判断骨折块的大小和数量，载距突骨折块的大小和相对内上侧骨折块的移位情况，腓骨与跟骨结节撞击的后关节面的台阶或移位情况，借以准确评价跟骨骨折的整体情况，以及对患者周身及局部软组织情况做出综合评估。

（2）手术方法：患者行神经阻滞麻醉，成功后，取伤肢在上的侧卧位，常规消毒铺无菌巾。术中以 C 型臂 X 线机透视监测。

Essex-Lopresti Ⅱ型舌形骨折（Ⅱ度、Ⅲ度骨折）：术者应用电钻将一直径 3.5mm 斯氏针从跟腱止点外侧对准移位的跟骨结节上方，经皮刺入舌形骨折块，直达塌陷的跟骨关节面骨折块下方，撤除电钻；一手持针，另一手握前足中跗关节，以针为力臂向下撬拨，左手为对抗相，向足底方向用力，复位塌陷移位的关节面和骨折块，直至跟距关节面平整及距跟关节间隙恢复并维持此力；再使此针锤入，继续前行，直至经跟骰关节面止于骰骨；再另取一直径 3.0mm 斯氏针于跟骨结节略偏外侧约 0.5cm 位置，由跟骨纵轴方向钻入，直达跟骨关节面软骨下方。

首次复位成功后，①若跟骨横径宽，术者双手掌按在跟骨两侧，使其恢复正常的横轴宽度，同时于外踝下方自上向下按压膨隆的跟骨外侧壁，以恢复外踝下间隙，预防日后形成腓骨、跟骨撞击症；②若有跟骨内、外翻畸形，可轻度背伸踝关节，检查小腿纵轴与跟骨结节是否在一直线上。若有跟骨内、外翻畸形，可应用第 2 枚穿入的固定针同时矫正。骨折固定成功后，再应用一直径 3.0mm 斯氏针于足底偏外侧约骰骨下方，与足底成角 30°向后倾斜方向，经皮钻入骰骨达背侧皮质，与第 1 枚骨斯氏针相对用力，辅以外固定支架固定。（图 5-9-1）

Essex-Lopresti Ⅱ型关节面塌陷骨折（Ⅱ度、Ⅲ度骨折）、Sanders Ⅱ、Sanders Ⅲ及部分 Sanders Ⅳ型骨折：于外踝前下方约 1.0cm，沿皮纹方向做长约 0.5cm 小切口，于跟骨外侧壁应用一直径 3.5mm 斯氏针刺入塌陷的后关节面骨块前下方将其撬起，使后关节面骨块关节面与距下相吻合，再另用相同斯氏针针尾轻插入跟骨下方，即跟骨前结节外后下方，将前下方骨块托起，与上部骨折吻合，直至跟距关节面平整及距跟关节间隙恢复；术者应用电钻

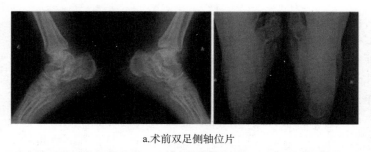

a.术前双足侧轴位片

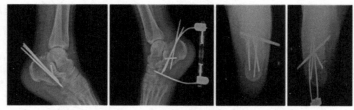

b.术后双足跟骨侧轴位片

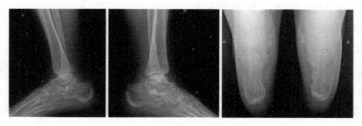

c.拔针后双足跟骨侧轴位片

图5-9-1　患者叶某，男性，47岁，由高处跌下双足触地致伤双跟骨

将一直径3.5mm斯氏针从跟腱止点外侧下方对准移位的跟骨后关节骨块稍下方经皮钻入达跟骰关节；另用一直径3.0mm斯氏针于跟骨结节略偏外下约0.5cm位置，与跟骨纵轴方向成20°方向钻入，达跟骨载距突，将跟骨结节骨块与载距突固定一体，以矫正内外翻畸形；再应用一直径2.0mm克氏针于跟骨外侧结节方向，与小腿纵轴成向后30°、与足底成25°方向，经皮钻入，经后关节面骨块达距骨载距突。复位后骨缺损及空虚处可进行同种或异体骨经小切口植入支撑。骨折固定成功后，再应用一直径3.0mm斯氏针于足底偏外侧约骰骨下方与足底成30°向后倾斜方向经皮钻入骰骨达背侧皮质，与第一枚骨斯氏针相对用力，辅以外固定支架固定。部分Sanders Ⅳ型骨折足底有大骨折块者，也进行一期小切口穿针固定。（图5-9-2）

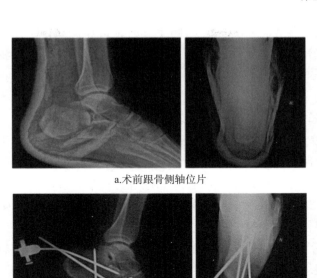

a.术前跟骨侧轴位片

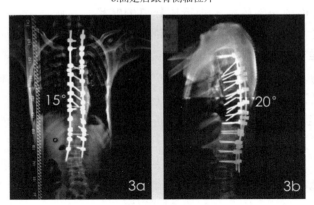

b.固定后跟骨侧轴位片

c.术后跟骨侧轴位片

图 5-9-2　患者方某，男，39 岁，自货车上跳下致伤右足跟骨

六、规避风险

（一）治疗跟骨骨折应注意的事项

1. 载距突把持住内侧关节面，通过三角韧带与内踝相连，发生跟骨关节内骨折后，载距突及内侧关节面常会与跟骨体分离，但在三角韧带的作用下，仍可保持与胫骨的贴附。故合并有跟骨内外翻的病例，在将跟骨后关节面骨

块复位成功后，宜先将跟骨体与内侧关节面骨折穿针固定。在将撬拨骨圆针钻进骨折舌形块时，必须注意预留一个撬拨角度。一般情况下我们掌握与小腿纵轴约呈30°钻入，并使斯氏针完全位于舌形骨块内，然后撬拨骨圆针刚好到达塌陷的关节面底下停住，此时再进行撬拨，复位效应力最大，而且不容易造成舌形骨块劈裂。

2. 在撬拨复位后一定要注意跟骨横径的恢复，术者应用双手互相扣压跟骨内外侧，使跟骨横径恢复，同时应特别注意外踝下跟骨外侧的膨出问题。一般情况下，重点在外踝下对跟骨外侧壁进行挤压，直至外踝下能容纳一拇指厚度方可。以确保外踝下方不与任何突出的骨块相接触，否则将摩擦腓骨肌腱而产生慢性腱鞘炎。

3. 撬拨后要加用外固定支架固定，以拮抗跟腱的牵拉，尤其是舌形骨折，防止关节面持续塌陷。

（二）术中需矫正的畸形

1. 避免腓骨跟骨撞击综合征的发生，避免足跟增宽　这是由于垂直压缩应力引起跟骨前内与外后两大骨折块分离的结果。足跟增宽后可引起局部压迫症状，或者将腓骨肌腱嵌夹在外踝和骨突间而引起症状。

2. 避免结节关节角变小　垂直压缩暴力作用下，距下关节面中心塌陷，跟骨结节上升，从而令结节关节角变小。此角度变小后，跟腱相对松弛，故引起提踵困难，难以用正常而有弹性的步态行走。

3. 避免足外翻畸形　跟骨体部骨折后，其后外侧骨折块的向外移位，导致外翻平足。

上述三种变化若不完全纠正，容易遗有创伤性关节炎等后遗症。苏氏正骨手法+钢针撬拨及闭合穿针基本上能解决上述问题，加中药内外兼治，疗效确切。①波及关节面的跟骨骨折大多移位较大，而且往往是粉碎性的，若用单纯手法只能将大的折块固定，很难达到理想的复位。而苏氏正骨手法加钢针撬拨技术则能从外形到影像学，使跟骨骨折得到良好的复位，而且在复位手法过程中通过屈伸踝关节等方法，使受到嵌夹的肌腱得以松解，减少了后期出现踝关节僵硬或踝关节活动时疼痛的概率。②单纯的石膏外固定只能起到制动作用，对骨折的复位毫无帮助，而且长期的制动不利于踝关节功能的恢复。而苏氏正骨手法加钢针撬拨技术效果确切，固定过程中能纠正残余移位，可以早期做踝关节的功能锻炼，有利于关节功能的恢复，避免出现创伤性关节炎。③治疗过程中配合中药三期辨证施治，可加快患肢肿胀消退，促进骨折的愈合，改善局部血液循环，促进受伤关节面的修复，减少出现创伤性关节炎的机会。

（三）不良事件及应对措施

1. 关节僵硬及继发性骨质疏松　此不良事件常由于患者术后功能训练不当或者不规范所引起。术后必须特别注意患者双股四头肌肌力的恢复，同时在针眼无痛的前提下进行踝关节功能的主、被动训练，一者可以有效维持各关节活动度，二者可以防止失用性骨质疏松。近年来我们要求患者麻醉复苏后即可进行上述功能锻炼。术后 3 天即可扶拐离床，伤肢不触地行走。

2. 术后再塌陷问题　一般情况下是由于患者过早负重引起的。通常要求患者在去除跟骨架后 4 周即可部分负重下地行走，并逐渐过渡到 3 个月后完全负重，而且在负重之前一定要做踝关节主、被动训练，甚至抗阻力训练，防止继发性骨质疏松，造成恶性循环。

七、疗效分析

骨折固定后，即进行足踝部康复功能训练，于术后 6~8 周拆除外固定。经术后 10~36 个月随访，疗效评价按 Fernandez 功能评价标准。

符合以下 5 个条件者为优：①工作和日常活动无疼痛；②同健侧比较，距下关节活动不少于 25%；③伤后 6 个月返回工作岗位；④在站立位，足跟对线正常；⑤X 线表现，距下关节形态正常，Bahler 角恢复正常。

良：上述标准有一个条件不符合者。

可：上述标准有 2 条不符合者。

差：上述以外的所有其他病例。

本组优 37 例，良 12 例，可 4 例，差 1 例。无创口及针道感染，以及静脉栓塞等伴发症。

目前跟骨骨折分类方法众多，均各有其优缺点。分类主要依据 X 线及 CT 扫描。我院采用 Essex-Lopresti 分类及 Sanders 分类，本组所选病例为跟骨关节内骨折，即 Essex-Lopresti Ⅱ 型，Sanders Ⅱ 以上有移位的骨折。对其手术适应证的选择标准如下：①关节面不平整，台阶≥1mm，如 Sanders Ⅱ 以上骨折；②跟骨长度短缩明显；③跟骨宽度增加≥1cm；④跟骨高度降低超过 1.5cm；⑤Bahler 角≤15°；⑥Gissane 角≤90°或≥130°；⑦跟骰关节骨折块的分离或移位≥1mm；⑧伴有跟骨周围关节的脱位或半脱位；⑨跟骨外膨，明显影响外踝部腓骨长短肌腱的活动；⑩跟骨轴位 X 线示内翻畸形成角≥5°，外翻≥10°；⑪跟骨粗隆明显外翻等；⑫其他有关角度，如距骨倾斜角明显缩小和消失，跟距角、第 1 舟距角、跟骨倾斜角等有明显的变化或异常。

在手术时机的选择上，因为是微创手术，无须等到肿胀彻底消退、皱纹试验阳性后进行。尽早进行微创手术，也可避免发生骨筋膜室综合征。虽为微创手术，但也要评价局部软组织损伤和全身情况。对开放性损伤患者，应按照开放性骨折的原则处理，对有软组织浅表感染者，应在处理局部病变时应用抗生素。局部已形成张力性水疱者，应减少局部创口个数。对全身情况不佳者，应采取有效措施控制血糖、血压，改善心功能后再进行手术治疗。吸烟患者应戒烟，因近年来的研究表明，跟骨骨折特别是开放骨折，吸烟不仅影响局部皮瓣血供，增加皮瓣坏死及感染的危险性，还会干扰骨折的愈合过程，造成切口愈合时间延长或切口不愈合。

目前国际上西医仍以切开复位内固定（ORIF）为跟骨骨折治疗的金标准，但由于其对软组织损伤较重，可能增加相关并发症的发生率，如皮瓣坏死、内植物外露，同时也增加感染机会，甚至发生骨髓炎。这些都进一步说明了我们选择微创下撬拨复位经皮内固定方法在治疗上的优势。单纯的经皮撬拨复位固定与开放性手术相比，存在着对骨周围软组织损伤小、并发症少的优点。但仍需注意有些病例是不适合做单纯的撬拨复位内固定的。必须注意适应证的选择，只有指征选择恰当，患者术后功能恢复才能满意。

八、医案精选

【病案 1】Essex-Lopresti II 型舌形骨折（II 度、III 度骨折）

患者叶某，男，47 岁，住院号：2013005062

因外伤后双足跟部肿痛，不敢活动 20 分钟，来诊。该患于 2013 年 7 月 23 日 10：30 许，从自家约 2 米高屋顶坠落，摔伤双足跟部，伤后双足跟部肿痛，不敢活动，未经处置，急来我院就诊。局部查体为：双足跟部软组织高度肿胀，外观畸形存在，双足跟处压痛（+），骨擦音及异常活动（+），双足跟负重功能障碍，末梢血运良好，十趾活动良好，足背动脉搏动有力。放射线检查提示：右跟骨处骨小梁连续性中断，呈粉碎性，距下关节面裂开，移位明显，Bohler 角 19°，轴位角 26°，Langer 角约 92°。左跟骨骨小梁连续性中断，断端移位明显。Bohler 角 22°，Langer 角约 100°，轴位角 30°，余骨质及关节结构未见明显异常。

入院后给予完善理化检查，骨折择期进行电视 X 线下骨折手法+钢针撬拨复位，跟骨架及斯氏针内固定术。术后第 2 天，指导患者进行伤肢肌力功能锻炼，苏氏吐纳功练习。4 周后去除外固定支架，主动及被动进行踝关节功能训练，并预防进行性足底跖筋膜挛缩。于术后第 12 周复查 X 线示：骨折端骨折线模糊，骨折达临床愈合。拔出固定针，继续主动足康复训练。于术后 14 周，双下肢轻度负重下进行行走锻炼。（图 5-9-3）

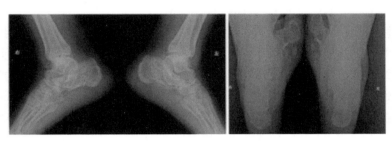

图 5-9-3a 术前双足侧轴位片

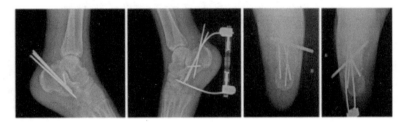

图 5-9-3b 术后双足跟骨侧轴位片

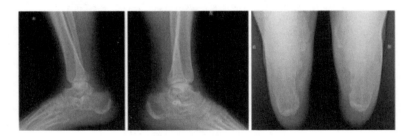

图 5-9-3c 拔针后双足跟骨侧轴位片

【病案 2】关节面塌陷骨折（Ⅱ度、Ⅲ度骨折）

患者方某，男，40 岁，油田工人，住院号：2013008417

因外伤后右足跟部疼痛，功能障碍 1 天，来诊。该患于 2013 年 11 月 25 日 19：00 时许，工作中不慎自高约 1.5m 处摔下，右足触地致伤，经当地医院检查拍片，转来我院治疗。局部查体为：右足跟及踝部软组织重度肿胀，右足跟畸形（+），足长度及高度变小，踝及跟周软组织青紫瘀斑，压痛（+），骨擦音及异常活动（+），伤足负重功能丧失，末梢血运良好，足趾屈伸及踝关节功能良好，足背动脉搏动有力。侧位见右跟骨后关节面骨折块向前下翻转塌陷，跟骨前突及跟骨体下部可见粉碎骨折线，明显移位；轴位片于跟骨体部可见骨折线，跟骨向外侧移位，内翻约 5°。测量 Bohler 角 20°，Laugre 角 100°，Presis 角 45°，Gissane 角 85°。

入院后给予完善理化检查，骨折择期进行电视 X 线下骨折手法+钢针撬拨复位，跟骨架及斯氏针内固定术，术后第 2 天，指导患者伤肢肌力功能锻炼，苏氏吐纳功练习，4 周后去除外固定支架，主动及被动进行踝关节功能训练，并预防性进行足底跖筋膜挛缩。于术后第 12 周复查 X 线示：骨折端骨折线模糊，骨折达临床愈合，拔出固定针，继续主动进行康复训练，伤肢轻度负重下进行行走锻炼。（图 5-9-4）

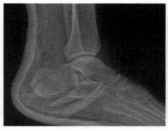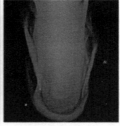

图 5-9-4a 术前跟骨侧轴位片

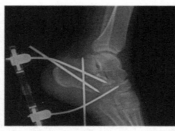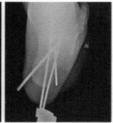

图 5-9-4b 术后跟骨侧轴位片

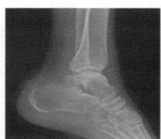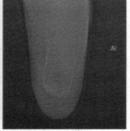

图 5-9-4c 拔针后跟骨侧轴位片

第十节　跗跖关节的骨折脱位

一、骨折的定义及解剖特点

跗跖关节又称"Lisfranc 关节"，跗跖关节损伤涉及范围很广，从轻度扭伤、轻度半脱位到明显移位性损伤。足弓顶点处的损伤很难治愈，因为负重时大部分压应力经过这个区域。

此区域的解剖很特别：楔形的跖骨基底部和相应的楔-骰关节提供了横向稳定性，第 2 跖骨近端嵌插入内、外侧楔骨间，成为稳定的关键。这些关节没有纵向稳定性，而是由强劲的韧带提供稳定。除了第 1、2 跖骨间，跖骨基底部存在多条韧带。此区域的稳定是由从内侧楔骨至第 2 跖骨的 Lisfranc 韧带所维持。内侧柱由第 1 跖骨、内侧楔骨和舟状骨组成，中柱由第 2、3 跖骨及与之相关节的楔骨和舟骨组成，外侧柱由第 4、5 跖骨和相关节的骰骨组成。

二、骨折的分类

分类有利于骨科医师交流、判断脱位平面及软组织损伤程度的量化。然而，分类并不能预测疗效。Myserson 改良了 Quenu、Kuss 和 Hardcastle 等提出的分类，并将足内侧柱近端的损伤包括在内。楔骨间和舟楔关节的轻度损伤可能比以前所认为的更为常见。

A 型损伤：A 型损伤包括全部 5 块跖骨的移位，伴有或不伴有第 2 跖骨基底骨折，常见的移位是外侧或背外侧，跖骨作为一个整体移位。这类损伤常称为同侧性损伤。

B 型损伤：一个或多个关节仍然保持完整。B1 型损伤为内侧移位，有时累及楔间或舟楔关节。B2 型损伤为外侧移位，可累及第一跖楔关节。

C 型损伤：C 型损伤为分裂性损伤，可以是部分（C1）或全部（C2）。这类损伤通常是高能量损伤，伴有明显的肿胀，易发生并发症，特别是骨筋膜室综合征。

三、骨折的诊断

任何引起患足压痛和肿胀的损伤都应进行仔细的物理和影像学检查。分离的骨折脱位，检查时很明显，应及早行闭合复位，以减少对软组织的压迫。应注意仔细触诊每一关节的压痛和肿胀，以发现微小损伤，特别是第一跖楔关节，其在X线上通常不显示出移位。仔细观察足底，如发现小范围的瘀血，提示损伤严重。患足不能负重是另一潜在的不稳定征象。

必须拍负重位X线片。如X线片未发现移位，但患者不能负重，应使用短腿石膏固定2周，再重复拍摄双侧负重X线片，对比发现微小的损伤。评价时要注意如下区域。

1. 前后位X线片上，第2跖骨干内侧应与中间楔骨的内侧面在一条直线上。

2. 斜位X线片上，第4跖骨干内侧应与骰骨内侧面在一条直线上。

3. 第1跖楔关节外形应规则。

4. 在内侧楔骨至第2跖骨间隙内侧的"斑点征"，提示有Lisfranc韧带的撕脱。

5. 评价舟楔关节有无半脱位。

6. 寻找有无骰骨的压缩性骨折。

CT检查可以发现微小的半脱位和隐性骨折。如果在急诊情况下，X线平片不能确定损伤平面，可使用MRI检查Lisfranc韧带。

骨筋膜室综合征很少见，经常发生于高能量损伤的骨折脱位，可引起严重的、难以治疗的爪形趾和慢性疼痛。对于严重肿胀的患者，我们常规检测筋膜间室的压力，但很难检测到每个筋膜间室，单纯临床怀疑本症就可作为减压指征。我们主张用内侧长切口减压展肌及足深部间室，包括跟骨部间室。此外，还有2个切口，分别在4~5跖骨之间，用于背侧固有筋膜间室减压。

四、骨折的治疗方法

（一）复位和固定

Lisfranc关节损伤成功治疗的关键是恢复受累关节的解剖对线。非移位（<2mm）损伤采用闭合性治疗，可用非负重石膏固定6周，随后用负重石膏再固定4~6周。应重复拍摄X线片，确认在石膏固定下没有发生移位。

1. 手法复位和石膏固定　可在麻醉下，握住足前部和踝部作对抗牵引，再按照脱位类型反方向直接挤压跖骨基底部。完成复位后，石膏固定约6周。

2. 经皮钢针内固定　适用于闭合性脱位或骨折脱位。Rockwood 主张对手法整复后容易再移位者，采用经皮法或手术切开法做钢针内固定。Zass 在手法复位后，着重观察第 2 跖楔关节恢复正常的偏后位（即此关节较第 1 和第 3 跖楔关节略偏后，不位于同一平面），第 1 跖楔关节恢复正常对位和第 1~2 跖骨基底部之间恢复正常间隙。凡发现脱位整复后不稳定或再脱位者，则做钢针经皮内固定。用一钢针经皮穿入第 1 跖骨基底和楔骨，另一钢针穿入第 5 跖骨基底和骰骨。Trillat 等亦曾采用此法治疗，并收集此固定法的资料报道 11 例，其中疗效满意者 5 例，不良者 1 例，不能肯定者 5 例。

3. 切开复位　适用于手法不能整复或容易再脱位者。Granbeny 和 Zass 主张良好复位，Merled' Aubigne 主张在未形成肿胀前尽早手术，因为跗关节极轻的移位将改变足部负重功能，后期容易产生不适症状。切开复位后，可用克氏针做内固定。Wippula 认为切开复位的关键是整复第 1~2 跖骨。第 1~2 跖骨复位后，则容易整复其余脱位的跖骨。

4. 关节融合术　适用于粉碎性骨折脱位，或陈旧性脱位，或骨折脱位伴有损伤性关节炎，发生疼痛等症状者。整复脱位和切除关节面后，常需用钢针等做内固定，以保持复位和足的正常形态。部分脱位则按具体情况做柱形部或片形部关节融合术。跖跗关节本身很少活动，常容易获得骨性融合。

（二）苏氏正骨手法及适应证

苏玉新先生主张，对于跖跗关节脱位或骨折脱位应尽早进行手法复位，在未形成严重肿胀前，手法复位较易成功。严重肿胀不利于手法复位，尤其是足背部皮肤常因受较大张力，容易产生水疱，可能妨碍经皮撬拨复位或切开复位内固定。有些病例不容易用手法获得解剖复位，严重粉碎性骨折脱位亦应尽量整复。凡手法整复无效者，应考虑胫前肌腱等软组织嵌入阻碍复位，可试用撬拨针抵住骨折片做撬拨复位；若仍无效时，改做切开复位。

陈旧性脱位或粉碎性骨折脱位于后期有疼痛症状者，应做跖跗关节融合术。

撬拨针经皮撬拨复位石膏外固定法，系在无菌和麻醉及透视（或电视 X 线）下进行，打石膏注意对足弓塑形，5~6 周再行功能锻炼。

第六章　脊柱疾病与骨盆骨折

第一节　特发性脊柱侧凸

一、概述

脊柱矢状面有四个生理弯曲，额状面不应有任何弧度，一旦向两侧出现弧度，则称为脊柱侧凸。脊柱侧凸是多种病因所致的临床症状，可概括为两大类，即功能性脊柱侧凸及结构性脊柱侧凸。功能性脊柱侧凸，即代偿性脊柱侧凸，没有脊柱内部结构破坏。该畸形除姿势不正外，还有某些器官畸形代偿形成，如下肢不等长、骨盆倾斜继发髋关节内收或外展、坐骨神经痛等。X线特征：脊柱结构无破坏，脊柱仅呈C形弯曲。结构性脊柱侧凸是由于脊柱的骨骼、肌肉及神经病理改变所致。临床上常见生长发育期间原因不清楚的脊柱侧凸，称为特发性脊柱侧凸，好发于青少年，60%~80%的病例发生在女孩中。

二、病因病理

特发性脊柱侧凸发病机制不明，研究发现，其可能与以下因素相关。

遗传因素：特发性脊柱侧凸的流行病学研究表明，其发生存在着明显遗传因素的影响，其具体遗传模式尚不明了，据统计，父母双亲均有侧凸的子女，患病可能性是正常人的50倍。

激素影响：特发性脊柱侧凸女孩的身高常比同龄正常女孩高，这一现象提示脊柱侧凸可能与生长激素有关。

结缔组织发育异常：特发性脊柱侧凸的患者可以发现结缔组织中有胶原和蛋白多糖的质与量的异常。

神经-平衡系统功能障碍：人体平衡系统的功能是控制作用于人体上的各种重力和维持在各种不同状态下的平衡，在这个平衡系统反射弧中的某个反射环节上出现功能障碍，脊柱就有可能发生侧凸来调整或建立新的平衡，神经内分泌系统异常。

其他：一些临床观察发现，高龄母亲的后代易患特发性脊柱侧凸，且进展较快。

三、临床表现与诊断

1. 临床表现　可发现双肩有高有低，不在同一个平面，一侧后背隆起；腰部一侧有皱褶；一侧髋部比另一侧高；两侧下肢不等长；背部不对称，呈"S"形，背部的一侧局限性隆起。由于脊柱的侧凸，严重者可以引起胸背部或腰背部明显的不对称，并可有剃刀背和胸廓畸形；严重畸形则可引起内脏功能紊乱，如心、肺发育不良，肺活量低，当活动时常感气促、心悸、胸闷等。

2. X线检查　应用 Cobb 法测量站立正位 X 线片的脊柱侧方弯曲，如角度大于 10°则定义为脊柱侧凸。站立位脊柱全长正侧位像是最基本的 X 线检查。站立位左右弯曲像以确定其柔韧度。

X 像阅片的要点：①端椎：脊柱侧凸的弯曲中最头端和尾端的椎体；②顶椎：弯曲中畸形最严重、偏离垂线最远的椎体；③主侧凸及原发侧凸：是最早出现的弯曲，也是最大的结构性弯曲，柔软性和可矫正性差；④次侧凸：即代偿性侧凸或继发性侧凸，是最小的弯曲，弹性较主侧凸好，可以是结构性也可以是非结构性。位于主侧凸上方或下方，作用是维持身体的正常力线，椎体通常无旋转。当有三个弯曲时，中间的弯曲常是主侧凸，当有四个弯曲时，中间两个为主侧弯曲。

3. 弯度及旋转度的测定

（1）弯度测定：①Cobb's 法：最常用，头侧端椎上缘的垂线与尾侧端椎下缘垂线的交角即为 Cobb's 角。若端椎上、下缘不清，可取其椎弓根上、下缘的连线，然后取其垂线的交角即为 Cobb's 角。②Ferguson 法：很少用，有时用于测量轻度侧凸。找出端椎及顶椎椎体的中点，然后从顶椎中点到上、下端椎中点分别画两条线，其交角即为侧凸角。

（2）椎体旋转度的测定：Nash 和 Mod 根据正位 X 像上椎弓根的位置，将其分为 5 度。0 度：椎弓根对称；1 度：凸侧椎弓根移向中线，但未超出第一格，凹侧椎弓根变小；Ⅱ度：凸侧椎弓根已移至第二格，凹侧椎弓根消失；Ⅲ度：凸侧椎弓根移至中央，凹侧椎弓根消失；Ⅳ度：凸侧椎弓根越过中央，靠近凹侧。

4. 诊断 主要通过临床表现及 X 线检查，但还要重视病史，了解发现畸形的年龄，有无神经并发症，与生长发育的关系，有无其他畸形，有无家族史。测定心肺功能，必要时行脊柱 MRI、肌电图检查。

5. 鉴别诊断

（1）先天性脊柱侧凸：由于脊柱胚胎发育异常所致，发病较早，大部分在婴幼儿期被发现，发病机制为脊椎的结构性异常和脊椎生长不平衡，X 线摄片可发现脊椎有结构性畸形。基本畸形可分为三型：脊椎形成障碍，如半椎体；脊椎分节不良，如单侧未分节形成骨桥；混合型，如常规 X 线摄片难于鉴别，可做 CT 检查。

（2）神经肌源性脊柱侧凸：可分为神经性和肌源性两种，前者包括运动神经元病变的脑瘫、脊髓空洞和下运动神经元病变的小儿麻痹症等。后者包括肌营养不良、脊髓病性肌萎缩等。这类侧凸的发病机制是由于神经系统的肌肉失去了对脊柱躯干平衡的控制调节作用所致，其病因常需仔细的临床体检才能发现，有时需要神经-肌电生理甚至神经-肌肉活检才能明确诊断。

（3）骨软骨营养不良并发脊柱侧凸：如多种类型的侏儒症，脊椎脊髓发育不良。

（4）功能性或非结构性侧凸：这类侧凸可由于姿态不正、神经根刺激、下肢不等长等因素所致。如能早期去除原始病因后，侧凸能自行消除。但应注意的是，少数青少年特发性脊柱侧凸在早期可能因为度数小而被误认为"姿势不正"，所以对于青春发育前的所谓"功能性"侧凸应密切随访。

（5）其他原因的脊柱侧凸：如放疗、广泛椎板切除、感染、肿瘤均可致脊柱侧凸。

四、治疗

Cobb 小于 40°可以采用保守治疗，如大于 40°，保守治疗效果不理想，应采取手术治疗。专业医生检查脊柱侧凸的患者，往往从病龄、侧凸度数以及病因等方面着手，侧凸矫正度有所不同，一般特发性脊柱侧凸，其矫正率通常可达 60%~80%。

（一）保守治疗

1. 手法整复（苏氏大手法） 患者进入手术室全麻成功后，取俯卧位，一助手立于床头，两手把持腋窝处，两助手立于足侧，双手握住两踝，助手同时用力，逐渐牵引，到达一定程度后，下方助手逐渐将双下肢提起，使肢体悬离床面，术者双手扶持双侧髂棘将骨盆及脊柱托起，顺时针摇摆3~5次，可松解脊柱软组织挛缩，纠正侧凸畸形。残留顽固侧凸畸形可采用斜扳法。术者一手按压凸侧向凹侧施加推力，另一手扳凹侧髂前下棘处，向背凸侧扳3~5次，使脊柱侧凸完全纠正。最后用点穴推拿手法轻柔施术，促进血气运行，以叩击法、揉法、擦法松解周围软组织。（图6-1-1）

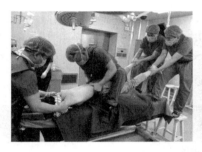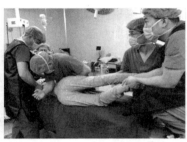

图6-1-1 脊柱侧凸手法整复

2. 牵引疗法 颈椎吊带、腰臀牵引带对抗牵引等。

临床常用四维脊柱牵引治疗。治疗原理：脊柱就整体而言，类似四根绳子拉紧的弹簧，人体通过控制这四根绳子的松紧使脊柱完成前屈、过伸、左右旋转和左右侧屈的运动。腰椎前缘以腰大肌为主，构成腰椎前两维，腰椎后左右两组竖脊肌构成腰椎后两维。当腰椎肌力失去平衡时，脊柱（弹簧）由于肌肉牵拉力度的失衡，其形态便会发生改变。后两维竖脊肌或前两维腰大肌肌力脆弱时，腰椎曲度会增大或变小甚至反张。左右二维（一组腰大肌与一组竖脊肌）肌力脆弱时，腰椎会出现倾斜或侧凸。四维整脊疗法即是通过强化脆弱的肌力，重新恢复脊柱的生物力学平衡，通过肌力牵拉，使发生形变的脊柱重新恢复健康的生理形态（或接近正常的生理形态）。（图6-1-2）

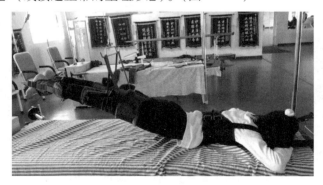

图6-1-2 四维脊柱牵引治疗

3. 支具治疗

适应证：20°~40°的脊柱侧凸，婴儿型和早期少儿型特发性脊柱侧凸，偶尔40°~60°侧凸也可用支具治疗。骨骼未成熟的患儿宜用支具治疗。40°以下弹性较好的腰段或胸腰段侧凸，支具效果最佳。节段长的弯曲，支具治疗效果佳。

支具治疗方案：佩戴支具后拍片，脊柱侧凸矫正率超过50%，说明疗效满意。应鼓励患者增加佩戴支具的时间，每4~6周复查一次支具情况，复查时去除支具2小时后拍片，评估侧凸进展情况。女孩应佩戴至月经初潮后2年，男孩佩戴至髂骨翼骨骺完全闭合，然后可逐渐停止支具治疗。（图6-1-3）

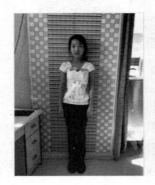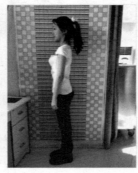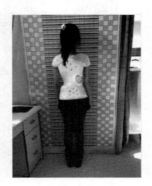

图6-1-3 支具治疗后复查

4. 日常锻炼 主要是腰背肌锻炼（飞燕）、靠墙站立、单杠悬吊等。

（二）手术治疗

适应证：①保守治疗不能控制畸形发展，脊柱侧凸的度数继续增加；②肺功能障碍以及青少年型脊柱侧凸中的躯干不对称，畸形严重需整形者；③Cobb's角大于40°；④伴有严重胸前凸、明显肋骨隆起者；⑤成年期侧凸，早期出现腰痛、旋转半脱位等。

手术方法：洗髓灌顶法。采用全身麻醉，取后正中切口，依次切开皮肤、皮下筋膜层等，剥离骶棘肌，充分暴露棘突、双侧椎板、关节突和关节囊，采用电钻，全节段椎弓根置钉，近端、远端各两枚固定螺钉，其余均为万向椎弓根螺钉。行有限后路松解。将连接棒弯成接近正常脊柱矢状面的生理弯曲，连接到两侧，凸侧所有螺帽均锁紧，凹侧螺帽不锁紧。再以六角扳手旋转凸侧连接棒，同时助手应用器械在顶椎、顶椎上下端的连接棒找到三个杠杆施力点，运用杠杆力矫正法配合体表整复手法，将连接棒和脊柱通过顶、折达到去旋转、恢复生理弯曲、矫正冠状面畸形的目的。残留矫形可将凹侧螺帽均锁定后再应用杠杆力矫正法、旋棒技术矫正，以获得更好的身躯平衡，然后安装 2~3 处横杆，连接两侧连接棒。

五、预防

脊柱侧凸是危害青少年和儿童健康的常见病，如不及时发现、及时治疗，可发展成非常严重的畸形，并可影响心肺功能，严重者甚至导致瘫痪。学龄儿童应注意保持良好的坐姿和站姿，加强肌肉锻炼。防治脊柱侧凸最关键是早发现、早诊断、早治疗，应在学校内推广脊柱侧凸防治知识，定期进行脊柱侧凸的筛查。

六、典型病例

（一）保守治疗

见图 6-1-4。

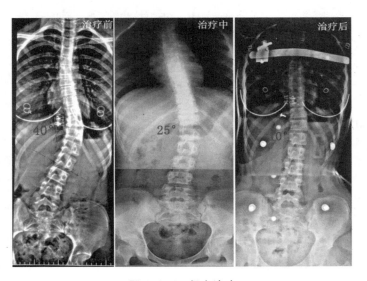

图 6-1-4　保守治疗

（二）手术治疗

见图 6-1-5。

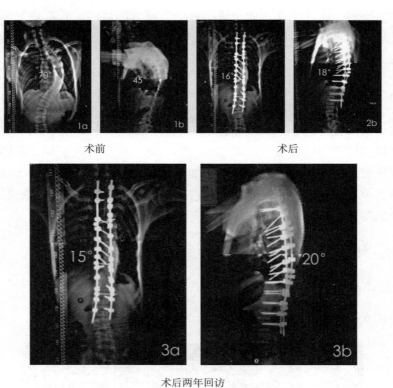

术前 术后

术后两年回访

图 6-1-5 手术治疗

附：海城市青少年特发性脊柱侧凸优化治疗研究

脊柱侧凸是一种严重威胁青少年身心健康的骨科疾病，发病率较高，脊柱侧凸分多种类型，其中特发性脊柱侧凸是最常见的一种类型。脊柱侧凸研究学会（SRS）将青少年特发性脊柱侧凸（AIS）定义为患者年龄在 10 岁以上、骨骼生长发育未成熟期间、脊柱向侧方的弯曲角度大于 10°（Cobb's 角>10°）的脊柱畸形。流行病学调查显示，特发性脊柱侧凸在青少年人群中已占脊柱侧凸相当高的比例（96%~97%）。这种畸形如果没有及时诊断、矫正，势必影响学生的体型发育，引起心理障碍，有碍成年后的就业和婚姻。因此，脊柱侧凸已成为目前社会所关注的问题。

特发性脊柱侧凸的治疗目前还没有一个病因性治疗方法，治疗都是针对已经发生畸形后的矫形和固定。对青少年进行定期普查以便及早发现、及早诊断特发性脊柱侧凸患者，并依据畸形程度及类型给予适当的治疗，是最为主动的方法。通过筛查，及早发现、及早诊断、及时矫正，能减轻畸形，降低手术率。本研究通过对海城市青少年特发性脊柱侧凸的筛查，了解此病在我市的患病情况；同时根据脊柱侧凸程度，采取相应的治疗方式，为临床治疗和预防提供依据。

一、项目的立项依据

青少年特发性脊柱侧凸（adolescent idiopathic scoliosis，AIS）是指在青少年期出现的原因不明的脊柱侧凸，主要指 10~18 岁的患者，是 10 岁以上儿童发育成熟前常见的一种非先天性三维脊柱畸形。在我国，脊柱侧凸发病率为 1%~2%，其中 AIS 占到 79%~85%，在青少年中的发病率为 2%~3%。

该病如果不积极治疗或治疗不当，不仅影响患儿的体型和外观，而且可能造成心肺功能异常，使脊柱过早退变，出现疼痛、躯干不平衡。畸形严重的病儿，甚至早期出现心肺功能的衰竭，增加该病的病死率。目前，其发病原因及机制还不清楚。近年来，特发性脊柱侧凸病因学的研究范围非常广泛。包括了动物模型、影像学、组织学、神经学、生物力学、数学模型、基因学及分子生物学等，使特发性脊柱侧凸病因学研究方面取得了很大的进展。

自 1960 年开始，各个国家开始学校早期筛查 AIS 的项目。AIS 学校筛查最早由 Hensinger 等于 20 世纪 60 年代在美国特拉华州开展，随后扩展到其他地区，于 80~90 年代达到高峰。我国亦有多项调查研究，其中大部分学校筛查项目是横断面研究。一项年龄和性别的病例对照研究发现，筛查并不能显著降低手术率。另外一项回顾性队列研究发现，学校筛查敏感性较高，转诊率低，可以早期发现并非手术治疗 AIS。迄今，只有一项随机临床对照试验（randomized clinical trial，RCT）研究评价 AIS 学校筛查的意义，然而，该研究仅入选 17 名儿童，实验结果重复性需要进一步验证。因此，目前尚缺乏大规模 RCT 研究和前瞻性队列研究来评价学校筛查的意义。

AIS 的发病情况：分析 AIS 的发病情况能够帮助人们进一步认识 AIS 疾病的发展规律。目前，人们倾向于以 Cobb 角>10°为统一诊断标准。1989 年，北京地区患病率为 1.04%，广东省肇庆市于 2003 年 1 月至 2004 年 12 月对广东省肇庆市城区 15 所幼儿园 8210 例 4~7 岁幼儿进行了脊柱侧凸的普查，患病率为 0.87%（72/8210）。广州市 33798 名 7~15 岁在校学生的普查中，患病率为 10.7‰。其中男性患病率 9.0‰，女性患病率 12.6‰，两者的患病率之比为 1：1.4。海南省在 8198 名受检学生中，一检阳性 242 人，阳性率 2.95%。2002 年 4~5 月及 2003 年 4~5 月，西安市对城乡 25725 名 7~15 岁的中小学生进行了脊柱侧凸普查，患病率为 1.33%。2004 年香港发病率为 4%。Soucacos 等对 82901

名9~14岁的儿童进行了大规模筛查，在筛选出的1436名AIS患儿中，AIS的总男女比例约为1∶2.1。然而随着侧凸角度的增加，男女比例将不断变化。Cobb角小于10°，男∶女为1∶1.5；Cobb角10°~19°，男∶女为1∶2.7；Cobb角20°~29°，男∶女为1∶7.5；Cobb角30°~40°，男∶女为1∶5.5；Cobb角>40°，男∶女为1∶12。澳大利亚研究调查了管理与技术人员、白领与服务业人员、蓝领及农场家庭1790例AIS患儿，他们所占比例分别是50%、12.5%、32.7%和4.9%，发现AIS在较高层次的社会经济群体中更常见。2004年，深圳市对福田区29所中小学做了脊柱的普查，在40579名学生中，发现脊柱可疑畸形的学生851人，占学生总数2.136%，其中高中学生1675人，47人可疑（2.806%）；初中学生15222人，329人可疑（2.1613%）；小学学生23682人，475人可疑（2.006%）。

二、国内外治疗现状

1. 矫形器治疗 矫形器，亦被称为支具，用于AIS治疗起源于20世纪30~40年代。20世纪80年代，支具治疗曾一度被部分学者否定，直到20世纪90年代初，再次被人们所重视。矫形器治疗的目的主要是在脊柱侧凸曲线进展危险期间内防止曲度的进一步加重，直至患者骨骼成人化，以期最大限度减少手术治疗的可能性，减轻创伤。有学者比较支具治疗AIS，肯定了脊柱矫形支具用于AIS治疗，对于早期的脊柱侧凸延缓进展具有较好的控制作用，特别是轻型（Cobb角15°~30°）侧凸，可以避免手术治疗或为手术治疗提供较好的基础条件。

矫形器目前常用的类型包括：T6以上的高位侧凸主要使用密尔沃基矫形器；T10以下及腰椎侧凸及旋转主要使用波士顿式矫形器；T6以下的胸部中下段的侧凸及旋转主要使用色努式矫形器。S. Negrini等经过回顾性研究发现，色努矫形器可以降低AIS患者的手术率，从28.1%降至3.8%~7.3%。同时该研究对支具治疗青少年脊柱侧凸患者进行综述，发现支具治疗能明显控制脊柱侧凸进展程度，但在提高生活质量方面与其他疗法没有明显差异。国内学者也对矫形器治疗AIS进行了相关研究，并证明了矫形器治疗的有效性。卢颖对52例患者进行脊柱侧凸矫形器治疗研究，发现矫形器在脊柱侧凸矫治治疗中能辅助患者保持相对正确体位，减轻椎体负重，对稳定紊乱的小关节起到一定的支撑作用，在提高脊柱侧凸患者躯干功能方面起到重要作用。苏再发等将30例AIS患者随机分为2组。治疗组采用了带气囊的色努矫形器治疗，对照组采用不带气囊的色努矫形器治疗，结果证明在主弯角度及顶锥旋转度方面治疗组优于对照组，在有效性方面两组显示均有效，数据差异无统计学意义。陶有平等研究发现，矫形器治疗对 AIS 可获得相对较满意的矫正效果，尤其是对于脊柱侧凸 Cobb 角在 20°~29° 的患者，其在矫正治疗或延缓进展方面明显优于未佩戴支具的患者。段德宇等对 108 例 AIS 使用 Boston 矫形器治疗并对其随访，观察治疗前后结果，表明 Boston 矫形器治疗 AIS 具有临床疗效。另外有国外学者报道运用软支具治疗脊柱侧凸，N. SY 等对 AIS 的保守治疗进行了综述，其中提及软支具的方法，但在最近的研究中有不同的结论，只有很小部分的样本支持其有效性，故软支具的价值及其安全性还有待进一步论证，需要更多的证据支持。

2. 运动治疗与手法治疗　运动疗法的理论基础建立于神经系统对肌肉调控功能异常学说和生物力学异常模式学说基础上，可进行功能训练的依据是大脑的可塑性理论。康复训练是通过对肌肉系统训练来反馈给大脑，改变大脑中枢指令、运动过程的输出模式，并与周围环境相结合，从而改变运动方式，最终达到矫正的目的。脊柱侧凸脊柱骨骼变形多是由于椎体的旋转和平移相互结合，以及相关肌肉的变化，运用运动手法治疗纠正肌肉、骨骼异常的同时，建立相对中立的位置，将修正后的运动模式传入大脑，从而改变大脑对自我运动模式的重新认知，重塑大脑。近几年来，国内外学者越来越重视 AIS 的运动治疗。在德国，SIR（Scolios is Inpatient Rehabilitation）被用于脊柱侧凸的矫正治疗。SIR 采用的是独立锻炼程序（根据每位患者不同情况设计不同的运动练习方案），并有效结合物理因子方法来矫正异常运动模式，根据 Lehnert-Schroth 原则进行 3 个阶段的练习，有效地验证了 SIR 治疗可降低脊柱侧凸患儿曲度的增长率。C. L. Marti 等对 263 例 AIS 患者进行了运动治疗有效性的问卷调查，有 22% 的患者表示运动治疗在促进骨骼肌力方面有较好疗效。国内主要以医疗体操矫正和中医正骨调整为主。王书勤等利用"卧位牵顿"手法治疗 AIS，对 100 例患者（Cobb 角 10°~40°）按就诊顺序随机分为两组，治疗组采用"卧位牵顿"手法并配合传统的中医推拿松解手法治疗，对照组采用脊柱的四维度牵引治疗，其结果表明两组均有效，但治疗组疗效明显优于对照组，证明"卧位牵顿"手法能有效地改善脊柱侧凸，是一种见效快、疗程短、安全性高的技术，但长期的疗效还有待于跟踪随访。张建华等对 40 例 AIS 患者使用倒悬牵引配合整脊手法，结果显示该方法在纠正脊柱侧凸畸形、改善整体外观、控制曲度发展、增强脊柱稳定性及恢复或维持功能方面有较好疗效。部分学者开始重视核心肌力的重要性。王华君等对 22 例患者实行对照研究，主要采用核心肌力训练法，结果表明核心肌力训练可以充分调动核心肌群，恢复核心肌群肌力，进而修正腰椎旋转侧凸情况。杨宁等通过运动干预观察青少年脊柱侧凸 Cobb 角度变化，主要采用增强凸侧肌力练习，拉伸凹侧肌肉，并配合增加协调性训练和提高本体感觉训练，通过 2 个半月约 50 次（1.0~1.5h/次）训练，患者 Cobb 角得到明显改善，专科医师建议 Cobb's≤20°时可不戴支具，说明了运动干预对青少年脊柱侧凸 Cobb 角恢复效果显著。以上均表明运动治疗对 AIS 的重要性越来越明显，有效性也得到更多的证实。

3. 手术治疗　手术治疗的目的在于通过手术保持躯干平衡稳定、改善畸形脊柱外观、阻止侧凸曲度进一步发展，从而最大限度地达到永久性三维畸形脊柱矫正，使得 AIS 短期及长期并发症发生率维持在最低水平，纠正侧凸患者生理、心理情绪，日常生活等各方面问题。一般而言，对于 AIS 胸椎侧凸度数>40°、腰弯>35°，或 1 年内侧凸度数增长>5°者，通常需要脊柱手术矫形治疗，但也要结合患者骨骼发育成熟度、生长发育状态、畸形特点、弯曲类型、对心肺功能的影响等一系列因素综合考虑。1962 年 Harrington 报道了首套有效治疗脊柱侧凸的内固定系统，成为治疗 AIS 的标准模式。其后都是基于此发展而来，目前流行的是双棒、多钩/多钉内固定系统，一系列研究显示，在胸椎畸形矫正中应用全钉系统，手术时间和失血量的减少、效果的维持、肺功能的改善等方面有较好的效果。AIS 前路矫形融合术治疗主要适应证为胸腰段及腰段为主弯曲者。前路手术的融合节段较少、畸形矫正效果尤其是对椎体旋转的矫正良好，相较于后路手术，对于同样类型的脊柱侧凸，前路手术可取得相似甚至更好的矫正效果，并且需要融合的脊柱节段相对较少。国内学者对重度僵硬性 AIS 使用前后路 I 期手术治疗，术中严格操作，可减少手术相关并发症，缩短住院时间及减少医疗费用。张鹏等研究经前路短节段固定矫形治疗 AIS，发现在腰段可取得良好的矫形效果，可有效减少围术期和远期并发症的发生。有研究发现，对 Lenke 5C 型青少年脊柱侧凸使用选择性后路胸腰椎融合术，通过控制在矢状面的旋转而达到修正胸腰弯曲的目的，结果显示有较好效果。

4. 其他治疗　大部分欧洲临床医师对侧凸角度较小和进展风险不大的患者常采用物理因子治疗，用来增加患者躯干协调性和本体感觉。近几年美国逐渐兴起的 Halo 牵引治疗重度脊柱侧凸，尤其是用于术前牵引对于减少术后并发症有较好疗效。这种牵引法通过在颅骨上固定一个牵引环，患者可在轮椅上、步行过程中完成抗重力牵引，无须长期卧床，不受时间限制。这种方法越来越受到人们的关注，在结合手术矫正和单独应用方面，证明了其有效性。D. K. Park 等对 30 例脊柱侧凸患者进行了术前的 Halo 牵引治疗对照研究，结果证明术前进行 Halo 牵引的患者，对于术后的修正具有更好的效果。同时有研究发现对青少年脊柱侧凸患者进行心理干预可以明显缩短康复期。

三、项目的研究内容、研究目标，以及拟解决的关键科学问题

1. 研究内容

第一阶段：海城市青少年特发性脊柱侧凸流行病学调查。

第二阶段：海城市青少年特发性脊柱侧凸患者的优化治疗。

2. 研究目标

（1）了解海城市青少年特发性脊柱侧凸的流行病学情况，为临床治疗和预防提供依据。

（2）回顾性分析海城市正骨医院近 3 年（2017~2020 年），随访分别运用保守疗法，包括支具治疗、四维脊柱牵引治疗、"苏氏大手法"治疗部分青少年特发性脊柱侧凸的短期临床疗效。

3. 拟解决的关键问题

（1）采用脊柱侧凸的三检筛查法，准确筛查海城市青少年特发性脊柱侧凸患者。

（2）随访利用 3 种不同的治疗方式治疗青少年特发性脊柱侧凸患者 3 个月、6 个月、1 年、2 年，通过治疗前后组内对比，验证 3 种保守疗法的有效性；治疗终末组间对比，得出最优治疗方案。

四、拟采取的研究方案及可行性分析

（一）研究方法

第一部分　海城市青少年特发性脊柱侧凸流行病学调查

流行病学调查采用脊柱侧凸的三检筛查法，即一检，目测法；二检，Adam 弯腰试验和脊柱侧凸测量仪测量；三检，立位脊柱全长正侧位 X 线片。

（1）目测体检与 Adam 前屈检查：由于时间紧，人数众多，出于对学生隐私的保护及条件限制，筛查时学生在检查室身穿薄衣进行。要求学生保持正常站立状态，两脚分开的宽度与肩齐平，两眼目视前方，双臂自然下垂。观察并记录学生的状态，若被检者双肩的宽度相同，其胛下角保持在相同水平高度，两侧的腰凹对称，双髂嵴的高度一致，棘突连线未发生偏离中轴趋

势，表示该学生脊柱状态良好，无任何侧凸现象。学生的脊柱处朝向光源，全身放松，受检者腰部向前弯曲，观察此时背部两侧高度是否相等。这些指标中任何一项有异常即可认为是脊柱异常，记录为阳性，并对表现阳性结果的学生以数据库形式登记其一般情况及联系方式。

（2）脊背倾斜角度测定：对一检筛查结果为阳性的学生，于周末集中组织其至我院假肢科，由标准化培训的医护人员测定其身高、体重、坐高以及臂展长度等数据，嘱学生完全去除上衣。再次行 Adam 前屈检查并利用脊柱侧凸测量尺测量学生的脊背最大倾斜角度。如果脊背倾斜角度≥5°，记录为阳性。以数据库形式记录所有二检阳性学生的一般情况及身高、体重等数据。

（3）X 线检查：将二检结果为阳性的学生指引至放射室，让学生站立在专业技师指定的位置，并拍摄全脊柱正侧位的 X 线片，根据 X 线检查的结果。采用 Cobb 角测量法对脊柱侧凸的角度进行测定。Cobb 角≥10°的学生为阳性，确诊为脊柱侧凸，并联合我院脊柱科医生对他们进行指导与治疗。对三检阳性的学生建立详细的健康档案数据库，并进行跟踪随访。

采用 SPSS 17.0 软件完成统计处理，计数资料采用频数方式表示，并分别对数据进行卡方检验，以 $P<0.05$ 表示差异有统计学意义。

第二部分　海城市青少年特发性脊柱侧凸患者的优化治疗

全部病例选择 2017 年 4 月至 2020 年 3 月海城市中小学通过三检筛查法筛查出的 90 例 Cobb 角 10°～40°的特发性脊柱侧凸患者，通过随机分组分为试验组、对照 1 组、对照 2 组。试验组患者 30 例，给予"苏氏大手法"治疗；对照 1 组 30 例，给予支具治疗；对照 2 组 30 例，给予四维脊柱牵引治疗。三组患者的年龄、性别、身高等进行统计学检验，无明显差异（$P>0.05$），具有可比性。所有病例于治疗前以及治疗后 3 个月、6 个月、1 年、2 年摄 X 线片，并在治疗前和治疗后 2 年进行 SRS-22 问卷，完成对预定观察指标资料的收集。通过 SPSS 17.0 进行统计学分析，分析三种疗法治疗周期内的临床疗效以及治疗终末三种疗法之间是否存在差异，最后做出分析和结论。

关键技术：苏氏大手法——患者进入手术室全麻成功后，取俯卧位。一助手立于床头，两手把持腋窝处。两助手立于足侧，双手握住两踝。助手同时用力，逐渐牵引，到达一定程度后，下方助手逐渐将双下肢提起，使肢体悬离床面，术者双手扶持双侧髂棘，将骨盆及脊柱托起，顺时针摇摆 3～5 次，可松解脊柱软组织挛缩，纠正侧凸畸形。残留顽固侧凸畸形可采用斜扳法，术者一手按压凸侧向凹侧施加推力，另一手扳凹侧髂前下棘处，向背凸侧扳 3～5 次，使脊柱侧凸完全纠正。最后用点穴推拿手法轻柔施术，促进血气运行，以叩击法、搽法、擦法松解周围软组织。

四维脊柱牵引治疗——治疗原理：脊柱就整体而言，类似四根绳子拉紧的弹簧，人体通过控制这四根绳子的松紧使脊柱完成前屈、过伸、左右旋转和左右侧屈的运动。腰椎前缘以腰大肌为主，构成腰椎前两维；腰椎后左右两组竖脊肌构成腰椎后两维。当腰椎肌力失去平衡时，脊柱（弹簧）由于肌肉牵拉力度的失衡，其形态会发生改变。后两维竖脊肌或前两维腰大肌肌力脆弱时，腰椎曲度会增大或变小甚至反张。左右二维（一组腰大肌与一组竖脊肌）肌力脆弱时，腰椎会出现倾斜或侧凸。四维整脊疗法是通过强化脆弱的肌力，重新恢复脊柱的生物力学平衡，通过肌力牵拉，使发生形变的脊柱重新恢复健康的生理形态（或接近正常的生理形态）。

五、本项目的特色与创新之处

本组采用保守疗法"苏氏大手法"、四维牵引疗法、支具疗法治疗 Cobb角 10°~40°青少年特发性脊柱侧凸，具有海城"苏氏正骨"技术特色，具有独特的技术理论与技术特色。

六、年度研究计划及预期研究结果

1. 2017. 04—2020. 03　海城市各乡镇中小学特发性脊柱侧凸患者筛查。
2. 2017. 05—2023. 04　90 例青少年特发性脊柱侧凸患者治疗及随访。
3. 2023. 05—2023. 06　数据分析，撰写结题报告。

第二节　骨盆骨折

临床上骨盆骨折的发生率仅次于脊柱和四肢骨折，并常伴发直肠、泌尿生殖系统及神经干的损伤和某些大中血管及静脉丛的破裂。不稳定的骨盆骨折虽经积极治疗，其致残率仍高达 4%~20%，病死率在 3.4%~42%。因此，对于骨盆损伤的治疗已经成为骨科学尤其是创伤骨科学中的重要分支。骨盆的解剖和生物学特点比较复杂，目前无论非手术治疗或手术治疗的并发症发生率和致残率仍然较高。虽然如此，最近几十年来对骨盆骨折的研究仍取得了比较大的进步，对损伤机制的认识日趋深入，分型也渐趋明确统一，基于良好生物力学原理的治疗方法也逐渐得以推广。

一、病因病机

骨盆骨折多由强大外力直接作用所致，如高处坠落伤、重物土石压砸伤和交通事故伤等。根据致伤暴力作用方向和部位不同可分为 5 种类型。

1. 前后方压缩/外旋

（1）后方挤压：暴力直接作用于髂后上棘，会使一侧或双侧髂骨外旋，导致骨盆在耻骨联合处断裂。

（2）直接挤压髂前上棘：髂前上棘在手前后方受到暴力时可引起髂骨外旋，导致骨盆在耻骨联合处断裂。暴力严重时，甚至可使骶髂前、后韧带相继断裂。

（3）股骨外旋：作用于股骨的外旋暴力如一根杠杆，损害前方的耻骨联合（或耻骨骨折），暴力持续存在时，骶棘韧带和骶髂前韧带也将相继受损。暴力可以是单侧，也可以是双侧。

2. 侧方压缩　侧方压缩力常将骨盆挤向人体中线。它可直接作用于髂嵴或大转子，也可引起髋臼骨折，但主要作用于后方骶髂复合体，此时其矢量与骨性髋臼基本平行，因此，最终产生对后方骶髂复合体的压缩作用。如果骨盆单纯受到压缩作用力而没有剪切力，后方包绕的软组织保持完整，则骨盆环受到侧方压缩力也依旧稳定。侧方压缩作用力损伤前方骨盆时，可伴有同侧或对侧的后方骨盆损伤。同样，四个耻骨支可能同时骨折（骑跨骨折）或者耻骨联合断裂。耻骨联合断裂和耻骨支骨折可同时存在。前方骨盆损伤时，可使骨盆内旋；而后方骨盆损伤可伤及松质骨，可能伴有轻微的移位，但通常后方韧带复合体保持完整。

3. 垂直剪切　垂直剪切力是指在后方骨盆复合体的垂直面或后面上，暴力与主要骨小梁相垂直。外侧压缩作用力可致松质骨损伤而韧带保持完整，剪切力可引起骨折块明显移位，且大多数软组织断裂。暴力持续时，可引起骨盆环不稳定。骨盆环前后方均可能出现移位，且没有限制范围。

4. 混合型　由多种不同方向的暴力混合造成骨盆的多发性骨折和多方向移位。

5. 撕脱性骨折　由于肌肉急骤收缩所致，多发生于青少年剧烈运动过程中，如起跑、跳跃时，尤以髂前上、下棘和坐骨结节撕脱骨折常见。该损伤不影响骨盆环的完整和稳定，但骨折块往往移位较大，局部软组织撕裂较明显。

二、骨折分类

骨盆骨折根据 Tile 分型方法分为三型。

A 型：稳定（后环完整）。A1，撕脱骨折；A2，直接损伤造成髂骨翼或骨盆环前弓骨折；A3，骶尾骨横行骨折。

B 型：部分稳定（后环不完全性断裂）。B1，开放损伤（外旋暴力）；B2，侧方挤压损伤（内旋暴力）；B2-1，同侧前环和后环损伤；B2-2，对侧桶柄样损伤；B2-3，双侧性损伤。

C 型：不稳定（后环完全断裂）。C1，单侧性损伤；C1-1，骨折线通过髂骨；C1-2，骶髂关节骨折脱位；C1-3，骶骨骨折；C2，双侧性损伤，一侧是 B 型，另一侧是 C 型；C3，双侧不稳定性骨折。

三、临床表现

1. 外伤史　准确详细的病史在临床所有领域都十分重要，简单通过病史就可以推测骨盆损伤的类型。对于意识清醒的患者，病史可以直接获得；昏迷患者的病史可以通过救护人员和亲属获得。准确的病史有助于首诊医师判断病情是否危急。

患者基本情况包括年龄和性别等。40 岁后会有骨松质的丢失，骨盆强度下降。对于同样的骨盆损伤，老年患者可能只需要很小的外力，而年轻人就需要大得多的外力。在年轻人，轻微骨折往往也伴有严重的软组织断裂而使关节不稳加重。但对于老年人，同样的骨折有可能根本没有软组织断裂和关节不稳。男性尿道的走行使之容易在骨盆创伤时受损，对于年轻人可能导致阳痿；女性尿道损伤不常见，但可能会有阴道撕裂。阴道撕裂可使闭合骨折变为开放性骨折，大大增加了致残率和病死率，由于易被忽略，临床上应该始终保持警惕。

2. 合并损伤　如血管损伤大出血，甚至有可能导致失血性休克，泌尿道、直肠、阴道损伤，神经损伤等。损伤的情况与暴力大小、暴力的方向有关，高能量骨折通常来自车祸和工业事故，如建筑业、矿业，还与地形有关。前后方向的暴力导致开放性损伤，但通常不会累及后韧带结构。外侧挤压暴力可引起多种类型的损伤。有时后方骶髂关节复合体撕裂后发生挤压嵌插，外侧挤压暴力引起的损伤早期可以因为软组织弹性回缩，X 线检查没有明显阳性发现，造成没有骨盆损伤的假象，而使骨盆不稳被忽略。剪切暴力平行于松质骨表面，可造成严重不稳。松质骨无压缩，而被撕裂，常有明显的骨折移位和裂隙。神经、血管、脏器等软组织易受到损伤，因此一定不要忽略复合伤的可能。

3. 症状、体征　首先应关注患者的全身情况。由于致伤暴力强大，可能同时有颅脑、胸部和腹部脏器损伤，出现意识障碍、呼吸困难、发绀、腹部疼痛、腹膜刺激症状等。骨盆骨折易造成大出血，出现面色苍白、头晕恶心、心慌、脉速、血压下降等失血性休克的表现。在进行必要的急救处理后进一步详细查体。

四、诊断

1. 视诊　患者必须要完全脱去衣服，否则可能会遗漏重要的体征。所有伤口都应仔细检查，尤其是开放性骨盆骨折。骨盆骨折附近的伤口必须除外与骨折相通，还要检查是否有挫伤和生殖器出血。男性尿道口流血提示尿道断裂，女性尿道口或阴道出血提示可能存在开放性骨盆骨折。另外，骨盆或下肢移位也是重要的体征，如下肢没有其他骨折，下肢短缩和旋转的程度可以提示骨盆骨折的类型。

2. 触诊和活动度　骨擦音和骨盆异常活动都提示骨盆不稳，直接触诊耻骨联合如果发现大的间隙，表明存在耻骨联合分离。

3. 直肠、阴道检查和导尿检查　指套上有血迹，直肠前方饱满、张力大，或可触及骨折端，说明有直肠损伤。肛门指诊应作为骨盆骨折患者的常规检查。阴道检查可发现阴道撕裂的部位和程度。对耻骨支、耻骨联合处损伤者，应常规做导尿检查。如导尿管无法插入及肛门指诊发现前列腺移位者，为尿道完全断裂。

4. 神经系统检查　腰骶丛特别是 L_5 神经根的损伤很常见，因此必须行细致的神经系统检查。

5. 特殊检查　一些特殊检查也可以发现骨盆骨折，如骨盆分离挤压试验阳性，说明骨盆骨折，骨盆环完整性被破坏。"4"字试验阳性，说明骶髂关节损伤。直腿抬高试验，患者自己缓慢将下肢平抬，引发骨盆部疼痛为阳性，对诊断骨盆骨折有很高的灵敏度。脐与两侧髂前上棘的距离不等。较短的一侧常为骶髂关节错位上移。

6. 实验室检查　血液分析，尿液分析，葡萄糖测定，凝血测定，肝功生化，感染性疾病筛查，血浆 D-二聚体测定，C 反应蛋白测定，心电图，腹部及双下肢深静脉彩超，骨盆正位及闭孔双斜位 DR，骨盆三维重建 CT。

五、特色治疗

（一）牵引复位

1. 单纯性不稳定骨折脱位　耻骨联合分离及耻骨支、坐骨支骨折分离错位与耻骨联合交锁。患者入院后，在氯胺酮麻醉下，按急症给予整复。

（1）分离型：患者侧卧位，助手使患侧下肢屈髋、屈膝位，以股骨为支点，小腿为力点内旋下肢，股骨头顶挤半盆向内旋移位，同时术者双手掌置于两侧髂骨嵴上，向内推挤分离的半盆，则前环复位。

（2）交锁型：与上述整复方法相反，下肢屈曲外旋，仍以股骨为支点、小腿为力点，髋关节向外牵引半盆，半盆向外旋转，则骨盆前环被解锁复位。

经手法整复，前环复位后，安装骨盆外固定器。分离型者给予加压固定，交锁型者给予分离固定。如患侧半盆无明显移位者，不需做患侧下肢牵引。伤后 2~3 天进行 X 线复查，需要进一步整复或纠正者，再调节外固定器的正反螺旋管，即可达到目的。

2. 半盆脱位（半侧骨盆脱位）　各种类型的骨盆骨折，如半盆发生向颅侧移位者，首先行患侧股骨髁上牵引，重量 8~10kg，牵引 2~3 天摄 X 线片复查。若脱位的半盆或错位的髂骨骨折已复位或基本复位，半盆的旋转亦得到纠正者，便可安装外固定器；合并有神经症状者，宜逐渐增加牵引重量，牵引 1 周再摄 X 线片复查，若复位满意可减去 2~4kg 牵引重量。半盆脱位的前环骨折有错位者，加 6kg 侧方牵引，复位满意再加用外固定器固定。

提拉旋转法：根据骨盆的解剖特点，在生物力学理论指导下，采用复合整复手法，即"提拉旋转法"纠正骨盆不稳定骨折复位，即在腰麻或硬膜外麻醉下，两助手密切配合。一助手两手握紧腋下，使躯干保持稳定，另一助手两手握住患侧踝部进行对抗牵引，首先纠正垂直方向的上下移位。然后一助手固定两侧髂嵴，术者两腿夹住患肢，双手交叉兜住腘窝，在屈膝屈髋牵引下提拉旋转，在纠正骶髂关节错位基础上，根据 Tile 不同类型采取内收摆动或外展摆动，纠正坐耻骨支骨折或耻骨联合分离的移位，恢复骨盆环的拱顶结构。同时利用自行研制的新型槽形骨盆外固定器予以固定，使骨盆不稳定骨折重新恢复生理结构，使患者复位固定后就可在床上活动，4 周可下床进行功能锻炼，减少并发症的发生。

3. 复合性不稳定性骨折脱位　除骨盆本身骨折外，对并发有创伤性失血休克、内脏和血管损伤等，其治疗步骤如下。

（1）抗休克：骨盆骨折患者入院后，如血压低于 90mmHg，立即穿抗休克裤，给该裤充气至 20mmHg，需 5 分钟左右，可将横膈以下血液 1000mL 转移到膈以上，以供应脑、心、肺脏等。同时尽快争取经肱静脉（插入导管至上腔静脉）快速输血输液。待休克情况好转，对脱位或错位的半盆行急症整复，以控制骨折断端出血，有利于控制休克发展。

（2）整复：患者仰卧位，在全麻下，用折叠好的大床单经躯干绕过会阴部，助手握住床单的两头，准备向上牵引。另一助手分别握住双下肢准备向下牵引。术者双手重叠，置于患侧髂骨嵴上，准备将脱位的半盆向相反的方向推动。整复时，术者和助手各在不同的方向同时用力，手法宜轻柔，以免损伤腰骶神经丛。对分离型半盆脱位，待半盆牵引接近正常水平，按单纯分离型手法整复之。对侧方挤压髂骨内旋、前环交锁的半盆脱位，先按单纯交锁方法，解除前环交锁，再分别上、下牵引，待半盆接近复位，术者向外下方推动半盆。对垂直剪力型骨盆脱位，可上、下牵引，向下推动半盆，患侧下肢中立位牵引。

（3）外固定及牵引：在急症整复和维持牵引下，经 X 线复查骨盆环已复位，立即安装外固定器固定移位的骶髂关节和骨折，可控制骨盆出血。但是由于伤后立即用外固定器给予骨盆加压，常发生半盆内旋变位。为解决此问题，采取外固定加患侧下肢骨牵引，伤后 24~48 小时，待休克复原，可略松解外固定器，暂靠下肢牵引，3~4 天再经 X 线复查，若半盆内旋纠正，脱位复位，则根据骨盆骨折的类型重新调节外固定器，以达到加压或分离的目的，控制再发生髂骨旋转变位。

根据中医学"制器以正之"的学术思想，运用生物力学原理研制可调式复位固定器，使骨折固定架与肢体组成几何不变体系，较好地恢复了骨骼的应力状态。可调式固定器在借鉴槽形固定器治疗骨盆不稳定骨折所存在问题的基础上，重点使固定器械能够多方向调整，利用主杆上的调节旋钮，使齿纹啮合，以解决多方向调整和加压或撑开，使之适合于多种类型的骨折；改变力点和支点的位置，便于整体调整。根据骨折脱位情况，设计副架，这样可以增加骨折固定的稳定性。

（二）多学科协同治疗、防"未病"

1. 镇痛治疗　采用耳穴压豆、穴位埋线、药物协同。

2. 相关原发疾病防治　对于身患内科疾患的患者，及时请内科医师进行会诊。对于适宜手术的患者，请麻醉科室医师进行会诊，并随证调整。

3. 继发疾病的防治　通过规范化、专业化、整体化护理，减少患者卧床后并发症出现。指导患者进行苏氏"吐纳功"锻炼、苏氏"捏搓揉按法"护理，预防褥疮发生；在调整期，通过消瘀通络，调理控制和预防"未病"（阻断病情进一步发展）的发生。应用外敷、内服中药减少疼痛，使得"未病"发病率大大降低，从而为治疗期打下了基础。

苏氏"捏搓揉按法"：患者由于长期处于平卧位，所以受压后易发生褥疮。故在患者入院后应立即采取防护措施，受压部位垫气垫，并定时涂爽身粉，按摩受压处及骨突出处，保持床铺清洁、干燥、平整，做到五勤：勤翻身、勤按摩、勤更换、勤整理、勤擦洗。

采用拇指、食指、中指、大小鱼际及掌根对受压部位实施推拿。

（1）捏揉：以拇指、食指、中指在局部受压区轻轻捏提皮肤，并采用轻柔旋回式运动方法揉按受压区。要领：动作要协调、均匀、轻柔、一致，刺激局部软组织，从而达到促进血液循环的作用。适用于体重适中和消瘦患者。

（2）搓按：是对全身采用的一种方式，以大小鱼际或掌根为主。腰背骶尾部采用以脊柱为中心向两侧持续搓按，双侧以股骨粗隆顶点为中心向两侧持续搓按，并根据患者的实际情况采用不同力度的搓按手法。体胖健壮者力度较大，瘦小者力度减轻。原则要求患者能够耐受。应做到手法由弱到强并逐渐减弱，皮肤产生微热、温热或急热即可。整体手法要求由局部到全身。手法持续时间15~20分钟，并要求施术者必须双手涂爽身粉或50%酒精。

（三）手术治疗

1. 穿针　在下腹腔部及髂骨翼部做皮肤准备，消毒，铺巾，仔细触摸并鉴别髂前上棘和髂嵴的骨性标志，定点画线。在髂嵴穿钉的重点是需要了解骨盆弧度和向内、向下的倾斜度。如患者肥胖，触及骨性标志有困难，可沿髂嵴的外板基本倾斜度外面，经皮插入细克氏针，作为探针进行导向辨明。在髂前上嵴后侧约2cm第一定点处，用尖刀做一个1cm切口至骨膜，放置内套管，然后用低速钻钻入4.5mm钻头，用探针做导向，向内约30°、向远侧约40°、向髋臼方向（因为此处骨组织最致密），钉在骨盆内板、外板之间，选定深度约6cm；然后旋入一枚直径约6mm、粗螺纹60mm、全长150mm单向钉，若能恰好插入，通常钉不会在骨骼内摆动；然后在髂骨翼上，通过另一个切口在第二定点处穿入第二枚针。也要用探针探明骨盆的倾斜度，方法同第一枚针，无菌纱布封闭针道。

2. 固定　根据不同的骨折类型，选择适当的槽形外固定器，术者双手捏住锁针架（置于髂嵴上的钉组可用作复位的手柄，也可使半骨盆分开），在电视X线监视下进一步矫正残余移位，对位满意后，将外固定器锁紧固定。然后放置加压器，对骨折断端进行加压或撑开。对复杂 Tile C 型，复位后上槽形外固定支架固定，并配合下肢骨牵引 3~4 周，待骨折脱位处形成纤维愈合，方可依赖槽形外固定稳定骨盆环后，开始下床活动。

重建钢板、拉力螺钉内固定：内固定的优点为前后方联合内固定术可完全恢复骨盆环的稳定，极大地减轻了患者的疼痛，同时允许患者早期活动，也极大程度地方便护理。内固定也有一定的风险，包括出血、神经损伤、大血管损伤、皮肤坏死和败血症。至于手术的选择，如果患者为经耻骨联合的前方骨盆损伤，强烈建议行经耻骨联合的内固定术，因为骨盆环的前方部分稳定，故可简化对患者的治疗。透视下闭合复位和闭合螺钉固定耻骨上支同样可行。由于后方切口不愈合率极高，经皮技术已成为后方骨盆骨折的最佳固定技术，它可以在 X 线透视或 CT 引导下进行。后方固定适用于骶髂关节不稳定，移位超过 1cm，尤其是经过骶髂关节；开放性骨折伴有后方（不是会阴部）伤口；后方结构不稳定伴髋臼骨折。髂骨骨折可用拉力螺钉和（或）3.5mm 重建钢板。对于骶髂关节脱位，一种方案是前方入路固定脱位的骶髂关节，可选用一块直角板或两块 3.5mm 动力加压钢板；另一种选择方案是后方入路拉力螺钉固定髂骨翼或骶髂关节体。骶髂关节骨折伴脱位采用前路还是后路取决于骨折方式。对于骶骨骨折，在双侧髂后上棘之间放置经髂骨的横杆安全有效。

（四）术后康复

伤后应用外固定器固定及牵引，患者翻身无痛苦，术后 5~7 天可以坐起。在下肢牵引期间，患髋和膝关节功能锻炼，防止关节僵直。牵引时间一般为 4 周，最长者为 5~6 周，除去牵引可以戴外固定器下地。患者早期下地活动，可减少并发症和繁重的护理。垂直剪力型骨盆骨折脱位的不稳定性大于侧方挤压型，牵引时间至少在 6 周。老年患者应用外固定加牵引，半盆脱位虽达到解剖复位，但因骶髂关节较青壮年愈合迟缓，牵引时间亦应延长到 5~6 周。除去牵引后先在床上锻炼 1 周再下地，患肢不负重。并发腰椎与横突骨折及髂后上棘较健侧隆起者，是骨盆环最不稳定的征兆，不仅骨牵引时间延长，外固定器固定时间亦要延长 8~10 周。嗣后，检查患者骨盆分离挤压试验阴性，骶髂关节叩击无疼痛者，可允许下肢逐渐负重。延长牵引和固定时间有利于骶髂关节纤维愈合的坚强性或髂骨骨折大量骨痂的形成，如此反而促进恢复期活动量的增加。并发内脏损伤的患者，骨盆骨折给予外固定后，允许翻身，可防止褥疮的发生。

（五）苏氏辨证中药治疗

1. 骨折三期辨证用药

（1）早期：初期是指骨折伤后1~2周，相当于炎症期。骨折初期，气血受损，血离经脉，瘀积不散，血瘀气滞，经络受阻，不通则痛。经脉受损，血溢脉外，故见肿胀。骨断筋伤，骨失其正常支架作用，故见功能障碍。舌质紫黯，苔黄，舌底脉络黯紫，脉弦紧。证属血瘀气滞。

（2）中期：中期指骨折损伤后3~4周，相当于修复期。骨折经早期治疗，骨位已正，筋也理顺，瘀肿消散，骨折处疼痛减轻，肿胀消退，软组织损伤修复，骨折断端初步稳定，原始骨痂形成，虽然瘀血未尽，但不如早期严重，当接骨续筋，和营生新。舌质淡青，苔淡黄，舌底脉络黯紫，脉弦。证属瘀血凝滞。

（3）后期：后期指骨折1个月以后，此时已有骨痂生长，骨折断端较稳定。骨折后期，筋骨虽续，肝肾已虚，肢体功能尚未恢复，肝主筋，肾主骨，肝肾同源，当补肝益肾，强筋壮骨。舌质淡红，苔淡白，舌底脉络正常，脉和缓。证属肝肾不足。

2. 中成药

血瘀气滞型：治则：活血化瘀，消肿止痛。中成药：活血化瘀止痛丸。组成：三七、红花、当归、乳香、没药、白芷、马钱子、续断、骨碎补、土鳖虫、自然铜、儿茶、冰片、生龙骨、牛膝。

营血不和型：治则：和营止痛，接骨续筋。中成药：接骨续筋丸。组成：川乌、草乌、天南星、自然铜、土鳖虫、乳香、没药、地龙、甘草。

肝肾亏虚型：治则：补肝肾，强筋骨。中成药：补肾壮骨丸。组成：熟地黄、枸杞子、山药、泽泻、牡丹皮、茯苓、五味子、菟丝子、肉苁蓉。

3. 中药汤剂

生脉饮。组成：人参、五味子、麦冬。功效及作用：人参含有人参皂苷，能强心气，补肺气；五味子具收敛的作用，能预防元气耗散；麦冬含糖类，能滋阴清热。服用生脉饮可以保护心肌细胞，改善微循环，抗休克，调节血压，抗心律失常，抗炎。

八珍汤。组成：人参、白术、白茯苓、当归、白芍、熟地黄、川芎、炙甘草。功效及作用：益气补血。主气血两虚证。面色萎白或无华，头晕目眩，四肢倦怠，气短懒言，心悸怔忡，饮食减少，舌淡，苔薄白，脉细弱或虚大无力。方中人参大补元气，熟地黄补血滋阴，共为君药。白术补气健脾；当归补血活血，为臣药。茯苓健脾渗湿，白芍养血和营，川芎活血行气，以使补而不滞，共为佐药。炙甘草益气和中，调和诸药，为使药。兼加姜、枣调和气血，共为佐使。诸药相合，共为益气补血之效。本方以益气之四君子汤与补血之四物汤合方，共为气血双补之剂。

4. 中药辨证外治 常用中药贴敷。骨折早期可外敷消肿膏，每日更换 1 次；骨折中后期可外敷苏氏愈骨止痛膏，每 2 日更换 1 次。

六、骨盆骨折治疗过程中如何规避风险

（一）从诊断方面分析

1. 漏诊骶髂关节脱位或分离

原因分析：患者有髋部、四肢等合并损伤，疼痛主要部位不在骶髂关节；摄片体位不正，X 线片存在伪影或质量不高；医生阅片不仔细；双侧骶髂关节同时脱位，因为双侧对称而漏诊。

预防措施：医生仔细询问病史，全面查体；摆正摄片体位，提高 X 线片质量，必要时做 CT 扫描；医生仔细阅片，熟悉正常骨盆片的表现，防止双侧骶髂关节损伤漏诊。

2. 不稳定性骨盆骨折误诊为稳定性骨盆骨折

原因分析：查体不细致，摄片体位不正；X 线片存在伪影或质量不高，致 X 线片未能显示骨盆后壁的损伤；阅片不仔细。

预防措施：医生仔细询问病史，全面查体。骨盆后面的压痛和叩击痛等提示骨盆后壁的损伤；摆正摄片体位，提高 X 线片质量，必要时做 CT 扫描；医生仔细阅片，防止骨盆后壁损伤漏诊而影响治疗方案和预后。

（二）从治疗方面分析

1. 抢救措施不得力

原因分析：抢救步骤杂乱无章，输血输液速度太慢，未迅速处理并发伤，骨折未及时复位固定。

防治措施：①骨盆骨折合并大出血是一种严重创伤，抢救若手忙脚乱，抢救步骤杂乱无章，可能丧失抢救有效时机而死亡。为使抢救工作有条不紊，

按照 McMur. ray 所提出的 A-F 方案来抢救骨盆骨折危重患者，容易抓住"救命第一"这个中心主题，依次展开有序、高效的全面抢救工作。②骨盆骨折合并大出血是出血性休克的根本原因，也是骨盆骨折高病死率的主要原因，为提高输血输液速度，应至少建立两条静脉通道。大量输血输液时应密切观察尿量和尿比重的变化，有条件者应测量中心静脉压，以作为确定输液量的依据。③骨盆骨折病情稳定或经抢救后病情趋向稳定时，对并发伤如膀胱尿道损伤、直肠损伤、神经损伤及女性的阴道损伤等，应抓紧时间处理。④骨折及时复位固定可减少损伤和出血，避免内脏器官或血管神经等的进一步损伤。

2. 探查腹膜后血肿导致休克或死亡

原因分析：为了制止出血，盲目打开后腹膜，企图找到活动性出血点，结扎髂内动脉，但往往出血更为严重，手术台上可发生严重休克甚至危及生命。因为此时往往为多个血管出血和渗血，打开腹膜后压力减小，出血、渗血更严重。在血肿中很难找到髂内动脉和出血点，而只能用纱布填塞，终止手术。

防治措施：腹膜后血肿出血无须手术探查止血，可经动脉造影（DSA）寻找出血点并予以栓塞止血，或经非手术治疗，待血肿内压增高，自行压迫止血。

3. 应用骨盆兜带悬吊牵引后骨折移位加重

原因分析：应用牵引时应用不当，骨盆兜只起到悬吊作用，而没有起到兜（侧方挤压）的作用，反而引起骨折移位加重。

防治措施："翻书样"损伤应用骨盆兜带悬吊牵引时，应注意骨盆兜带重要的是兜（侧方挤压）的作用，其次是悬吊作用。正确选择适应证，"闭书样"损伤禁忌应用骨盆兜带悬吊牵引。

4. 复位失败、畸形愈合或不愈合

原因分析：①初始牵引重量小，牵引时间不足；骨盆束带悬吊时臀部未离开床；摄片不及时；过分依赖保守治疗，没有及时手术。②手术时因骨盆环移位较重，复位不良和缺乏有效固定，术后继续发生旋转、移位，内固定松动或断裂，使骨折移位。如果不及时补救将致畸形愈合或不愈合。

防治措施：①初始牵引重量要足，及时摄片，调整牵引重量；待骨折脱位稳定后，再撤除牵引；骨盆束带悬吊时臀部必须离开床面，全身情况稳定后，如果需要手术，应马上手术治疗，以免延误。②手术中争取解剖复位并进行有效、可靠的固定。如果手术后发现固定松动或断裂，骨折移位将影响功能者，可考虑再次手术复位固定。

5. 骶髂关节脱位复位后再脱位

原因分析：骶髂关节的稳定完全依赖周围的韧带等软组织，骶髂关节脱位后韧带组织完全损伤，脱位复位后要等韧带组织修复后才能稳定。如果保守治疗时，太早减轻牵引重量或去除牵引，负重太早，或手术治疗时太早负重，均可引起再脱位。

防治措施：骶髂关节脱位牵引时间必须超过 8 周，减轻牵引重量必须在 6 周之后，12 周后可扶拐下地逐步负重活动。如果发生再脱位，仍需手术或牵引治疗。

6. 骨牵引后皮肤坏死或感染

7. 手术中损伤血管、神经等主要组织

原因分析：透视技术不佳、对骨盆三维解剖的认识不足、手术操作不熟练、手术方法选择不当等可能损伤骶神经、股神经、坐骨神经，损伤髂总、髂内、髂外动静脉或股动静脉、臀上动脉、闭孔动脉等重要神经血管。

防治措施：需要很好的透视技术和对三维解剖的充分认识，熟练手术操作，防止随意钳夹、电切、电凝组织。

七、疗效分析

关于骨盆不稳定骨折，结合我院临床需求，经过与研究所工程技术人员反复从生物力学、局部解剖特点着手，以及在临床上多次改进，我院自主研发的槽形骨盆固定器投入临床应用。我们认为对 Tile 分类的 B 型、C1、C2 型是最佳适应证；而对 C3 型，可在复位固定后，通过适当牵引、电视 X 线透视下闭式穿针治疗以弥补垂直不稳的不足。对复杂的骨盆骨折，应用本器械得到确切的固定，控制出血、减轻疼痛，为进一步的抢救治疗创造条件，同时，还便于护理，减少合并症的发生。通过 62 例临床观察，我们认为疗效满意，优于其他固定方法。

从 2014 年 1 月至 2017 年 2 月共完成 62 例患者的典型病例操作，对每例患者进行跟踪观察，对病例资料进行系统整理、归档，对半年以上病例进行随诊随访，对病例的恢复情况进行了体检、摄片，与其他方法进行了比较，做了录像和体表照相，保留资料，对术后一年以上病例进行多次随访。

本组 62 例各类骨盆骨折，应用槽形骨盆复位固定器治疗，课题组进行 6 个月至 2 年 10 个月的随访，按国家中医药管理局《中医病证诊断疗效标准》进行骨盆骨折的疗效评定。

治愈：骨折对位满意，骨折愈合，症状消失，功能完全或基本恢复。

好转：骨折对位良好，已愈合，或多发性骨折者，骨盆环轻度畸形，骨折部位肿痛，明显减轻，功能基本恢复或部分恢复，能自理生活者。

未愈：骨折对位不佳或骨折不愈合，不能负重，功能障碍，生活不能自理者。

评定：本组 62 例中治愈 47 例，好转 13 例，未愈 2 例，治愈率达 75.8%，好转 20.9%。

八、医案精选

【病案 1】孔某，女，31 岁，住海城市

2014 年 11 月 25 日被汽车撞伤胸部、腹部及骨盆处，伤后 20 分钟来院。诊断：创伤失血性休克，双侧坐耻骨支粉碎性骨折，右侧骶髂关节错位，髂骨粉碎骨折。Tile 分型：C3 型。

12 月 5 日电视 X 线下手法复位，闭式穿针，槽形骨盆复位器外固定术。12 月 24 日术后 X 线示：右侧骶髂关节复位、双侧坐耻骨支骨折对位良好。4 周后复查：右侧骶髂关节及双侧坐耻骨支处偶感疼痛，右下肢短缩约 0.3cm；双下肢直腿抬高试验左侧 90°，右侧 70°。指导患者离床扶拐功能锻炼。4 个月后，双髋关节屈膝、屈髋达 140°，双髋关节内收、外展可抗阻力。双下肢对比，右下肢较健肢短缩 0.3cm。阅片可见：左侧骶髂关节正常，双侧坐耻骨支骨折对位良好，骨痂大量形成，予以撤架。1 年后随访，可见患者一般状态良好，双下肢直腿抬高正常，屈膝、屈髋可达 145°，右下肢较健肢短约 0.3cm，下蹲正常，单侧肢体承重正常，双髋后伸达 40°。阅片：骨折对位良好，骨折线消失，右侧骶髂关节正常。1 年 6 个月后随访，双髋屈膝、屈髋达 145°，左下肢短缩 0.3cm，下蹲正常，单侧肢体承重正常，双髋后伸达 40°，行走自如。疗效判定：治愈。

【病案 2】王某，男，48 岁，住盘锦市

2015 年 4 月 19 日因墙倒塌砸伤骨盆处，伤后 1 天来院。诊断：耻骨联合

分离，右侧坐耻骨支骨折，骶髂关节损伤。Tile 分型：B2。次日，电视 X 线下手法复位，闭式穿针，槽形骨盆复位器外固定术。4 月 22 日术后 X 线示：耻骨联合分离已恢复正常，右侧坐耻骨支骨折已复位，右侧耻骨联合上移 0.8cm。2 周后复查：左侧骶髂关节偶感疼痛，肢体短缩，约 1.0cm，双下肢直腿抬高试验达 50°，指导患者离床扶拐功能锻炼。2 个月后，双髋关节屈膝、屈髋达 140°，双髋关节内收、外展可抗阻力，左下肢较健肢短缩 1.0cm。阅片可见：左侧骶髂关节及耻骨联合正常，予以撤架。10 个月后随访，可见患者一般状态良好，双下肢直腿抬高正常，屈膝、屈髋可达 145°，左下肢较健肢短约 1.0cm，下蹲正常，单侧肢体承重正常，双髋后伸达 35°。1 年 4 个月后随访，双髋屈膝、屈髋达 145°，左下肢短缩 1.0cm，下蹲正常，单侧肢体承重正常，双髋后伸达 40°，行走自如。X 线检查：耻骨联合正常，右侧坐耻骨支骨折已达骨性愈合。疗效判定：治愈。

【病案 3】 陈某，男，47 岁，住营口市

2016 年 1 月 25 日因炸伤会阴及骨盆处，伤后 6 小时来院。诊断：耻骨联合分离；会阴部及臀部软组织爆炸伤。Tile 分型：B1 型。2 月 5 日在电视 X 线下手法复位，闭式穿针，槽形骨盆复位器外固定术。术后 X 线示：耻骨联合分离已恢复正常。2 周后复查：患者一般状态良好。X 线示：耻骨联合恢复正常解剖关系。耻骨联合处无疼痛，肢体等长，双下肢直腿抬高试验达 60°，指导患者离床扶拐功能锻炼。3 个月后，双髋关节屈膝、屈髋达 140°，双髋关节内收、外展可抗阻力，双下肢等长，行走正常。阅片可见：耻骨联合正常，予以撤架。6 个月后随访，可见患者一般状态良好，双下肢直腿抬高可达 90°，屈膝、屈髋可达 145°，双下肢对比等长，下蹲正常，单侧肢体承重正常，双髋后伸达 40°，行走自如。阅片：耻骨联合恢复正常。1 年 2 个月随访，双髋屈膝、屈髋达 145°，双下肢等长，下蹲正常，单侧肢体承重正常，双髋后伸达 40°，行走自如，恢复原工作。疗效判定：治愈。

【病案 4】 张某，男，12 岁，住海城市

2015 年 4 月 15 日被汽车撞伤骨盆处，伤后 40 分钟来院。诊断：左侧骶髂关节错位，右侧坐骨支骨折，耻骨联合分离。Tile 分型：C3。4 月 30 日，电视 X 线下手法复位，闭式穿针，槽形骨盆复位器外固定术，术后 X 线示：左侧骶髂关节解剖复位，耻骨联合已对合，右侧坐骨支骨折已复位。2 周后复查：患侧骶髂关节处无疼痛，双下肢等长，双下肢直腿抬高试验达 80°。1 个月后 X 线示：左骶髂关节恢复解剖学形态。局部查体：左腿抬高 70°，右腿抬

高 90°。指导患者离床扶拐功能锻炼。2 个月后，双髋关节屈膝、屈髋达 140°，双髋关节内收、外展可抗阻力，双下肢等长。阅片可见：左侧骶髂关节及耻骨联合解剖对位，双坐耻骨支骨折对位良好，骨痂大量形成，骨折线模糊，予以撤架。9 个月后随访，可见患者一般状态良好，双下肢直腿抬高 90°，屈膝、屈髋可达 145°，双下肢对比等长，下蹲正常，单侧肢体承重正常，双髋后伸达 40°，行走自如。阅片：左侧骶髂关节及耻骨联合对位良好，双坐耻骨支骨折达骨性愈合。1 年 1 个月后随访，双髋屈膝、屈髋达 145°，双下肢等长，下蹲正常，单侧肢体承重正常，双髋后伸达 40°，行走、跑跳自如。疗效判定：治愈。

第七章　筋　伤

　　筋伤是骨伤科常见病证。筋是人体组织的名称，主要是指人体皮肤、皮下浅筋膜、深筋膜、肌肉、肌腱、腱鞘、韧带、关节囊、关节软骨、滑膜囊、椎间盘、周围神经及血管等软组织。《内经》说："诸筋者，皆属于节。"凡因各种急性外伤或慢性劳损，以及风寒湿邪侵袭等原因造成的人体筋的伤害，统称为"筋伤"，现代医学称为软组织损伤。隋代《诸病源候论》指出外伤可以伤筋，最严重的是筋绝，即筋断，可导致"不得屈伸"的后果。唐代《外台秘要》列伤筋专目，与折骨、筋骨俱伤并列。明代《普济方》记载了治疗无创口筋断的手法。清代《医宗金鉴》对伤筋做出了较为系统的总结，如损伤肿痛消除后，筋急而转摇不甚便利，或筋纵而运动不甚自如时，唯宜手法推拿。关节部位的骨折，用手法正骨的同时要筋骨并重、拔筋捺正等。

一、病因

　　筋伤的病因系指引起筋伤的发病因素，因其比较复杂，中医学对此论述颇多。虽然历代医家对筋伤病因的分类有所不同，但归纳起来亦不外外因和内因两大类。

（一）外因

　　外因是指外界作用于人体引起筋伤疾病的因素，主要是指外力伤害，但与外感六淫之邪也有密切关系。

　　1. 外力伤害　是指外界暴力，如跌仆、坠落、撞击、闪挫、扭挫或压轧等所致的损伤。根据外力的性质不同，一般可分为直接暴力、间接暴力和持续劳损3种。

　　（1）直接暴力：是指直接作用于人体而引起筋损伤的暴力，如棍棒打击、撞压碾轧等，多引起筋的挫伤。

　　（2）间接暴力：是指远离作用部位，因传导而引起筋损伤的暴力，如因肌肉急骤、强烈而不协调地收缩和牵拉，而造成肌肉、肌腱、韧带的撕裂或断裂，多引起筋的扭伤。

（3）持续劳损：是指反复、长期地作用于人体某一部位的较小的外力作用所致，为引起慢性原发性筋伤的病因之一。如长期弯腰工作而致的腰肌劳损、反复伸腕用力而致的网球肘等疾病，就属于这一类筋伤。

2. 风寒湿邪侵袭　外感六淫邪气与筋伤疾患关系密切，如损伤后受风寒湿邪侵袭，可使急性筋伤缠绵难愈或使慢性筋伤症状加剧。

（二）内因

内因是指受人体内部因素影响而致筋伤的因素。无论是急性损伤还是慢性劳损，都与外力作用因素有着密切关系，但是一般都有相应的各种内在因素和对应的发病规律。

二、筋伤的病机

人体是由脏腑、经络、皮肉、筋骨、气血、津液等共同组成的一个整体。筋伤可导致脏腑、经络、气血的功能紊乱，除出现局部的症状之外，常可引起一系列的全身反应。"肢体损于外，则气血伤于内，营卫有所不贯，脏腑由之不和。"明确地指出了外伤与内损、局部与整体之间的相互关系，辩证地说明了损伤的病理机制和发展变化的规律。在解剖结构方面，局部解剖结构对筋伤的影响表现在两个方面。

一是解剖结构的正常与否对筋伤的影响。解剖结构正常，承受外力的能力就强，因而也就不易造成筋伤。反之，解剖结构异常，从而使力学平衡受到破坏，承受外力的能力相应减弱，也就容易发生筋伤。例如，腰骶部如有先天性畸形，这种局部解剖结构的先天异常就容易造成腰部扭伤。

二是局部解剖结构本身的强弱对筋伤的影响。人体解剖结构有强弱之分，有些部位的解剖结构较强，不易造成损伤；有些部位的解剖结构较弱，就容易损伤。例如，髋关节其骨质结构和周围的韧带等组织都较强大，若不是较强大的暴力，不易造成髋关节部位的筋伤。而肩关节是全身活动范围最大的关节，其关节盂浅而窄，关节周围韧带也较薄弱，故损伤的机会也就比其他部位多。位于多动关节骨突或骨沟内的肌腱和腱鞘，也常容易发生肌腱炎或腱鞘炎。

三、治疗原则

（一）筋骨并重

筋与骨在生理和病理上有密切关系。肝主筋，肾主骨，故有"肝肾同源"之说。筋伤与骨伤可同时发生，也可单独发生，并能相互影响。临床治疗应注重"筋骨并重"的原则，弄清筋与骨关节间的病理变化，既要治疗筋的损伤，又要治疗骨关节的损伤，尤其是纠正关节结构的异常，这样便可事半功倍，此即为"筋柔才骨正，骨正才筋柔"。

（二）标本兼治

人体是统一的整体，无论是跌打损伤，还是外邪侵袭，损伤筋骨，经络受累，都会出现外显之症，即症之"标"。气血运行紊乱，严重者消耗津液，伤及脏腑之本。若脏腑气血受伤，可导致经络失调，加重外伤病情。所以，外伤与内损密切相关，彼此影响。在筋伤治疗中需要把握"内外兼顾"的原则，既要外治筋骨、皮肉损伤，又要内治脏腑、气血的病变。

（三）缓急有序

筋伤有急、慢性损伤之分。急性筋伤因暴力所致，气滞血瘀，肿痛明显；慢性筋伤常因反复损伤或治疗不当，迁延日久，缠绵难愈，脏腑、气血虚弱，筋骨失养，风寒湿邪乘虚而入，致四肢拘挛，活动不能。两者病因病机上的区别，决定了其治法上的差异。急性筋伤多以行气活血、消肿止痛为主，慢性筋伤则宜补益扶正，兼祛除外邪。

四、治疗方法

（一）手法治疗

1. 摆动类手法

（1）种类：直摆、侧摆、斜摆、一指禅法。

（2）操作要求：施法时，医者应沉肩、坠肘，着力部位应紧贴治疗部位皮肤。一方面使治疗部位深部感到有一定压力；另一方面，摆动时手的着力部位不可离开或摩擦治疗部位皮肤。摆动时腕部应放松，摆动应均匀一致。频率、幅度以及用力的大小应视病情而定。在人体上操作一般应持续 5~10 分钟，施法时应手法熟练、柔和而有一定力度，使深部组织自觉有节律性压力。

2. 挤压类手法

（1）按法：医者应沉肩坠肘，气沉丹田。按法要求用力方向应垂直于治疗部位体表，力度应由小渐大，逐渐用力。操作时应稳定而持续。如用指腹点按，应修剪指甲，不可掐刺伤损局部皮肤。按法应使深部组织有沉胀或胀痛的"得气"感。同时本法可与揉法相结合，称揉按法。

（2）揉法：施法部位应紧贴治疗部位皮肤，使治疗部位深部组织有一定的揉按压力。由于揉法作用于人体较深部的组织，所以要求皮肤、皮下组织随同揉按压力做回旋运动，而不能摩擦皮肤。力度掌握应根据病灶的深浅适当用力，动作应协调、柔韧而有节律。

（3）拿法：根据治疗的需要，拿捏的深度可深可浅，浅则可拿捏皮肤、皮下组织，深则可拿捏肌肉、肌腱。频率应根据需要，慢则每分钟 60 次，快则每分钟可达 100 次。拿捏时动作应连贯、柔和，使患者局部有酸胀、舒松感。弹筋法则手法刺激较强，一般每次只允许重复 3~4 次即可，切不可频频使用。

（4）捏法：捏法须将治疗部位的皮肤提起，提起越高则刺激度越大，所以施法时应根据患者的情况、耐受程度，适当提捏皮肤和皮下组织。

3. 摩擦类手法

（1）推法（指推法、掌推法、拳推法）：推法应紧贴皮肤并稍用力，使深部组织产生感应。

（2）搓法：两手搓动时要轻、快、协调。夹持用力的大小视病情而定。力度小者可仅在皮肤皮下，力度大者可带动肌肉，而使局部有明显酸胀感。

4. 振动类手法 抖法。抖动时应在稍微用力牵引下进行，患肢不得弯曲，用力要均匀，幅度不应过大，频率应快，使振动力沿肢体纵轴向近端传导，使肢体产生有节奏的振动。

5. 运动类手法

（1）摇法：是一手握患肢远端，另一手扶按或拿握患肢关节，以医者手腕部或上肢的环旋运动，带动患部关节做环旋运动的方法。

（2）扳法：医者两手协同做反方向扳动，以伸展、旋转脊柱或四肢某一关节，使之瞬间超过一定活动范围的方法。

①颈部侧扳法：患者取坐位，医者取站立位，与患者相对。医者以相对之手握患者患侧之手，并以肘部压住患者患侧肘窝部，使患侧肘关节屈曲。医者另一手推按患侧头部，使其颈部向健侧侧屈，当遇有阻力时，轻轻推压

患者头部 3~5 次，然后突然用力，使头部进一步侧屈。

②颈椎旋转复位法：患者坐矮凳上，颈部放松。医者站于患者背后，一手拇指顶住患者偏歪棘突，另一侧以肘窝挟持患者下颌部，稍作牵引。同时医者身体前屈，压在患者头部，使其颈部保持前屈 45°、面向患侧旋转 45°体位，然后术者使患者头颈部继续向患侧旋转的瞬间，顶棘突之手用力将偏歪棘突尖推向对侧，常可听到关节复位的弹响声。

③胸部扳法：又称膝顶法。患者坐矮凳上，两手自然下垂，医者坐在患者背后，以两臂环抱患者两肩及上胸部。嘱患者头向后仰，背靠医者，头置于医者右肩。医者以右膝顶住患椎棘突，在患者深吸气末、呼气初时，医者两臂及手向后下方压扳，右膝同时往前上方顶推，常可闻及弹响声。

（3）腰部三扳法

俯卧位扳法：患者取俯卧位。医者一手扳其肩，另一手推按患者腰部，当推扳到一定活动极限时，推腰之手突然用力戳按；然后医者一手扳其股部下端，另一手推患者腰部，如上法扳腿，戳按腰部。

斜扳法：患者取侧卧位，在下方的下肢伸直，在上方的下肢屈髋、屈膝约 80°。医者一手或肘扳按其肩前，另一手或肘推按其臀后，使腰椎做最大限度的旋转，当旋转到极限时，医者两手在腰、髋的配合下，骤然相对用力，常可闻及关节复位的弹响声。

侧卧位扳法：患者取侧卧位，一助手扶持患者肩前部，医者站于患者背后，一手推患者腰部，另一手握在上方的肢体小腿下端，将患者下肢向后牵拉，使患者腰部后伸到极限，然后推腰之手突然用力前推。

（4）腰部旋转复位法：患者取坐位，医者坐于患者后方。以棘突偏右为例。一助手固定患者左下肢在屈膝、屈髋位，医者以左手拇指推按偏歪之棘突右侧，右手自患者腋部穿出并绕颈后，手扶在对侧颈肩部。施法时嘱患者腰部前屈，绕肩之手向侧后方牵拉，使腰部向右尽量旋转，同时推棘突之手拇指用力向左推按，常可闻及关节复位弹响声。

操作要求：扳法是一种被动运动的手法，扳动时需要将扳动关节做最大限度的伸展或旋转，在保持这一姿势的基础上，突然加大扳动幅度，使力作用于被治疗部位。由于扳法作用力较强，所以使用时应掌握技巧，着力部位应准确。对于骨质疏松、脊柱滑脱者等应当慎用。

（5）踩跷法：是以医者双足的不同部位对治疗部位施以推、点、揉、按等治疗的方法。

操作要求：操作时，患者俯卧于踩床上，在髋上及小腿下端等骨突或空隙部应垫以薄枕，自颈以下至足应盖以布单，医者应穿袜套，两手需要扶持支撑杠，以控制自身稳定及踩踏力量的大小。踩按时应有弹性，并注意所用力量的大小，应以患者可耐受为度。使用踩按法时患者应配合踩按起落，下压时呼气，弹起时吸气，切忌屏气用力。另外，足跟点按力量较大，一般用于臀部，胸背及骨突部位忌用。

（二）内服药物治疗

治疗应从整体着眼，辨病与辨证相结合，将筋伤的发生、发展、转归的连续性及阶段性与三期辨证用药结合起来。

1. 初期治法 筋伤初期（伤后 1~2 周）以气滞血瘀、疼痛、肿胀或瘀血化热为主。根据"结者散之"的原理，宜用攻利法，常用攻下逐瘀法、行气活血法和清热凉血法。

2. 中期治法 筋伤中期（伤后 3~6 周）病情虽已减轻，但仍有一定程度的疼痛、肿胀，同时可能出现肝、脾、胃虚弱，形成虚实兼有之证。常用和营止痛法、舒筋活络法。

3. 后期治法 急性筋伤后期（筋伤 6 周以后）瘀血、肿胀基本消除，但撕裂损伤之筋尚未愈合坚固，经脉未能完全畅通，气血、脏腑虚损之证突出。其治法应同慢性筋伤，以补益为主，常用补养气血法、补益肝肾法。

（三）外用药物治疗

外治法在筋伤治疗中占有重要地位。外治法和内治法一样贯穿着整体观念和辨证论治的精神，也是运用中医的基本理论，通过望、闻、问、切四诊合参，经过归纳与分析，得出初步判断和施治方法。清代吴师机认为："外治之理，即内治之理；外治之药，即内治之药。所异者，法耳。"外用药物主要通过皮肤渗透进入体内发挥疗效，临床上大致可分为敷贴药、搽擦药、熏洗湿敷药和热熨药。

将药物置于锅或盆中加水煮沸后，先用热气熏蒸患处，待水温稍降后用药水浸洗患处。也可以将药物分成 2 份，分别用布包住，放入锅中加水煮沸后，先取出药包熏洗患处，药包凉后再放回锅中，取出另一包交替使用，温度以患者感觉舒适为度。注意不要烫伤皮肤，尤其是对于皮肤感觉迟钝的患者。冬天可在患肢上加盖棉垫后再熏洗，使热能持久，每日 2 次，每次 15~30 分钟，每剂药可熏洗数次。本法具有舒松关节筋络、疏导腠理、流通气血、活血止痛的作用，适用于筋伤后关节强直拘挛、酸痛麻木或损伤兼夹风湿者。新伤初期，肿痛明显者多用散瘀和伤汤，后期常用海桐皮汤、舒筋活血洗方，陈伤风湿冷痛者常用八仙逍遥汤等，开放性筋伤合并感染、伤口久不愈合者，常用野菊花煎水、2%～20%黄柏溶液、蒲公英鲜药煎汁、苦参汤等外洗。

（四）其他治疗

针灸、针刀、穴位埋线治疗。

第一节　躯干部

一、颈椎病

颈椎病（cervical spondylosis）又称颈椎综合征，通常是指由于颈椎间盘变性的颈椎骨质增生及邻近软组织病变，刺激或压迫了其周围相邻的神经、血管等组织而引起相应的一系列临床表现。颈椎关节在人体躯干中，活动范围较广，动作灵活，由于颈椎解剖结构精细，病变时症状复杂，且发病率较高，约为10%，故颈椎病越来越受到重视。颈椎病多见于长期伏案工作者，发病年龄为30～60岁的人，男性多于女性。本病是由颈椎间盘退行性变性、颈椎骨质增生以及颈部损伤等原因引起脊柱内平衡失调，刺激或压迫颈神经、椎动脉、脊髓或交感神经而引起的一组综合征。属中医学"项筋急""项肩痛""项痹病""痹证"等范畴。其临床表现轻则头晕、颈肩臂麻木疼痛，重则肢体酸软乏力，甚则二便失禁乃至四肢瘫痪。目前对本病的治疗一是手术疗法，二是保守疗法。

（一）临床表现及诊断

1. 病史　一般患者有从事长期低头或长时间保持一个姿势工作的病史，有卧床看书、长时间侧身看电视、睡高枕或低枕的生活习惯，经常做大幅度旋颈的动作等。该病通常具有发病缓慢、症状复杂多变、时重时轻、反复发作等特点。

2. 临床表现　该病多表现为颈、肩、臂、背疼痛，一侧或双侧手臂麻木且伴有头痛、头晕、咽部有异物感、心慌、胸闷、四肢无力、行走吃力、大小便异常等。查体，颈椎棘突旁、冈上窝、肩胛区有压痛点，颈肩部肌肉紧张，颈部活动受限，颈神经相应支配区皮肤感觉异常，肌力减退、肌萎缩、肌张力增高等，压顶试验、臂丛牵拉试验、低头与仰头试验阳性，肱二头肌、肱三头肌反射亢进或减弱，病理反射（Hoffmann 征、Rossollimo 征、Babinskin

征）等阳性。

3. 辅助检查　X 线平片检查是诊断颈椎病的重要依据之一，可见颈椎生理曲度异常、骨质增生性改变所导致的椎间隙狭窄、椎体移位、椎间孔变小、椎管狭窄、椎小关节增生退变等。颈椎 CT 及 MRI 检查对颈椎间盘突出所导致的颈髓型颈椎病诊断有重要价值。

4. 颈椎病的分型及各型诊断要点

（1）颈椎病的分型：目前一般将颈椎病分为神经根型、椎动脉型、交感神经型、脊髓型、混合型 5 个类型。临床上各型症状单一出现的不多见，多为两型或两型以上症状、体征并见。

（2）各型诊断要点

①神经根型颈椎病：是颈椎病中最常见的类型，约占 60%，它是由于颈椎骨质增生、椎间盘突出、小关节增生，压迫或刺激了神经根，致神经根袖水肿、粘连而产生炎症反应，而出现相应神经根支配区的一系列临床表现。其表现为：颈僵不适，活动受限，颈、肩、背、臂疼痛，颈椎棘突、棘突旁、冈上窝、肩胛区压痛，病损神经根支配区的手臂皮肤感觉异常，肌萎缩等。患侧压顶试验阳性，臂丛牵拉试验阳性。

②脊髓型颈椎病：是颈椎病中较重的一种类型，占 10%～15%，致残率较高。由于该类型起病隐匿，症状复杂，初诊不易被确诊。该病主要由发育性椎管狭窄、颈椎后缘增生、椎间盘突出病变等压迫脊髓而产生症状。根据脊髓的解剖特点，症状多由下向上逐渐出现。主要表现为一侧或双侧下肢无力、酸软、小腿发紧、步态笨拙、束腰感、束胸感、手持物易坠落，甚至出现大小便功能障碍，截瘫、偏瘫、四肢瘫等。上下肢肌紧张，肱二头肌、肱三头肌腱反射亢进或减弱，膝、跟腱反射亢进，腹壁反射、提睾反射、肛门反射减弱或消失，Hoffmann 征、Rossonimo 征、Babinskin 征等病理反射阳性，踝阵挛阳性，屈颈试验阳性。

③椎动脉型颈椎病：此型颈椎病主要由于颈椎骨质增生退变，压迫或刺激椎动脉致椎动脉痉挛、狭窄，使血流缓慢，造成瞬时或长期椎-基底动脉供血不足。主要表现为发作性眩晕，可伴有头痛、耳鸣、恶心，甚至发生突然猝倒等椎-基底动脉供血不足的症状，症状的出现与消失和头部位置有关。椎动脉扭曲试验阳性，低仰头试验阳性。

④交感神经型颈椎病：此型颈椎病，由颈椎椎体或小关节增生、后纵韧带钙化等原因刺激了颈部交感神经后出现的症状约占 10%。它常与椎-基底动脉供血不足同时存在。因为颈椎动脉周围有交感神经网，当受到刺激时血管

痉挛而产生缺血，出现椎-基底动脉供血不足的症状。交感神经兴奋或抑制的症状，涉及多器官、多系统的一系列症状。此型主要表现为：头痛（多为偏头痛）、头晕、恶心、呕吐、心慌胸闷、眼窝胀痛、心前区痛、血压变化、视物模糊、手肿、手麻、失眠、心率过速或过缓等症状。

⑤混合型颈椎病：具有以上两型或两型以上的临床表现和体征。

（二）治疗

1. 颈椎牵引疗法 是治疗颈椎病常用而有效的方法。

（1）治疗作用：减小颈椎应力，解除颈肌痉挛；改善异常的颈椎曲度；使椎间隙增宽、椎间孔增大，从而减轻颈椎间盘内压力，有利于膨出的椎间盘回缩，以及使突出的椎间盘回纳，解除对神经根的刺激和压迫；伸张被扭曲的椎动脉；拉开被嵌顿的小关节滑膜等。

（2）颈椎牵引的适应证和注意事项：颈椎牵引广泛用于各型颈椎病的治疗，神经根型颈椎病最为常用，且疗效佳，其他各型应根据病情慎用或忌用。一般体质太差，颈椎间盘突出导致脊髓压迫型、椎动脉型及交感神经型急性发作期，可暂不用或慎用。

2. 物理治疗

（1）作用：能消除或缓解颈部肌肉痉挛，改善局部血液循环，消除炎性水肿，缓解疼痛。

（2）方法：①直流电离子导入疗法、低频调制的中频电疗法、超声波疗法、红外线疗法，应用于各型颈椎病。超短波疗法多用于神经根型和脊髓型。②手法治疗：手法治疗是以颈椎骨关节的解剖及生物力学原理为治疗基础，针对发生病变的部位，施以相应的手法，以改善关节功能，缓解或解除痉挛，减轻疼痛等症状。常用的方法有：Mckenzie 手法和 Maitland 手法（又称澳式手法）等。③运动疗法：适用于各型颈椎病缓解期及术后恢复期的患者。运动疗法可增强颈肩背肌的肌力，使颈椎稳定，减少对神经的刺激，改善颈椎间各关节功能，增加颈椎活动范围；通过颈部活动，可促进颈部血液循环，利于损伤重症（组织）的康复；而且可缓解或解除肌肉痉挛，纠正不良姿势。长期坚持运动疗法可促进机体的适应代偿过程，从而达到巩固疗效、减少复发的目的。常用的有徒手操、棍操、哑铃操等。

3. 苏氏推拿疗法 可用于各个类型的颈椎病，治疗手法多，效果好。推拿疗法具有通经活络、舒筋活血的功效，可缓解肌肉紧张与痉挛，减轻疼痛和肢体麻木；改善局部解剖位置的异常，整复滑膜嵌顿和小关节半脱位，改善关节活动范围，松解神经根粘连。

（1）苏氏推拿手法：按、揉、擦、拿、捏、拔伸（或牵引）、拔伸旋转、搓拿、揉擦等。

（2）操作方法：术者首先指导患者做苏氏吐纳功，以吐故纳新，行气活血，平衡阴阳。然后嘱患者取正坐位，术者用拇指指腹与中指指腹同时按揉风池穴1分钟，接着从风池穴起至颈根部，用拇指、食指、中指指腹对称用力，拿捏颈脊柱两旁的软组织，由上而下施术5分钟左右。之后分别揉天鼎、缺盆、肩井、肩中俞、肩外俞、曲池、手三里、合谷、小海、内关、外关、神门穴各30秒钟。点穴完毕，术者站于患者身后，以擦法放松患者颈肩部、上背部及上肢的肌肉5分钟左右。随后做颈项部拔伸法。临床中常用的拔伸法有两种：①术者站在患者身后，两前臂尺侧放于患者两侧肩部向下用力，双手拇指顶按在风池穴上方，其余四指及手掌托起下颌部，嘱患者身体下沉，术者双手向上用力，前臂与手同时向相反方向用力，把颈牵开，边牵引边使头颈部前屈、后伸及左右旋转。②术者站在患者身后，左手扶住患者下颌，右手扶住头顶，两手向相反方向旋转患者头部，先向左侧旋转1分钟，再向右侧旋转1分钟，使颈肩部肌肉放松，接着术者左前臂从患者下颌伸过，左手扶住患者头部，患者身体自然下沉，术者左前臂缓缓用力向上端提1~3次。最后，提拿患者两侧肩并搓揉肩背至双上肢，反复3~5次。手法治疗术后，用苏氏上肢熏洗药，温热药浴30分钟，以活血化瘀，每日2次。

（3）手法加减：①神经根型颈椎病：在基本操作手法后，还应以拿法拿患侧上肢，自上而下5遍左右，再用抖法抖患肢3~5次。②脊髓型颈椎病：在基本操作手法后，还应拿、抖患者两侧上肢，然后嘱患者俯卧位，用擦法和掌根按揉法施术于脊柱两侧膀胱经第一侧线3~5分钟，用擦法在双侧臀部、股后部、小腿后侧施术5~10分钟。接着患者双下肢屈膝90°，术者做踝关节背伸10~20次。屈膝、伸膝、屈髋、伸髋各10~20次。最后，术者站于患者足侧，以双手分别握持患者踝部，做基本操作手法之后，用一指禅推法施治于颈脊柱两侧的软组织，自上而下往返5分钟左右。再按揉百会、耳门、听宫、听会、太阳穴，每穴30秒钟。如有恶心、呕吐者再按揉内关、脾俞、胃俞及足三里。③椎动脉型颈椎病：在基本操作手法后，指拿双侧肩井，按揉四关穴，3~5分钟。伴有呕恶，点按内关、中脘、丰隆、阴陵泉；伴有头晕、耳鸣，可点按百会、翳风、太溪、悬钟，每穴1~2分钟。④交感神经型颈椎病：在基本操作手法后，以一指禅推法于前额部施术3分钟，按揉双侧太阳、攒竹、睛明穴及百会穴，每穴30秒钟，以扫散法施术于患者头两侧，按揉心俞、膈俞各 30 秒。

4. 药物治疗

（1）根据颈椎病的临床症状不同可辨证分为以下几型。①痹证型：以肩颈、上肢疼痛、麻木为主，治宜温经活络，方选桂枝葛根汤或蠲痹汤加减。②眩晕型：临床以发作性眩晕、头痛、目晕，转动头颈即发眩晕或猝倒为特征。辨证属气血亏虚者，治宜气血双补，方选八珍汤加减。痰瘀交阻者，治宜祛湿化痰、活血散瘀，方选温胆汤加减。属肝肾不足，风阳上扰者，治宜滋水涵木，方选六味地黄汤加味。③瘫痪型：其特征为下肢运动障碍，发抖，病起缓慢，以间歇性发作为主，治宜活血化瘀、疏经通络，方选补阳还五汤加减。

（2）以对症用药为主，给予消炎、镇痛、改善微循环和营养神经类药物。

5. 针灸疗法 可止痛，调节神经功能，解除肌肉和血管痉挛，改善局部血液循环，增加局部营养，防止肌肉萎缩，促进功能恢复。

6. 其他疗法 小针刀疗法、穴位埋线疗法、火罐、药枕、埋针、中药外敷等。

7. 预防

（1）枕头高度应依颈部的长短而定，一般 12~15cm。仰卧时，枕头置于颈后，保持头部轻度后仰的姿势，以符合颈椎正常的生理曲度。侧卧时，枕头应与肩同高，保持头与颈在同一平面上，这样可使颈肩部肌肉放松。

（2）保持正确的工作姿势和良好的生活习惯。看书、写字、使用电脑等伏案工作时，应尽量避免驼背、低头，应挺胸、头摆正、平视位工作，且工作时间不要太久，一般每工作 50~60 分钟应做 1~2 分钟的头颈活动。且平素做绣花、缝纫等手工工作，看电视、切菜、包饺子等家务时，亦应注意此方面的问题。

（3）注意寒凉等外界环境因素的影响。

二、胸廓出口综合征

胸廓出口综合征是指臂丛神经、锁骨下动脉和锁骨下静脉在胸廓出口和胸小肌喙突附着部受压所引起的一组上肢症状，其症状可由臂丛神经受压、动脉受压、静脉受压所引起，或三者的各种组合引起，临床提法不一，有的称颈肋综合征、前斜角肌综合征、过度外展综合征、胸小肌综合征。为了统一起见，目前临床统称胸廓出口综合征。

（一）临床解剖

胸部出口亦称胸廓上口，其上界为锁骨，下界为第 1 肋骨，前方为肋锁韧带，后方为中斜角肌。上述肋锁间隙被前斜角肌分为前、后两部分。锁下静脉位于前斜角肌的前方与锁骨下肌之间；锁骨下动脉和臂丛神经位于前斜角肌和中斜角肌之间。在这一区域，动脉、静脉和臂丛神经可以单个或多个同时受压而产生症状。但在正常情况下，这个肋锁三角间隙足以容纳臂丛神经和使锁骨下动静脉通过，而不产生任何压迫症状。

（二）病因

胸廓出口综合征的致病因素很多，归纳有如下 4 种。

（1）先天因素：常见的先天因素是局部解剖的变异，如颈肋第 1 肋骨畸形，前斜角肌异常，引起肋锁间隙变小，锁骨下动脉和臂丛神经活动受到限制，容易受压而产生相应的症状。

（2）外伤因素：由于跌打、暴力、车祸等外伤因素而产生锁骨骨折，骨折后局部形成大量骨痂，或骨折畸形愈合而使肋锁间隙变窄，使锁骨下动静脉和臂丛神经受到挤压，从而导致本病的发生。

（3）肩下垂因素：由于疲劳或年老体弱、肝肾亏损而造成肩胛肌肉萎软无力而松弛，致使肩部下垂。或因习惯动作，上肢常提重物，肩向下牵拉，而造成肩下垂的姿势。因肩部的下垂，臂丛神经受到牵拉，在肋锁间隙受到挤压，如合并有颈肋存在，则受压更易发生。此种情况多见于成年女性和年龄较大者，长期从事文秘、打字、抄写工作的人员，臂部多下垂并向下牵拉，因此易发生本病。

（4）前斜角肌痉挛因素：前斜角肌痉挛、肥厚和纤维变时，牵拉第 1 肋骨抬高，使其形成的锐角间隙变窄，臂丛神经和锁骨下动脉受压。或胸小肌紧张和痉挛，当上肢过度外展时，胸小肌紧张，臂丛神经和动静脉在喙突胸小肌下拉紧，而产生神经、血管的压迫症状。

（三）临床症状

胸廓出口综合征多见于 30 岁以上的瘦弱女性。其临床症状因受压组织程度不同而表现不同，通常以神经受压较多见。

（1）有的患者有受伤史，但大多数无明显的损伤。主要症状为单侧上肢疼痛，感觉异常，麻木不仁。

（2）如神经受压，症状常在手与指的尺神经分布区出现，后期有上肢肌力减弱，皮肤感觉丧失和肌肉萎缩。

（3）动脉受压，则出现上肢套状感觉异常，臂或手有疲劳感。上肢上举困难，稍一活动上肢就感发冷或肌肉无力，因此活动和受凉时可使症状加重。

（4）静脉受压，患肢远侧出现水肿与发绀。严重者，锁骨下动脉或静脉可形成血栓，出现患肢远端血液循环障碍的症状。

（四）诊断与鉴别诊断

1. 临床检查

（1）挺胸试验：检查者摸患肢桡动脉时，嘱患者尽量将肩部移向后下方，锁骨随之也向下移动，动静脉则被挤压于肋锁之间，使桡动脉减弱或消失者为阳性。

（2）过度外展试验：检查者摸患肢桡动脉时，将患肢被动过度外展，桡动脉搏动减弱或消失者为阳性，说明动脉被胸小肌挤压在喙突下。检查者也可将双侧上肢外展并外旋，让患者双手做连续快速伸屈手指动作，患侧上肢迅速出现自远而近的疼痛，而健侧可持续 1 分钟以上且无疼痛感觉。

（3）头后仰试验（Adson 法）：检查者一手摸桡动脉脉搏，同时嘱患者深吸气，头后仰并转向患侧，如桡动脉脉搏减弱或消失为阳性。

（4）上肢牵拉试验：嘱患者用患肢手提重物约 10kg，或向下牵拉上臂，使肩带垂向后下方，患者多感觉疼痛者为阳性。

（5）X 线摄片检查：颈椎的正侧位 X 线片的检查，有助于确定是否有颈肋、第 1 肋骨畸形等。

2. 鉴别诊断

（1）腕管综合征：腕管综合征是正中神经在腕管中受压，疼痛以夜间为甚，感觉减退区在拇指、食指、中指的外侧，在腕掌侧正中部有压痛，叩击此处时可引起症状加重。

（2）颈椎病：颈椎病有明显的颈部症状及神经根或脊髓症状，X 线摄片可显示颈椎有退行性变、骨质增生以及椎体生理弧度改变。

（3）颈椎间盘突出症：此种病症的临床表现主要是颈痛、肩背酸痛，并向一侧上肢呈放射性疼痛或麻木，通常颈 5~6 椎旁有压痛，同时引起上肢放射痛。X 线摄片示：颈椎曲度变直，颈 5~6 椎间隙变窄，偶有椎体唇样增生。

（4）冈上肌腱疾病：此病的特点是有上肢反射性疼痛，以肩部疼痛、压痛及活动受限为主。

（五）治疗

1. 治疗原则 舒筋活血，温经通络，缓解痉挛，行气止痛。

2. 常用穴位　合谷、阳溪、阳谷、曲池、小海、天鼎、缺盆、中府、附分、魄户、膏肓、神堂、极泉等。

3. 苏氏推拿手法　可施以按、压、揉、弹拨、推、拿法等。

操作方法：术者首先指导患者做苏氏吐纳功，以吐故纳新，行气活血，平衡阴阳。然后嘱患者取坐位，术者站于患肢侧，用右手拇指按压在合谷、阳溪、阳谷、曲池、小海穴施术，每穴 30 秒，使患肢解除痉挛，肌肉放松。接着按压天鼎、缺盆、中府穴各 30 秒钟，起手时拇指向上搓压。再按压附分、魄户、膏肓、神堂，并配合揉法，以缓解按压后局部的不适感觉。然后按步骤施以如下各法。

（1）术者站立于患侧，面向前方，左手前臂从患肢侧腋下伸过，前臂紧靠胸壁向上牵引 1 分钟，接着按压极泉穴。

（2）术者站立于患者后外侧，左手四指搭于肩上部，拇指顶于肱骨后侧。右手持患腕向前外侧呈 45°拔伸，再后伸至关节最大限度，如此反复 10～15 次。继而持患者手腕向前伸，以肩关节为中心，将上肢先顺时针方向旋转 5～15 次，再做逆时针方向旋转 5～15 次，然后再持腕用力向前外侧呈 45°抻拉，抻拉时，左手四指在肱骨头前侧内缘，拇指在肩胛骨指上缘，用力捏压，并随抻拉而滑动弹按，抻拉 5～10 次。

（3）术者两手掌在患肩前后侧旋转按揉，再滚揉上臂内侧，术者左手托在肘后，右手持腕转肘关节 5～10 次。

（4）嘱患者将患肢伸直，掌心向上。术者右手持腕，左手从患肘后侧插入，搭于患侧锁骨上，做伸直的杠杆作用，稍用力使肘关节伸直，持续 30 秒左右。然后再用左手托肘后侧，右手持腕旋转肘关节，按压阳溪穴 30 秒钟。

（5）术者两手持握患手掌两侧，掌心向下，进行牵引。在牵引下左右摇摆腕关节，并反复旋转。继而术者两拇指移到患手背侧并齐，并用力向上推耸一下，随即将两拇指横向交叉于手背上，向上横推拇按 5～10 次。再将每个手指拇按 3～5 次，最后掌心向上，术者左手托于手背下，右手掌心朝下，顶住患指尖，使四指屈伸 3～5 次。

（6）术者右手放于头顶，使头向健侧偏斜，左手放于患侧肩顶上部，两手反方向分离推按，以牵引其患侧斜角肌，最后用食指、中指、环指在前斜角肌上按揉。

（7）术者在患者后侧，以右手掌大鱼际揉按患者的颈后下部，即大椎上下部位，5 分钟左右。手法治疗术后，用苏氏上肢熏洗药，温热药浴 30 分钟，以活血化瘀，每日 2 次。施术后用三角巾将患肢悬吊于胸前平心脏位。

4. 药物治疗　此病经手法治疗后辅以药物辨证论治，对疾病向愈具有积极意义。属痹证范畴者，治宜舒筋活络、温经止痛，方选蠲痹汤加减；属气滞血瘀者，治宜活血化瘀、疏通经络，方选桃仁四物汤合当归四逆汤加减。

三、胸椎小关节紊乱症

胸椎小关节紊乱症是指上一胸椎的下关节突与下一胸椎的上关节突所构成的椎间关节，在超负荷的外力作用下或身体扭转过急，或提拉抬举重物过力，而使其发生侧向错移，从而改变了原来的正常吻合状态，导致疼痛与功能障碍，所出现的一组症候群。临床中也称之胸椎后关节紊乱症或胸椎后关节滑膜嵌顿。外伤性的胸椎小关节紊乱症多发生在胸2~7椎。青壮年多见，儿童次之，老年则少见，男多于女。新鲜错缝者易于复位而治愈快，陈旧性错缝者复位较困难，病程越久，恢复越慢。

（一）临床解剖

胸椎共有12块。典型的椎骨有一个椎体和一个围着椎管的椎弓。椎弓是由两侧的椎弓根和椎弓板构成的。两侧的椎弓板在后方的正中线上与对侧者相接。椎弓根上、下方各有一椎骨切迹，与相邻的椎骨切迹形成椎间孔，椎弓的后方生有一棘突，外侧生有一对横突，上、下各生有一对关节突，关节突上有关节面，此属微动关节。由于胸椎周围软组织不十分丰厚，当身体扭转姿势不当，加之遇到强大暴力时，此上下关节突则首当其冲发生震动、牵拉、推移，因而易发生错缝。

（二）病因

通常胸椎的连接是比较稳定的，加之活动度较小，故此损伤的机会较少。但是由于胸椎周围的软组织比较薄弱，当人体遇到强大的暴力时，或因身体姿势不良，或因突然改变体位引起胸背肌抻伤，则可发生胸椎小关节的错缝移位现象。如胸椎过度前屈或在前屈位时背部突然遭受外力的打击，可使患椎的上关节突关节面向前旋转错移，下关节突关节面向后旋转错移。如胸椎过度后伸或后伸位胸前突然遭到外力打击时，患椎上关节面向后旋转错移，下关节突关节面向前旋转错移。如胸椎遭到强大的旋转外力时，可将椎间小关节向侧方扭开，使其小关节的关节面发生侧向错移。例如幼儿从床上跌下时，一侧肩部先着地，促使身体产生侧向扭转；学生或运动员做前后滚翻动作时，用力过猛，或姿势不当，一侧肩先着地，身体同样会发生侧向歪斜，均可引起胸椎小关节错缝。错缝后关节滑膜嵌顿，从而破坏了脊柱的力学平衡和脊柱运动的协调性。同时，各种损伤刺激感觉神经末梢而引起疼痛，并反射性地引起肌肉痉挛，肌肉痉挛进而又可以引起关节解剖位置的改变，发生交锁或扭转，长期交锁及各种炎性反应的刺激均可导致小关节粘连而影响其功能。

（三）临床表现

患者在突然外力作用下有过度前屈或后伸肩背运动的受伤史，伤后即出现胸背疼痛，痛连胸前，有背负重物之感，坐卧不宁，走路震动、咳嗽、喷嚏、深呼吸等均可引起疼痛加重，常可出现胆囊、阑尾、胃区的疼痛。

（四）诊断与鉴别诊断

1. 临床检查　患椎及其相邻数个胸椎有深压痛，压痛在棘突上或棘间韧带处，并可摸到患椎处有筋结或条索状物等软组织异常改变，仔细触摸椎体可发现患椎棘突略高或偏歪，与正常椎体棘突的距离变宽或略变窄。关节滑膜嵌顿者可见到胸椎后突或侧倾的强迫体位。X线摄片检查：部分患者有患椎棘突偏歪改变，只作为参考。

2. 鉴别诊断　应与肋间神经痛和肋间关节与胸肋关节半脱位相鉴别。

（1）肋间神经痛：疼痛沿肋间神经分布区出现，疼痛性质为针刺样、刀割样，疼痛表现为走窜时发时止，伴有胸部挫伤者多见。

（2）肋间关节与胸肋关节半脱位：主要表现是局部明显肿胀，呼吸受限，痛连胸肋，呈放射性。

（五）治疗

1. 治疗原则　手法整复，理顺肌筋，活血化瘀，行气止痛。

2. 常用穴位　华佗夹脊穴及胸部足太阳膀胱经左右第1、第2两条线。

3. 苏氏推拿手法　推、按、摩、揉、旋转等。

操作方法：术者首先指导患者做苏氏吐纳功，以吐故纳新，行气活血，平衡阴阳。然后嘱患者取俯卧位，术者先以掌根平推法、按揉法在偏歪的棘突周围施术3~5分钟，再以摩法、擦法在胸背部的肌肉上施术3~5分钟，使胸背部紧张的肌肉得以放松，以解除痉挛，缓急止痛，作为预备手法，为手法复位做准备。临床辨证施法有旋转复位法和掌推复位法两种。

（1）旋转法：适用于胸椎棘突偏歪者，患者端坐方凳上，两腿分开，与肩等宽。以棘突向右侧偏歪为例，令助手面对患者站立，用双下肢把患者左大腿夹住，双手压住左大腿根部，以维持患者坐位。术者正坐在患者身后，右上肢从患者胸前向左握扳患者左肩上方，右肘卡住患者右肩，左手拇指推住偏向左侧之棘突。然后嘱患者做前屈、右侧弯及旋转动作，待脊柱旋转力传到左手拇指时，拇指用力将棘突向左上方顶推。此时可感到指下有椎体轻微错动感，并伴有响声，说明胸椎小关节错缝已复位。之后术者用拇指从上至下做理筋动作，将棘上韧带理顺。接着依次按胸椎棘突，检查偏歪棘突是否已纠正，上下棘间隙是否等宽。若棘突向左偏歪时，术者位置和操作方向应与之相反。

（2）掌推法：嘱患者取俯卧位，胸部垫一软枕，双手抓住床头，助手握住两踝部做对抗牵引。如患者因前屈位受伤引起胸椎小关节错缝，则术者站立于床侧，两手重叠按压在患椎略后突的棘突上，在助手与患者呈对抗牵引的同时，术者双手用力向下按压，此时可感棘突移动，说明突出部分椎体已复位。如果胸椎小关节错缝是在过伸位受伤引起的，则术者将两手掌分别置于患椎上下的棘突处，在助手维持牵引的状态下，术者两手分别向头尾部用力推动，可使错缝的小关节复位。若因旋转伤力而引起的，则术者两手拇指找到患椎棘突偏歪部位，确定好用力方向，在助手的牵引配合下，用力将偏歪的棘突向中线推送，即可达复位目的。上述手法复位后，大都可以听到"咔嗒"的复位声响，术后患者即可下床活动，疼痛当即解除。若复位后患椎处仍有筋结或条索状物，可施以局部按、揉、弹拨手法，以理顺筋络，疏通气血，缓解肌肉痉挛而达止痛效果。手法治疗术后，用苏氏上肢熏洗药，温热药浴 30 分钟，以活血化瘀，每日 2 次。

4. 药物治疗　内服中药治以舒筋活血为主，方选和营止痛汤加减。

四、腰椎间盘突出症

腰椎间盘突出症（LIDP）是常见的导致腰腿痛的疾病，多发生于 20 ~ 50 岁青壮年，男女比例约为 3 : 1。腰椎间盘突出症的发生原因是在椎间盘退变的基础上，由于急性或慢性损伤而导致椎间盘的纤维环破裂，椎间盘的髓核通过破裂的纤维环向外突出，压迫神经根或硬膜囊而产生腰痛及单侧或双侧的下肢疼痛等临床表现。临床以 L_{4-5} 及 L_5-S_1 两节段突出多见。

（一）临床表现及诊断

腰椎间盘突出症患者典型症状为腰腿痛，其中腰痛比较明显，下肢痛与坐骨神经走行方向一致，咳嗽或腹压增加可使疼痛加重，卧床休息可使疼痛减轻，常伴有受压神经根支配区偏远端麻木为主要体征。

1. 脊柱形态异常　脊柱可出现向健侧或患侧侧凸，或出现腰部脊柱生理前凸的减少。

2. 腰部压痛和放射痛　其中以突出椎间隙的棘突旁 1~2cm 处压迫明显，并向同侧臀部及坐骨神经走行方向放射。

3. 特殊检查　直腿抬高试验和加强试验阳性，仰卧挺腹试验阳性，屈颈试验阳性，咳嗽征阳性。

4. 皮肤感觉、肌力和腱反射改变　检查对应脊神经支配区出现的变化，有利于判断突出部位和程度，便于进一步明确诊疗。

5. 辅助检查　X 线检查可明确脊柱目前的形态，腰椎 CT、MRI 的检查可对腰椎间盘突出症做出较明确的影像学诊断。

（二）治疗

急性期通过治疗减轻椎间盘内压力，促进突出物的缩小或还纳，缓解神经根受压，消除炎症水肿，使患者疼痛减轻；恢复期通过增强腰背肌的训练，改善脊柱稳定性，恢复脊柱的运动功能，巩固疗效，减少复发。大多数腰椎间盘突出症患者经过康复治疗可以达到满意的疗效。

1. 卧床休息　腰椎间盘突出症急性期要求绝对卧床 4~7 天。卧位时，腰椎间盘内压最低，并且肌肉放松，有利于突出物的回纳、水肿消除、炎症消退，使患者疼痛缓解。卧床时可选用硬板床，上面铺一定厚度的棉垫，采取自由体位，一般以 2~3 周为宜。离床时可佩戴腰围保护。

2. 腰椎牵引　腰椎牵引治疗腰椎间盘突出症有显著效果，是非手术治疗腰椎间盘突出症的首选方法。牵引的主要作用是使腰椎的椎间隙增大，减轻椎间盘内压力，利于突出髓核不同程度的回纳，缓解神经根受压，使痉挛的肌肉放松，恢复腰椎正常的顺列，有助于疼痛的缓解。牵引的方法：一种是应用比较广的卧位骨盆持续牵引，牵引重量一般为 30kg 起，依病情和患者自觉症状递增至相当于自身体重或增减 10% 左右；另一种牵引方法，仰卧位双下肢屈髋、屈膝 60° 位骨盆牵引，牵引重量同上，每次牵引 20~30 分钟，每日牵引 1~2 次，牵引中患者应感到疼痛减轻或稍有舒适感。

3. 物理治疗　物理因子治疗腰间盘突出症效果肯定，其作用主要是促进病变部血液循环，减轻突出部位炎症和水肿，松解粘连，缓解症状。常用的方法有超短波、微波、中频电等，每日 1~2 次，每次 10~20 分钟。

4. 苏氏推拿治疗　推拿治疗是治疗腰椎间盘突出症常用而有效的方法之一，其作用主要是缓解肌肉痉挛，促进局部血液循环，消肿止痛，利于病变组织修复；整复椎间关节，使突出的髓核位移，解除对神经根的压迫。手法可采用点、按、揉、推、滚、摇、抖、扳、运等治疗，每日 1~2 次，每次 20~30 分钟。

（1）苏氏推拿手法：揉、摩、擦、点、按、拿、推、挤压、斜扳、擦法。

（2）操作方法：术者首先指导患者做苏氏吐纳功，以吐故纳新，行气活血，平衡阴阳。然后嘱患者取俯卧位，术者站立于床侧，分别施以如下推拿手法。

①缓解痉挛法：术者用双手在患者腰背臀部、大腿后侧，循足太阳膀胱经路线，自上而下，施以摩、揉、擦、按等手法，使患部气血循行加快，促进髓核中水分的吸收，减轻其对神经根的压迫。接着手法下行，过承扶穴后改用揉捏，下至殷门、委中而过承山穴，共 10~15 分钟。

②点穴止痛法：术者用拇指指腹点、按、揉腰阳关、命门、肾俞、志室、居髎、环跳、秩边、承扶、委中、足三里、阳陵泉、解溪、阿是穴，每穴 30 秒钟。每点一穴，嘱患者深呼吸，以助行气止痛。然后术者双手重叠，以平掌沿督脉向下按压至腰骶部，再用擦法，横擦腰骶部，以皮肤透热为度。

③膝顶旋腰法：患者端坐方木凳上，术者一手扶患者头顶，一手扶木凳，左右摇头旋转 2~3 分钟。然后嘱患者双上肢上举，十指交叉抱于头后侧。助手坐在患者对面，压迫其双下肢，固定其骨盆。术者站于患者背后，双手从患者两腋下伸过，上勾于两肩部，用力向上提拉 1~2 分钟，左膝屈曲，顶于腰痛点，并以此为轴，在上提牵引的同时，左右旋转腰部 60°~90°，范围由小至大，反复 6~8 次。在膝顶腰椎棘突痛点的同时，术者两手搬患者双肩后仰 3 次，此时多可感到有复位声响。术后患者腰痛立即缓解，说明突出的髓核还纳，复位成功。

④机械牵引法：选用机械牵引床，嘱患者俯卧于床上，系好腰、臀带，分别挂于拉力器和手摇轮上，施以机械牵引力 8~12kg，时间 30 分钟。腰背部敷以温热带，每隔 10 分钟用悬吊沙袋捶腰震动 20~30 次，牵引后俯卧休息 1 小时，然后慢慢下床，患者自觉疼痛减轻。每天 1 次，7 天为 1 个疗程。

⑤抖、搓法：患者俯卧，双下肢放松伸直，嘱其双手把住床头。术者站于患者足侧，用双手握持患者双踝关节处，在用力牵引的基础上，进行上下抖动 5~10 次。然后嘱患者仰卧，双髋、双膝屈曲，膝尽量抵于腹部，术者一手扶两膝部，另一手挟两踝部，将其腰部旋转搓动，再将双下肢用力牵拉，使之伸直。术后患者多感腰部轻松，症状减轻。

5. 药物治疗

（1）血瘀证者，治宜活血化瘀、疏筋活络，方选活血疏筋汤加减。

（2）寒湿证者，治宜温经通络、散寒祛湿，方选羌活胜湿汤加味。

（3）湿热证者，治宜健脾燥湿、清热化湿，方选二妙汤加杜仲、牛膝、薏苡仁、茯苓、金银花等。

（4）肝肾亏虚型，治宜补肝益肾、填精壮腰，方选补肾活血汤加味。

6. 运动疗法 腰椎间盘突出症患者常存在腰背肌和腹肌肌力的减弱，影响了腰椎的稳定性，是腰痛迁延难愈的原因之一。因此，临床上应重视腰背肌和腹肌的锻炼，只有腹肌与腰背肌保持适当平衡，才能维持良好姿势及保持腰椎的稳定。一般在患者症状和体征好转后，宜尽早开始卧位的腰背肌和腹肌的锻炼。

（1）常用的腰背肌锻炼方法：①挺胸：仰卧位，双肘支撑床面，抬起胸部和肩部。②俯卧撑：俯卧位，用双手支撑床面，先将头抬起，然后上身和头抬起，并使头抬起后伸。③"燕式"：俯卧位，两手和上臂后伸，躯干和下肢同时用力后伸，两膝伸直，使之成为反弓状。每一动作重复 6~20 次，开始时重复次数宜少，以后酌情渐增。

（2）常用的腹肌锻炼方法：①抬头：仰卧位，双上肢平伸，上身和头部尽量抬起。②下肢抬起：仰卧位，下肢并拢，抬起双下肢离床面。以上姿位维持 4~10 秒，重复 4~10 次。只有腹肌与腰背肌保持适当平衡，才能维持良好姿势及保持腰椎的稳定。

7. 其他疗法

（1）针灸治疗，依中医理论进行辨证施治。

（2）穴位埋线治疗，近年来临床应用较多，疗效较好。

（3）椎旁阻滞治疗，取得一定疗效。

五、腰椎管狭窄症

腰椎管狭窄症是一种临床综合征，是由于各种原发或继发原因导致椎管结构异常，椎管腔内变窄，引起马尾神经或神经根受压的综合征，多见于中老年人，起病较隐袭，发展缓慢。

（一）临床表现及诊断

1. 症状 腰椎管狭窄症的典型症状表现为腰腿痛伴间歇性跛行，症状重者出现马尾神经压迫症状，表现为鞍区麻木，尿急或排便困难。

2. 体征 主观症状多而客观体征少是本病的一大特点。部分患者下肢出现足背伸肌力减弱，单侧或双侧小腿外侧皮肤感觉减弱，直腿抬高试验多为阴性，跟腱反射减弱，膝腱反射正常。腰椎活动基本正常，腰椎后伸时症状加重。

3. 辅助诊断　腰椎 CT 及 MRI 检查可显示腰椎管前后径在 13mm 以下，侧隐窝前后径小于 4mm。

（二）治疗

治疗的目的在于消除引起症状的病理生理机制，缓解患者的症状。

1. 卧床休息治疗　一般在急性期，应适当卧床休息 2~3 周，不宜卧床时间过长。

2. 适当的腰背肌锻炼　在症状可耐受的条件下，应尽早行腰背肌锻炼。适当的腰背肌锻炼，可改善腰椎的顺列，增强其稳定性，减轻症状。伸展腰椎的练习可能会引起或加重症状，宜慎用。有文献报告，着重进行腹肌及臀肌练习，可减少腰椎前凸。

3. 骨盆牵引　骨盆牵引与腰椎按摩结合，治疗腰椎管狭窄亦可取得一定的效果。

4. 物理治疗　应用微波、中药直流电离子导入等物理治疗同样可起到缓解腰背肌痉挛、减轻疼痛的目的。

5. 苏氏推拿手法　常用如按、揉、点、压、滚、提、拿、捏、搓、擦法等。

操作方法：术者首先指导患者做苏氏吐纳功，以吐故纳新，行气活血，平衡阴阳。然后嘱患者取俯卧位，术者站立其床侧。选滚法、掌根按揉法施术于腰脊柱两侧的肌肉 5~10 分钟。再依次对腰骶部、臀部、大腿后侧、小腿后侧，用拇指指腹点、按、揉肾俞、志室、气海俞、命门、秩边、腰阳关、环跳、委中、阳陵泉、解溪穴，每穴 30 秒，以舒筋活血，疏经通络，松解粘连，缓痉止痛。在此基础上施以如下手法治疗。

（1）蹬腿牵引法：术者一手托住患肢踝关节前方，另一手握持小腿后方，使髋、膝关节呈屈曲位，双手配合，使髋关节做被动的顺时针或逆时针方向的旋转活动，各 5~10 次。之后嘱患者配合用力，迅速向上做蹬腿活动，术者顺其蹬腿的方向用力，向上牵引患肢。如此操作 5~10 次。

（2）腰部按抖法：此法需助手两人，分别用两手固定患者双上肢腋部和双足踝部，做对抗牵引。此时术者两手重叠在一起，置于第 4~5 腰椎处进行按压抖动，如此施术 20~30 次。

（3）直腿屈腰法：嘱患者取仰卧位，两腿伸直。术者面对患者站立于床头端，让患者用双足蹬其两大腿处，然后以两手握持患者两手腕部，用力将患者拉向自己身前，再放回仰卧位状，这样一拉一松，逐渐加快操作频率。

如此施术 10~15 次即可。嘱患者再俯卧，术者在腰脊柱两侧的肌肉和腰骶部施以手法治疗，术后用苏氏下肢熏洗药，温热药浴 30 分钟，以活血化瘀，每日 2 次。

6. 药物治疗　风寒痹阻型，治宜祛寒除温、通痹止痛，方选羌活胜湿汤、独活寄生汤加味。肾气亏虚型，治宜补肾填精、固腰止痛，方选青娥丸、补肾壮阳汤加减。气虚血瘀型，治宜补气养血化瘀，方选八珍汤加味。

7. 其他　针灸、针刀、穴位埋线治疗可取得一定疗效。

8. 手术治疗　对于症状较重，经过半年以上非手术治疗无效，且有明确的神经根传导障碍，尤其是出现肌力和肌萎缩者，应采用手术治疗。

六、腰背肌筋膜炎

腰背肌筋膜炎是指背筋膜和腰骶筋膜发生的无菌性炎症，常与外伤、病毒感染、维生素 E 缺乏、慢性劳损、风湿、类风湿等因素有关。

（一）临床表现及诊断

1. 症状　主要症状为腰背肌酸痛、发胀、重压感等，症状于坐立较久、晨起、阴天或行走等劳累时加重，更换体位、按摩或拍打等可减轻症状。常见疼痛部位在腰部或胸背部肩胛区。

2. 体征　腰背部可触及明显的压痛点，多位于棘突旁或骶棘肌与髂棘附着处，局部可有硬结或骶棘肌痉挛，腰部活动良好，直腿抬高等体征多为阴性。

3. 辅助检查　X 线摄片及实验室检查无明显异常。

（二）治疗

1. 物理治疗　采用超短波（微热量）、超声波、调制中频电疗法或中药直流电离子导入等进行局部治疗，有利于解除肌肉痉挛、缓解疼痛，每日 1~2 次，每次 20 分钟。

2. 苏氏推拿治疗

（1）常用穴位：肾俞、腰阳关、命门、八髎、昆仑、阿是穴、委中等。

（2）手法：摩、搓、揉、按、擦、推、叩等。

（3）操作方法：术者先指导患者做苏氏吐纳功，以吐故纳新，行气活血，平衡阴阳。然后嘱患者俯卧，术者站立于床侧，先用双手平掌在腰背两侧膀胱经施以摩、推、揉、搓手法 5~10 分钟，以疏通局部气血，缓急止痛。接着用一手拇指点、按、揉肾俞、腰阳关、命门、八髎、昆仑、委中各穴 30 秒，重点在阿是穴按揉 1~2 分钟。对腰肌无力者，重点施以推法、揉法；对腰肌痉挛者重点用捏、拿、推、叩、理筋、弹拨手法。再直擦腰背两侧膀胱经，横擦腰骶部，以透热为度。最后用平拳拍击腰背部两侧骶棘肌，以皮色微红为度。用轻缓的揉、推、摩、擦、叩等手法作用于腰部软组织，重点在压痛点明显、肌肉附着点附近。每日 1 次，每次 20 分钟。手法不宜过重，以免加重疼痛。

（4）手法治疗术后：用苏氏下肢熏洗药，温热药浴 30 分钟，以活血化瘀，从而达到舒筋活络、解痉止痛的目的，每日 2 次。

3. 中药治疗　腰肌劳损，病因多端，内服中药治疗，效果颇佳，临床当辨证而从之。

（1）寒湿型：寒湿胜者，治宜祛风散寒、温经通络，方选羌活胜湿汤、独活寄生汤加减。

（2）湿热型：治宜清热化湿，方选二妙汤加牛膝、木瓜、续断、杜仲、薏苡仁、豨莶草之类。

（3）肾虚型：肾阳虚者，治宜温补肾阴，方选补肾活血汤。肾阴虚者，治宜滋补肾阴，方选知柏地黄丸、大补阴煎加减。

（4）瘀血型：治宜活血化瘀、行气止痛，方选地龙散加杜仲、川续断、桑寄生、姜黄、狗脊等。

4. 西药治疗　选用口服消炎止痛类药物。

5. 其他治疗

（1）针灸、穴位埋线治疗。

（2）封闭治疗：可选取压痛明显处，用 0.5% 利多卡因注射液 2mL 加醋酸确炎舒松混悬液 1mL 局部注射，每周 1 次，3~4 次为 1 个疗程。

6. 运动疗法　待患者疼痛缓解后或可耐受，应尽早加强腰部肌力锻炼，以防止疼痛复发。

7. 预防　日常注意保暖。

第二节　上肢

一、肩周炎

肩关节周围炎简称肩周炎，是指肩关节囊和周围组织的退行性改变和慢性非特异性炎症，导致肩部疼痛及活动受限的一组疾病，亦称粘连性关节囊炎，俗称五十肩、冻结肩、漏肩风等，属中医学"肩痹"范畴。好发于中老年人，女性高于男性。此病属自限性疾病，有自愈的倾向，预后良好。

（一）临床表现

肩周炎多数病例慢性发病，起病隐匿，病程数月到两年不等。主要症状表现为肩周疼痛，肩关节活动受限、僵硬。疼痛为钝痛、刀割样痛，夜间加重，以至于患者常不能正常睡眠。疼痛可向颈、肩、臂部位发散，肩关节活动加重。查体时，压痛点在肱二头肌长头肌腱、肩峰下滑囊、喙突、冈上肌腱附着点等处。肩关节向各方向活动受限，以外展、外旋、后伸障碍最显著，不能洗脸、梳理头发、穿衣服等。根据该病发生发展的病理过程，可将本症分为急性期、粘连期、缓解期。

1. 急性期 病期较短，一般为 1 个月。本期临床主要表现为肩部自觉疼痛，昼轻夜重，疼痛多局限于肩关节的最外侧，表现为肱二头肌长头肌腱炎、冈上肌腱炎、肩峰下滑囊炎等。肩关节有相当范围可活动，肩关节活动受限多是由于活动加重疼痛所致。

2. 粘连期（慢性期或冻结期） 病期数月至半年。此期表现为肩关节活动功能明显受限。随着病情发展，肩部疼痛逐渐减轻或消失，肩关节周围肌肉、肌腱、滑囊和关节囊等软组织相继受累，出现慢性炎症，形成关节内外广泛粘连，严重者可使肩关节活动范围明显缩小，甚至可使盂肱关节活动范围完全丧失，形成冻结肩。查体可见：上肢外展时肩耸起。当肩肱关节活动完全消失，只有肩胛、胸壁关节的活动。病程长者，同时可出现三角肌、肩胛带肌不同程度的萎缩。

3. 缓解期 为本症的恢复期或治愈过程。肩痛已明显减轻或消失。肩关节活动功能也逐步改善。活动范围有所加大，多数患者外旋活动首先恢复，继为外展、内旋活动，最后可基本或完全恢复。一般恢复期的长短与前两期的时间成正比关系。冻结期越长，恢复期越慢，病程越短，恢复越快。

肩关节活动受限的程度与运动的方向有关者，属于关节本身的障碍，诊断为关节囊型肩周炎；无痛症状者，在进行其他运动方向的检查时，如果活动受限是发生在一个特定的方向，则为关节囊外的障碍，即非关节囊型肩周炎。

（二）治疗

1. 急性期 此期患者应对症治疗。以缓解或解除疼痛、预防出现关节功能障碍为目的，不宜运动疗法。疼痛不剧烈的患者，可以做等长肌力训练，或在不使疼痛加重的活动范围内进行等长肌力训练。

（1）制动：可采用臂部（患肢）吊带短期制动的方法，利于炎症的吸收，缓解症状。

（2）物理治疗：可选用中频电、磁疗、超声波、微波、红外线疗法等。疗效不佳可试用冷疗法，利用冰、冷水、干冰等对痛点按摩。时间不可过长，一般治疗时间以皮肤鲜红色，存麻痛、迟钝感，痉痛消失为度。每日 1 次，每 2 周为 1 个疗程。

（3）苏氏推拿治疗：手法治疗具有活血化瘀、消肿止痛的作用，可等疼痛减轻或可耐受时施行。手法宜轻，在无痛范围内进行肩关节各轴向活动，以恢复或保持肩关节的正常活动度。常用苏氏推拿手法如擦、按、揉、一指禅推、拿、扳、摇、抖、搓等。

操作方法：术者先指导患者做苏氏吐纳功，以吐故纳新，行气活血，平衡阴阳。然后嘱患者取正坐位，患肢自然下垂。术者站立于患侧，用左手握持患肢手臂稍外展，以右手施以按、摩、擦法于肩前部、三角肌及上臂内侧，边施手法边促使患肢被动外展、内旋、外旋活动 5~10 分钟。接着用点、按、揉法在肩井、肩贞、肩髃、臑俞、缺盆、天宗、肩内陵、曲池、合谷穴操作，每穴 30 秒，以疏筋活络、行气活血、化瘀止痛。然后术者再用右手拇指、食指、中指三指对握三角肌，做垂直肌纤维走行方向的拨动 5~10 次，对冈上肌、胸肌各按动 5~10 次。拨动手法之后，术者左手扶患肩部，右手握患肢四指，以肩关节为轴心，做牵拉、抖动、旋转活动，幅度由小到大，在患者基本可以耐受的情况下，也可突然将患臂由前向后扳动，尽可能使之后伸，幅度应一次比一次加大，连续 5~6 次。施以如上手法后，患肢均有不同程度的疼痛，最后术者用摩法、搓法从肩部到前臂，以放松肌肉，缓解痉挛。手法治疗术后，用苏氏上肢熏洗药，以活血化瘀，温热药浴 30 分钟，每日 2 次。

（4）关节松动术：可采用Ⅰ、Ⅱ级手法，缓解疼痛，维持肩关节正常的生理功能。

（5）药物治疗：风寒湿型，治宜祛风除湿、温经活络，方选三痹汤、独活寄生汤加减。瘀滞型，治宜活血化瘀、行气导滞，方选小活络丹。气血虚型，治宜补养气血、扶正固本，方选八珍汤加减。

（6）其他疗法：针灸，局部封闭，针刀，消炎镇痛药物。

2. 慢性期 以恢复关节功能为目的，可采用推拿、运动疗法及作业疗法为主，辅以物理治疗。

（1）推拿治疗：冻结期采用稍重手法，并结合被动运动，以达到松解粘连、恢复关节正常功能的目的。

（2）关节松动术：采用Ⅲ、Ⅳ级手法，治疗强度及治疗时间以治疗时出现轻微疼痛，24小时后可缓解或减轻为度。

（3）运动疗法：包括主动和被动锻炼，可以长期间歇性坚持。一般每日锻炼2~3次，每次15~30分钟。常用方法：①仰卧位，患肢外展位，做肩部外旋和内旋的主动或助动运动。②Codman下垂摆动练习。立位体前屈，患肢自然下垂，使患肢前后、内外摆动和画圈，摆幅宜由小到大，每次摆动到手指轻微麻或发热。③双手持体操棒或利用绳索滑轮装置，由健肢帮助患肢做肩部各轴向的助力运动。④双手握肋木下蹲，利用自身体重牵伸肩部周围组织。⑤利用墙壁、肩梯、肋木等做手指攀高运动。⑥利用肩关节活动器等进行肩部的主动运动。⑦利用哑铃等做增强肩胛带肌肉的抗阻运动。

（4）肩部保暖。

3. 缓解期　病情至此期，应继续加强或强化功能锻炼（巩固或扩大），消除残余症状，增强失用所致萎缩肌肉的肌力，以达到全面康复和预防复发的目的。

二、肩部撞击综合征

又称肩峰下疼痛弧综合征，是肩关节外展活动时，因肩袖、滑囊受到肱骨头及大结节反复撞击性损伤，发生组织水肿、出血、变性而引起肩部疼痛、肩无力及活动受限所致。本病多见于中年以上者，是一种慢性肩部疼痛综合征，包括肩峰下滑囊炎、冈上肌腱炎、冈上肌腱钙化、肩袖损伤、肱二头肌长头肌腱炎等。其临床表现是初期疼痛呈间歇性，疼痛部位在前方及三角骨区，以夜间明显，不能卧向患侧。病史长者可出现冈上肌、冈下肌明显萎缩。肩关节主动外展活动时有一疼痛弧，在外展60°~120°范围可出现明显疼痛，而被动疼痛明显减轻甚至完全不痛。肩部撞击试验阳性。

肩部撞击综合征的处理与康复治疗和其他软组织损伤的处理基本相似，治疗的主要目的是消炎止痛、恢复肩关节的功能。其中一个重要原则是避免进行各种使疼痛加重的肩部活动。轻中度患者应限制肩部活动直到疼痛消失，必要时也可限制其活动量，疼痛缓解后进行各种康复训练可防止病情加重和恢复肩关节功能。一般采用非手术治疗，早期可外敷本院自行调配的中药，外用涂擦，消肿止痛；慢性期可外用苏氏上肢熏洗药，舒筋活络。其他治疗如痛点封闭、药物治疗、针灸、理疗等。

三、肱骨外上髁炎

又称网球肘或桡侧伸腕肌肌腱损伤。该病与职业有关，多见于需反复用力伸腕活动的成年人，尤其是频繁用力旋转前臂者，如网球运动员及常用前臂工作的搅拌工和家庭妇女等。

现代研究普遍认为，前臂伸肌起点部位慢性损伤，特别是桡侧疼痛，起病可急可缓，大多呈缓慢发病，病初疼痛可轻微，而后逐渐加重。前臂活动时，尤其是前臂旋后运动时，如用力握物、拧物，疼痛加剧。症状严重时，患者的日常生活活动都会受到影响，如患肢提物、拧毛巾甚至做扫地等动作均感疼痛、乏力。在肱骨外上髁处即桡侧伸腕短肌起点处有局限性压痛点。后期在肱肌外上髁处可摸到条索状变硬的伸肌腱。腕伸肌紧张试验（Mills）可阳性。

1. 一般治疗 对早期或病程较短、症状轻微者，应避免引起疼痛加重的前臂活动，如患侧腕部用力、前臂旋转动作等。

2. 苏氏推拿

（1）常用穴位：曲池、曲泽、肘髎、少海、手三里、合谷、阿是穴。

（2）手法：㨰、按、揉、一指禅推、弹拨、捏拿、搓擦等。

（3）操作方法：术者先指导患者做苏氏吐纳功，以吐故纳新，行气活血，平衡阴阳。然后嘱患者取坐位，术者站立于患侧，左手握患肢，肘关节微屈曲，或手沿肱骨外侧髁向前臂施以㨰、按、揉手法5分钟左右，以广泛舒筋活血，缓急止痛。接着用右手拇指指腹点、按、揉曲池、曲泽、肘髎、手三里、合谷、肱骨外上处（阿是穴），每穴30秒。其中阿是穴揉1~3分钟，以患者感觉酸麻胀为佳。在此基础上施以下手法。

弹拨法：术者左手托扶患肢肘关节，右手拇指、食指、中指拿住肱桡肌与伸腕肌向外扳，同时嘱患肢前臂旋前，术者拇指向外方紧推邻近桡侧伸腕长短肌，反复数次，弹拨范围可向上、下移动。

捏拿法：术者用右手拇指与其余四指的对合力，对患肢内外侧肌群从上至下进行捏拿，重点在肘关节外侧肌内，每次捏拿10~15次。手法力度应以患者可以耐受为度，最后用搓擦手法结束治疗。用苏氏上肢熏洗药，活血化瘀，温热药浴30分钟，每日2次。

3. 药物治疗 风寒阻络者，治宜驱寒通络、活血止痛，方选三痹汤加减。温热内阻者，治宜清热燥湿、和营止痛，方选桂枝汤加味。气血亏虚者，治宜补气养血、行气止痛，方选八珍汤加减。

4. 局部固定制动

5. 局部痛点封闭治疗

6. 物理治疗 主要做主动的前臂伸肌伸展与肌力增强练习，同时也可做前臂被动伸展练习。其他物理疗法如超短波疗法、超声波疗法、直流电碘离子导入疗法等亦可采用。

肱骨外上髁炎是一种自限性疾病，保守治疗常能奏效，手术治疗极少。

四、肱二头肌长头肌腱腱鞘炎

肩关节活动时，位于腱鞘内的肱二头肌长头肌腱与腱鞘长期磨损而发生退变、炎症粘连，引起肩痛和肩关节活动受限，称肱二头肌长头肌腱腱鞘炎。本病多见于 40 岁以上者，且逐渐起病，主要症状表现为肩部疼痛和肩关节活动受限。疼痛主要位于肩关节前面，即肱骨结节间沟部。肩关节活动受限以肩后伸活动最明显，故患者常以手托来限制肩部活动。提物时可引起疼痛，肩前屈或外展时疼痛减轻。Yergason 征阳性，即抗阻力屈肘及前臂旋后时，在结节间沟处出现剧痛。慢性患者有时可触及肿大的腱鞘。

临床处理与康复治疗大体与粘连性肩关节炎相同。急性期严重者可暂时悬吊上肢于胸前，使肩部制动、休息。疼痛较重者，可适当服用消炎止痛药物。一般保守治疗效果不明显者，用 2% 利多卡因加地塞米松混悬液 2mL 局部封闭。慢性期也可进行局部封闭，一般 1~2 次即可。此病无论是急性期或慢性期均应做物理治疗，如温热疗法、高频电疗法、低中频电疗法、超声波或碘离子透入疗法等。治疗期间应避免再损伤或进行使疼痛加重的肩部活动。一旦疼痛缓解，就应该做肩部功能练习，主要是肩上举和肩部旋转活动，以及增强肩带肌力量的训练。保守治疗无效或个别特殊病例可用外科手术治疗。

五、前臂伸肌腱周围炎

前臂桡侧伸肌分深浅两层。浅层的肌有侧伸腕长肌、桡侧伸腕短肌，其作用为伸腕或伸指；深层肌有拇长伸肌、拇短伸肌、拇长展肌、食指展肌等，具有伸、屈拇指或食指的作用；前臂桡侧伸腕长肌、伸腕短肌、伸拇肌与伸拇短肌在前臂下 1/3 处相交，相交处没有腱臂，仅有一层疏松的腱膜覆盖。由于伸腕肌活动频繁，又无良好的腱鞘保护，故容易引起肌腱及其周围的组织水肿，纤维变性，形成病理改变，产生疾病反应。该病多有劳损史，好发于中年以上男性，右侧多见，发病与手腕部过度劳累有关。临床表现为前臂远端背侧疼痛、压痛、肿胀，腕部活动不灵活，屈伸、握拳均可出现，可触及握雪感，皮温可升高。

治疗：急性期可用硬纸板、石膏托等固定腕关节，同时也可应用扶他林喷剂或中药洗剂、中药膏等外用，亦可应用小剂量的磁波等治疗，待疼痛缓解，便可适当应用手法治疗。

操作：患者正坐，一助手握患者前臂上端，术者一手握大拇指与助手相对拔伸，另一手用拇指沿桡侧伸腕肌腱由下而上反复用捋顺法、捻法，直到腕关节活动捻发音消失为止。必要时可应用局部封闭治疗。

六、腕管综合征

此病是腕部软组织损伤中最常见、症状较严重的一种，是由于正中神经在腕部受压而引起其支配区域疼痛和麻木的综合征，也是神经受压综合征中最常见的一种。腕管系指腕掌侧横韧带与腕骨所构成的韧带隧道。腕部外伤、劳损等可使腕横韧带增厚，导致腕管的相对狭窄，使正中神经受压出现症状。患者手桡侧 3 个半手指感觉异常、麻木或刺痛，夜间加剧，有时痛醒，活动腕部或甩手后可减轻。查体有患手握力减弱，握物或端物时偶有失手的情况。严重的有鱼际肌萎缩，拇指不能对掌。腕部叩诊试验阳性、屈腕试验阳性。肌电图检查正中神经传导速度减慢。X 线检查可排除骨折或脱位。其治疗方法如下。

1. 一般处理 发病初期或症状轻者，应注意休息，减少腕部活动，尤其是避免引起疼痛加重的活动。

2. 局部固定、制动 夜间疼痛严重者，应用夹板或石膏固定腕关节于背伸位 1~2 周，以达到腕部制动的目的。固定期间应定期取下固定物，做腕部主动运动。

3. 苏氏推拿治疗

（1）手法：点、按、揉、摩、拔伸、旋转等。

（2）操作方法：术者先指导患者做苏氏吐纳功，以吐故纳新，行气活血，平衡阴阳。然后嘱患者取坐位，前臂及腕部置于治疗桌上，垫以软枕，掌侧向下。术者坐于对面，左手握患侧手掌，用右手拇指指腹先点、按、揉外关、阳池穴各 1 分钟。再嘱患者将掌侧向上，点、按、揉内关、阳溪、列缺、鱼际、劳宫穴每穴 30 秒至 1 分钟，在阿是穴点按揉 2~3 分钟，以患者有酸胀感为度。在点穴止痛的基础上，用右手以轻快的搓法、擦法施术于腕部 5~10 分钟，同时做腕关节的拔伸、内收、外展、掌屈、背伸等动作各 5~10 次。最后术者用擦法在掌侧面、背伸面、桡侧面施术 3~5 分钟。进行手法操作时，切勿用力粗暴，也不应有难以忍受的疼痛发生。

（3）手法完毕，用苏氏上肢熏洗药，活血化瘀，温热药浴 30 分钟，每日 2 次。

4. 药物治疗 治宜温经通络、化瘀止痛，方选当归四物汤加减。

5. 局部封闭治疗 疼痛严重者，常用局麻药与激素混合液 2~3mL 做腕管内注射，每周 1 次，1~3 次即可。

6. 物理治疗 如局部热敷、高频透热治疗、经皮电刺激、超声波治疗以及激光治疗等。

7. 手术治疗 经上述方法治疗，尤其是经局部封闭治疗均无明显疗效，症状持续且不断加重，出现大鱼际肌萎缩或有进行性感觉障碍者，则考虑手术治疗。

七、腕背腱鞘囊肿

本病为关节或腱鞘发生的囊性肿物，可为单房性，有时亦可能是多房性。本病多为劳累或损伤，引起腱鞘内的滑液增多后发生炎性反应，或是结缔组织的黏液性变所致。临床表现在腕背拇长伸肌腱与指伸总肌腱间隙部位出现囊性包块，质地一般为橡皮样，有囊性感，可出现波动，疼痛与压痛较轻。其治疗方法如下。

对发病时间短，未经治疗且囊性感明显者，可应用手法治疗。将患腕掌屈，使囊肿较为固定与突出后，术者用拇指挤压囊壁，囊肿壁挤压破后，术后拇指下可感觉张力突然降低，这时再用手揉捏囊肿部位，使之逐渐减少或消失。之后，用大小合适的压垫置于囊肿处，以适当的压力包扎固定约 1 周。亦可在无菌操作下刺破囊壁，挤出内容物，或用无菌粗针头注射器吸出内容物，注入适量确炎舒松-A 注射液后，无菌加压包扎处置。1 周后应用本院上肢熏洗药外用治疗。经上述治疗失败后，可选择手术切除治疗。

八、狭窄性腱鞘炎

常见于桡骨突部，称桡骨茎突处狭窄性腱鞘炎。拇长展肌腱与拇短伸肌腱经桡骨茎突时，形成一尖锐角度，两肌腱在桡骨茎突处穿过由韧带覆盖的具有滑膜内层的腱鞘，拇长展肌腱常有分裂的肌腱束，因此造成腱鞘内相对狭窄。加之拇指活动度较大，容易间接摩擦，造成劳损或引起创伤。因此腱鞘可发生损伤性炎症，致肌腱、腱鞘均发生水肿、肥厚、管腔变窄，肌腱在管内滑动困难而产生相应的症状。临床常见于体弱，血不荣筋者，如产后常抱婴儿的妇女、从事轻工业的工人、钢板誊写员等，使拇长展肌及拇短伸肌二腱过度受累，造成本病。

本病起病缓慢，腕关节桡侧疼痛，持重时乏力，疼痛加重，部分患者疼痛可向手或前臂部传导，造成拇指软弱无力，并可因腕部的各种动作或拇指外展、伸展等动作而加剧。检查时与对侧对比可见到患侧桡骨茎突处有一结节状轻微隆起，扪之约为豌豆大小，压痛明显。如将拇指屈于掌心，然后握拳，轻度将腕尺偏，桡骨茎突部有剧痛者，为握拳尺偏试验阳性。

其治疗方法如下。

1. 常用穴位　手三里、曲池、列缺、阳溪、合谷、阿是穴。

（1）苏氏推拿手法：摩、按、揉、一指禅推、拔伸、弹拨、牵引、擦等。

（2）操作方法：术者先指导患者做苏氏吐纳功，以吐故纳新，行气活血，平衡阴阳。然后嘱患者取坐位，术者坐于对面，左手扶握患手，右手拇指和食指沿桡侧上下摩、按、揉动3~5分钟以使局部肌肉放松，缓急止痛，接着用右手拇指指腹在手三里、曲池、列缺、阳溪、合谷穴做点、按、揉、一指禅推手法5~10分钟，手法力度由轻到重。在阿是穴（桡骨茎突处）点揉及弹拨15~25次。在此基础上，施以如下手法。

①拔伸法：术者右手握持患侧手拇指近端，左手握持患腕，两手分别向相反方向用力，做拇指拔伸。握腕的手拇指在拔伸的同时按揉阳溪穴。握持拇指的手在拔伸过程中，同时做拇指的外展、内收被动活动。拔伸完毕，再从第1掌骨背侧到前臂用擦法，以皮肤热透为度。

②牵引法：患拇指在上，术者双手握患腕，双拇指也在上，两拇指向相反方向用力牵引，并交错拨动数次，操作时可闻及"吱吱"微细声响。如此重复2~3次，以达到松解粘连、疏通狭窄的目的。手法治疗术后用苏氏上肢熏洗药活血化瘀，温热药浴30分钟，每日2次。

2. 药物治疗　证属瘀滞者，治宜活血化瘀、通经止痛，方选舒筋活络汤加减。证属虚寒者，治宜温经散寒、舒筋活络，方选桂枝汤（《外科补要》方）加川芎、威灵仙、黄芪、细辛等。

3. 理疗　超短波、磁疗、蜡疗、中药熏洗等治疗。

4. 功能活动　拇指制动2~3周，将拇指固定在背伸20°、桡侧偏15°和拇指外展位。

5. 其他治疗　针灸、针刀、封闭疗法等。

九、拇屈肌腱腱鞘炎

屈指肌腱腱鞘炎能在任何手指发生。若发生在拇指称拇长屈肌腱鞘炎，亦叫弹响拇。在其他手指为指屈肌腱腱鞘炎，称弹响指或扳机指。本病以拇指发病多，少数患者见多个手指发病。对于小儿发病成枪扳机状者，部分为先天性腱鞘炎，或其他原因引起。

掌骨颈与掌指关节的浅沟与鞘状韧带组成骨性纤维管，鞘内层为滑膜，可使拇长屈肌大幅度来回滑动。其余每个手指的屈肌腱亦有腱鞘，将其约束在掌骨头和指骨上。当局部过度劳累而导致血瘀停滞，筋脉受阻，或是受凉时，均可引起气血凝滞，不能濡养经筋而发病。

手指经常屈伸，使屈肌腱与骨性纤维管反复摩擦，或长期用力握持硬物，骨性纤维管受硬物与掌骨头二者的挤压，局部充血、水肿，继之纤维管变性，管腔狭窄。屈指肌腱因之受压而变细，两端膨大呈葫芦状，阻碍肌腱的滑动。当大的肌腱通过狭窄的隧道时，发生弹跳动作和响声者，称弹响拇或指；肿大的肌腱不能通过狭窄的隧道时，手指不能伸屈，称闭锁。

本病起病缓慢，最初早晨醒来，患指发僵、疼痛，患肢伸屈困难，活动后即消。以后醒来时有弹响和疼痛，活动1~2小时逐渐消失。最后晨起时患指疼痛、闭锁，终日有闭锁、弹响和疼痛。患者常诉疼痛在指间关节，而不在掌指关节。检查时在掌侧面、掌骨头部有压痛并可触及一黄豆大小的结节。压此结节，嘱患者伸屈患指，可感到在此结节下方另有一结节在移动，并感到弹响由此发生。由于伸屈受限，给工作和生活均带来不便。严重者，患指屈曲后，因疼痛而不能自行伸直，须健手帮助其伸直。

根据以上临床表现与检查，可诊断为指屈肌腱腱鞘炎。

治疗：在发病初期，以疼痛为主，可采取手指制动，给予冷疗、超短波、电磁疗等物理治疗，痛点明显者可应用局部封闭、小针刀疗法。

第三节　下　肢

一、梨状肌综合征

梨状肌起自骶骨前面，经坐骨大孔向外，止于股骨大转子内上方，是髋关节的外旋肌。坐骨神经一般从梨状肌下缘出骨盆，在臀大肌下面降至大腿后面，并在该处分为胫神经及腓总神经，传导小腿、足部的感觉及支配运动。

梨状肌损伤在临床腰腿痛的患者中占有一定的比例，为常见的损伤之一。

髋关节过度内外旋或外展，或肩负重物，久站、久蹲，感受风寒之邪，均可损伤梨状肌，使该肌肌膜破裂，或部分肌束断裂，梨状肌出血，炎性水肿，并呈保护性痉挛状态。常可压迫刺激坐骨神经，而引起臀后部及大腿后外侧疼痛、麻痹。由于梨状肌的变性，后期常可形成一硬性条状肿块，压之疼痛。久之也可引起臀大肌、臀中肌萎缩。

有过度内外旋、外展病史后出现坐骨神经痛，或臀部疼痛，髋内旋、内收受限，并可加重疼痛，俯卧位可在臀中部触到横条较硬或隆起的梨状肌。做普鲁卡因梨状肌坐骨神经处局部注射，疼痛可以立即缓解或消失。大腿内旋、外旋等牵拉坐骨神经的运动可加重疼痛（即梨状肌紧张试验阳性），并出现放射痛。X 线摄片可排除髋部骨性疾病。

其治疗方法如下。

1. 常用穴位　肾俞、膀胱俞、次髎、环跳、承扶、殷门、委中、阳陵泉、阿是穴。

2. 苏氏推拿手法　点压、按揉、推拿、弹拨等。

操作方法：术者先指导患者做苏氏吐纳功，以吐故纳新，行气活血、平衡阴阳。然后嘱患者取俯卧位，术者站于患侧，先在腰骶部、患侧臀部、大腿后侧施以按、揉、摩手法 5~10 分钟，以疏通筋络，散瘀止痛。接着用右手拇指指腹点、按、揉肾俞、膀胱俞、环跳、承扶、殷门、委中、阳陵泉，每穴 0.5~1 分钟，其中环跳、梨状肌、肾俞可用肘尖点压、按揉约 10 分钟，以进一步疏通经络，行气活血，缓解痉挛。在此基础上施以弹拨法、捏拿法。术者站立于患侧，用双手拇指并列按在梨状肌压痛点处，先轻后重，再由重至轻弹拨 10~15 次，以松解粘连，活血散瘀。接着术者用双手拇指与其余四指的对合力，从臀下部至腿上部施以捏拿手法 5~10 次。最后术者左手扶于髋部，右手用㨰法从腰臀至大腿部反复施术 3~5 分钟。

3. 中药治疗

（1）外用中药：手法治疗术后，用苏氏下肢熏洗药活血化瘀，温热药浴 30 分钟，每日 2 次。

（2）内服中药治疗：气滞血瘀者，治宜活血化瘀、行气导滞，方选桃红四物汤加减。风寒湿阻者，治宜温经散寒、活血通络，方选宣痹汤加减。湿热蕴蒸者，治宜温经通络、清热燥湿，方选龙胆泻肝汤加减。肝肾亏虚者，治宜滋阴扶阳、肝肾双补，方选六味地黄汤（偏阴虚）加减或金匮肾气丸

（偏阳虚）加减。

4. 其他疗法 针灸、针刀治疗。急性期或发病初期，可按肌筋膜损伤的处理原则对症治疗，如卧床、给止痛剂、理疗等，避免刺激损伤处，以免加重损伤的组织。在疼痛明显的局部可应用确炎舒松-A、利多卡因注射液等激素局麻药进行局部封闭治疗，每周 2 次，2~3 周为 1 个疗程。上述诸法治疗无效的重症患者，诊断明确，可行手术松解肌周粘连的组织。

二、弹响髋

弹响髋是指髋关节在某些动作时出现听得见或感觉得到的声音或"咔嗒"声，为青壮年一种常见的疾病，由于常伴有较大响声和疼痛，对患者精神有一定影响，临床表现为髋关节的症状。

弹响髋根据病变发生之部位不同，可分为关节内及关节外两种。关节内弹响较少见，一种类型发生于儿童，这是由于股骨头在髋臼内的后上方边缘轻度自发性移位，造成大腿突然的屈曲和内收而发生弹响，日久可变成习惯性。另一种见于成年人，由于髂股韧带呈条索状增厚，在髋关节过伸，尤其是外旋时与股骨头摩擦而产生弹响，程度不同。

关节外弹响较常见，习惯上称为弹响髋或阔筋膜紧张症。本病的发生是由于髂胫束的后缘或臀大肌肌腱部的前缘增厚，在髋关节屈曲、内收或内旋活动时，上述增厚的组织滑过大粗隆的突起而发生弹响。同时可摸到和见到一条粗而紧的纤维带在大粗隆上滑过。一般不痛或只有轻度的疼痛。日后由于增厚组织的刺激，可发生粗隆部的滑囊炎。

治疗可依病情而定。病情轻者，发病初期可以对症治疗，局部给予理疗、苏氏下肢熏洗药外用熏洗，或局部封闭、小针刀治疗。如症状较重，条索状增厚明显者，经保守治疗多无效，应行手术切断或切除引起弹响的增厚肌腱和纤维组织。对关节内型，有游离体时，可手术摘除。

三、小儿髋关节一过性滑膜炎

本病发生后，有些患者可以自行恢复，多数患者需借助手法复位方可痊愈，否则有继发股骨头无菌坏死的可能。发病年龄以 5~10 岁者多见，2~5 岁者次之，10~15 岁更少，成人罕见。本病是儿童多发病，女多于男，约为 6∶4。

当跳跃、滑倒、跳皮筋、打球等使下肢过度外展或内收时，由于股骨头与髋臼的间隙增宽，关节腔内的负压力将关节滑膜或韧带嵌夹，导致本病。亦可由于外力伤及下肢的内收或外展肌群，肌肉痉挛，产生关节位置不正所致。如抗痛性肌痉挛可把骨盆强制在健侧高、患侧低的倾斜位，导致双下肢假性不等长。局部的挤压、牵拉亦可造成供血不良，久之则可产生股骨头缺血性坏死。所以早期诊断、及时治疗是关键。

患者多有蹦、跳、滑、跌等伤史。学龄儿童多较活泼好动，一般都不能准确叙述痛因。伤肢髋关节疼痛，并可涉及大腿及膝内侧不适，不敢屈髋活动，下肢略呈外展、外旋状，步态缓慢跛行，快走则跛行明显，身体晃动。平卧床上，身体摆正，可见骨盆倾斜，双下肢相对长度不等，儿童常可跛行玩耍。主被动内收、外旋髋关节时疼痛加剧。X线摄片可排除其他骨性疾病。化验检查常无阳性结果。本病的病程较短，通常3~4天症状即可消退，髋关节活动恢复。

对于本病的治疗，一旦诊断，即应避免负重，限制活动，髋关节周围可应用超短波治疗，局部也可用放松手法在无痛范围内进行治疗，待患者肌肉完全放松后，双下肢即可等长，功能亦可恢复。

四、膝关节侧副韧带损伤

膝关节侧副韧带主要起稳定膝关节的作用。当外部力量作用于膝部并超过韧带或其附着点所能承受的限制时，即会产生韧带损伤。本病可分内侧副韧带损伤和外侧副韧带损伤，或部分损伤和完全损伤（或称断裂）。临床上以内侧副韧带损伤最多见，并常与交叉韧带损伤、半月板损伤同时发生，称为膝关节损伤三联征。侧副韧带损伤后，表现为局部疼痛、肿胀及皮下瘀血，损伤侧局部局限性压痛，膝关节侧向试验阳性，膝关节内翻或外翻位X线摄片可见关节间隙增宽。

侧副韧带部分损伤的治疗依据损伤程度的不同而异。

1. 侧副韧带部分损伤的治疗

（1）早期一般处理：损伤后早期可采用局部冰敷，抬高患肢。

（2）局部制动固定。

（3）物理疗法：损伤后24~48小时或局部出血停止后，可采用局部温热治疗，如红外线疗法、短波或微波疗法等，恢复期可用音频电疗法、超声波疗法、碘离子导入疗法等。运动疗法对膝关节损伤后的功能恢复，尤其是恢复膝屈伸肌肌力有重要作用，因此在损伤后应尽早开始功能练习。

（4）外用药：用苏氏下肢熏洗药活血化瘀，温热药浴30分钟，每日2次。

（5）苏氏推拿

①常用穴位：伏兔、阴市、梁丘、膝眼、犊鼻、血海、阴陵泉、三阴交、

阿是穴、膝周围。

②手法：按、揉、摩、点、擦等。

③操作方法：术者先指导患者做苏氏吐纳功，以吐故纳新，行气活血，平衡阴阳。然后嘱患者取仰卧位，伤肢伸直并外旋。术者站立于患侧，对于侧副韧带部分撕裂者，初诊时首先予以伸屈一次膝关节，以复位可能有的轻微错位。用苏氏下肢熏洗药活血化瘀，温热药浴30分钟，每日2次。药浴完毕，术者在患肢膝关节两侧及髌上部位施以轻揉、轻摩手法5~10分钟，以活血化瘀，行气止痛。对于后期患者，可施以点穴、按揉、旋转等手法以解除粘连。具体方法：患者仰卧，伤肢伸直，术者在伤肢膝关节上下左右施以按、摩、揉法5~10分钟，接着用右手拇指在伏兔、阴市、梁丘、膝眼、犊鼻、阿是穴及血海、阴陵泉、三阴交穴施以点、按、揉手法，每穴0.5~1分钟，重点在患侧压痛点用掌根按压3~5分钟。最后以搓法、擦法将伤肢膝关节上下部位擦至皮肤发热为度。

2. 侧副韧带完全断裂的治疗 手术修复断裂韧带为最佳方案。

药物治疗：筋断伤者，治宜补肝壮筋、益气养血，方选补筋汤加减。筋脉失养者，治宜补益气血、养血柔筋，方选壮筋养血汤。湿阻筋络者，治宜清利湿热、舒筋活络，方选宣痹汤加减。

五、膝关节髌下脂肪垫损伤

膝关节髌下脂肪垫位于髌骨下面、髌韧带后面与胫股关节之前，主要作用是加强膝关节稳定和减少摩擦。髌下脂肪垫损伤多发生于运动员及膝关节运动较多者。膝关节过度伸展时易发生损伤。主要表现是伸膝痛及髌韧带两侧肿胀与压痛，劳累后症状加重。膝关节屈伸障碍大多不明显。膝过伸试验及髌腱松弛压痛试验阳性，可采用以下方法治疗。

1. 一般处理 症状较明显时，应适当减少膝关节活动量，使局部暂时休息、制动。

2. 物理疗法 可采用局部热敷、短波、超短波及微波电疗法。早期应适当做幅度较小的膝关节屈伸练习，但避免做过度伸膝的动作。当症状有所减轻时，应加强股四头肌肌力练习及膝关节活动范围练习。

六、小腿三头肌损伤

小腿三头肌是腿部后群浅层肌组织，其包括起自股骨内外侧髁的腓肠肌和起始于胫腓骨近端后面的比目鱼肌，后以跟腱止于跟骨结节。小腿三头肌的作用是屈小腿、提足跟、固定踝关节、防止身体的前倾，在人体的站立运动中有着重要的作用。

小腿三头肌损伤，常为肌肉强力收缩的间接暴力伤，如从高处跳下前足着地、肩负过重勉强行走、剧烈奔跑等，多见于体育运动员、搬运工人、杂技演员。直接暴力伤多为利刃、棍棒以及足球运动员的冲撞踢伤，其次是慢性劳损而伤。直接暴力多为肌腹及跟腱部伤。慢性劳损损伤多在肌起止点、肌肉与肌腱联合部。

直接暴力多为急性损伤，伤后即可显示局部肿胀、疼痛、压痛，并有广泛性皮下出血，步行功能障碍，小腿屈曲受限。慢性损伤者肿胀不明显，只自觉局部疼痛，被动牵拉或主动收缩小腿后部肌肉均感觉损伤部位疼痛。X线片可排除骨折损伤。

一般根据外伤史及临床症状和体征，即可做出较明确的诊断。

治疗：小腿三头肌损伤应适当给予休息，减少活动，以利于损伤的修复。严重者可给予托板或石膏托固定。局部给予超短波、电磁波、中药离子透入法治疗等理疗，待症状缓解或可耐受时应用苏氏手法治疗。

1. 擦法 患者俯卧于床上，术者用擦法在大腿下部之后侧至足跟部施术，使之达到舒筋活血、改善局部新陈代谢的营养状态、促进组织修复的作用。

2. 揉法 术者以拇指沿腓肠肌之肌纤维及腱部走行方向进行捋顺，以消肿、止痛，理顺挛缩，消散粘连。

3. 侧击法 术者以双手小鱼际部，手指微分开，对小腿部进行由轻至重的叩击，使之肌肉振动，以加速局部血运，解除局部粘连，促进功能恢复。

对于疼痛明显的部位可局部封闭治疗。保守治疗无效，可考虑手术治疗，术后应加强膝关节功能练习。

七、踝关节韧带损伤

踝关节韧带损伤临床多称为踝关节扭伤，一般分内翻扭伤和外翻扭伤两大类，其中内翻扭伤多见，可发生于任何年龄，青壮年居多。踝关节扭伤的常用治疗方法如下。

1. 冷疗 损伤后即可进行局部冰敷或冰水浸泡，有明显的止血、消肿和镇痛作用。早期切忌揉捏伤区，以免加重损伤的出血。

2. 局部固定、制动 经局部冷疗治疗约半小时后应对患部进行固定。损伤较轻时，采用胶布或弹力绷带固定。外翻损伤采取内翻位固定，内翻损伤则采取外翻位固定，固定时间为2~3周；损伤严重或伴有内外踝撕脱者应采用石膏固定，固定时间为 4~6 周。

3. 其他物理治疗 损伤后 24~48 小时即可开始物理治疗。早期选用小剂量的温热疗法，如红外线疗法、蜡疗法等，还可应用有明显止痛、消肿作用的低中频电疗法、磁疗法；若不便打开固定物时可选用温热的超短波或微波疗法；恢复期用超声波疗法、音频电疗法。损伤后 2~3 天开始做关节主动活动及局部手法按摩，有止痛、消肿和防止粘连的作用，还有助于踝关节功能的早期恢复；若进行石膏固定，固定拆除后即可做恢复踝关节功能的练习，其中应包括做踝关节内翻、外翻练习，同时应用本院下肢熏洗药，可舒筋活络。有条件的也可借助于四肢关节等速训练仪做踝关节功能训练。

八、跟腱损伤

跟腱损伤包括跟腱周围炎和跟腱断裂。前者多因跑跳过多导致局部劳损致伤，损伤后跟腱疼痛、局部压痛，尤其在跑跳时更明显，慢性累积性损伤者，可触及跟腱呈梭形变粗、变硬。跟腱断裂可分为开放性和闭合性两种，有明显外伤或在突然剧烈运动后出现跟部剧痛，足屈伸活动受限视损伤程度而定，如跟腱完全断裂时，足不能主动跖屈。

轻度跟腱损伤的治疗原则是局部制动休息，可积极进行物理治疗和功能锻炼以改善症状，促进功能恢复，其方法为穿高跟鞋或用黏膏支持带将踝关节保持在稍跖屈的位置，辅以物理治疗（蜡疗、超声波疗法及局部按摩），症状较重者亦可行跟腱周围局封治疗。同时口服本院中药活血化瘀止痛丸，活血止痛续筋。在做上述治疗的同时也应加强踝关节功能练习。

跟腱完全断裂时或保守治疗无效的跟腱周围炎应采取手术治疗，术后用石膏托固定 3 周。固定拆除后做蜡疗、水疗及踝关节功能练习。术后 6 周可开始持重，逐渐进行跟腱被动牵伸，3 个月后可恢复正常跑跳。

九、跟痛症

跟痛症是指多种慢性疾患所致跟部周围疼痛，尤其是跟骨跖面疼痛多见，行走时足跟部不能着地。本症的发生与组织长期累积性损伤和退化有密切的关系，常见的病因有足跟脂肪垫炎或萎缩、跖筋膜炎、跟骨骨刺。

1. 分类 临床上一般可分为如下 3 类。

（1）跟后痛：主要有跟后滑囊炎、跟腱止点撕裂伤、痹证性跟痛症。

（2）跟下痛：主要有跖腱起点筋膜炎、跟骨下滑囊炎、跟骨脂肪垫炎、肾虚性跟痛症。

（3）跟骨病：跟骨本身的疾病，如跟骨骨髓炎、骨结核，偶尔也是良性肿瘤或恶性肿瘤的易患部位。

2. 治疗　跟痛（前两类）常用的治疗方法如下。

（1）一般治疗：急性期疼痛较重者，应休息，少活动，减少患足负重，鞋底内放置软足跟垫，尤其是跟部中间偏内侧挖空的厚软橡皮海绵足跟垫有助于缓解对炎症的刺激，缓解疼痛。

（2）局部封闭治疗：可用确炎舒松-A与利多卡因混合液2mL做局部注射，每周1次，如操作方法正确，1~3次即可。

（3）物理治疗：可应用局部热敷、高频电疗、激光及超声波治疗法等。

（4）手法治疗：用较重手法每天按摩足跟部1~2次，以达到促进局部血液循环、松解粘连的目的。

（5）功能锻炼：疼痛已缓解，应指导患者进行下肢功能练习，以增强下肢关节活动范围及肌力。进行跟部的负重训练，逐渐增加负重行走时间和距离。

3. 苏氏推拿

（1）常用穴位：跗阳、昆仑、丘墟、金门、仆参、中封、太冲、照海、申脉、足跟部。

（2）手法：点、按、摩、揉、擦、一指禅推、拨、擦等。

（3）操作方法：术者先指导患者做苏氏吐纳功，以吐故纳新，行气活血，平衡阴阳。然后嘱患者取俯卧位，患肢屈膝90°，足底向上。术者左手握患肢踝关节处，以稳定患足，右手以摩揉法、劈法施术于足跟部周围5~10分钟，以行气活血，散瘀止痛。接着用右手拇指施一指禅推法，自足跟部沿跖筋膜反复推数遍后，点、按、揉跗阳、昆仑、丘墟、金门、仆参、中封、太冲、照海、申脉穴，每穴0.5~1分钟，以患者有酸胀麻感为佳。同时配合弹跖筋膜，跟骨压痛点用掌擦法，以局部皮肤透热为度。然后施以理筋法。患者取俯卧位，术者从患侧小腿腓肠肌起至跟骨基底部，自上而下施以按、摩、推手法3~5分钟，再用双手捏揉3~5分钟，以促进跟骨局部的血液供应，使其产生热胀与轻松感。手法治疗术后，用苏氏下肢熏洗药活血化瘀，温热药浴30分钟，每日2次。

4. 药物治疗　凡属气滞血瘀者，治宜活血舒筋、温经止痛、化瘀消肿，方选当归鸡血藤汤、桃红四物汤加减。痹证性跟痛，治宜祛风除湿、通经止痛，方选独活寄生汤加减。若疼痛较重者，可加用制川乌、红花，以助搜风通络、活血止痛之效；寒邪偏重者，可加用附子、干姜；湿邪重者可加防己、苍术。正气未虚者，可酌减白芍、地黄、人参。肾虚性跟痛者，在治疗久病虚亏之体的同时可加服六味地黄丸或金匮肾气丸，以补肾阴肾阳，强筋壮骨。

经上述各种治疗无效者，可考虑手术治疗。常用的手术方法有跟骨骨刺及滑囊切除术等。

十、跖管综合征

跖管综合征是指胫后神经及经过踝关节内侧之纤维骨性隧道的胫后肌腱等受压而产生的综合征。跖管系踝关节内侧之纤维骨性隧道，长 2~2.5cm，其顶部由屈肌支持带组成，起于内踝尖，向下向后止于跟骨内侧骨膜，现代医学称之为分裂韧带。跖管内有胫后肌、屈趾长肌腱、胫后血管、胫后神经以及屈拇长肌腱，肌腱周围有腱鞘，在神经、血管和肌腱之间有纤维间隔和少量脂肪、结缔组织。胫后神经通过内踝后面，在屈肌支持带下面发出 1~2 跟支，供应足内侧皮肤。经胫后神经通过跖管后发出的跖内侧神经，则支配外展拇肌、5 个屈趾短肌、第 1 蚓状肌、屈拇屈趾内侧 3 个半脚趾的感觉。跖外侧支潜入外展拇肌深面，通过屈拇长肌腱旁纤维弓，然后经过足跖面，支配跖方肌、外展小趾肌和外侧的一个半足趾的感觉。故从上述的局解情况来说，若胫后神经在跖管内受压，可产生 3 个分支的相应症状。

本病主要发生于青壮年，年龄在 15~30 岁。男性多见，多数为从事体力劳动或体育运动者。

产生本症的主要病因是踝部扭伤，骨折畸形愈合；或局部的慢性劳损，产生腱鞘炎；或由于足的外翻畸形，以致分裂韧带紧张性增加，加深了对胫后神经、肌腱等的压迫。上述的种种原因均可造成腱鞘水肿、充血，鞘壁增厚，使管腔相对变窄，压迫管内胫后神经而产生跖管综合征。轻者常在行走、久站或劳累后，胫骨内踝下方有不舒服的感觉，局部有压痛。较重者，足底部和跟骨内侧出现感觉异常或麻木，跖管部有梭形肿块，叩压可引起明显疼痛，并可向足底放射，足趾可有皮肤发亮、汗毛脱落、少汗等自主神经功能紊乱的征象，甚或有足部内在肌的萎缩现象。

本病表现主要为足底和足跟内侧疼痛、麻木，劳累后明显，休息后减轻。甚者足底灼痛，行走后加重，皮肤干燥，汗毛脱落，无汗，或胫后神经支配区的足内在肌萎缩，跖管部叩击痛，踝关节过度背伸、足外翻时可使疼痛加剧。晚期 X 线摄片可发现距骨内侧有明显的骨疣形成。化验检查无阳性结果。常用的治疗方法如下。

1. 理疗 发病初期，可选用超短波、电磁疗等，也可配合针灸、肢体抬高等方法。

2. 苏氏推拿

（1）常用穴位：解溪、太溪、丘墟、照海、金门、内踝至足跟部。

（2）手法：点、按、揉、一指禅推、弹拨、摇、擦等。

（3）操作方法：术者先指导患者做苏氏吐纳功，以吐故纳新，行气活血，平衡阴阳。然后嘱患者取仰卧位，患肢外旋，内踝向上。术者左手握持患肢小腿踝上部，用右手拇指指腹点、按、揉解溪、太溪、丘墟、照海、金门穴，每穴 0.5~1 分钟，接着用一指禅推法自内踝上下、两侧至足跟，重点在跗管及内踝下方屈肌腱支持带反复施术 5~10 分钟，以通经活血，化瘀消肿，行气止痛，降低跗管内压力。在此基础上施以弹拨法。患者仍取仰卧位，术者先用右手小鱼际部以擦法于内踝下方屈肌腱支持带施术 1~2 分钟，再以轻巧快速的弹拨法从内踝后方沿肌腱行走路线至足弓部施术。弹拨要于肌腱呈垂直方向进行。同时可配合踝关节的内翻、外翻、拔伸、摇法 5~10 分钟。以进一步疏理肌筋，畅通气血，松解粘连，而达消肿、减压、止痛的目的。最后从足弓至肌腱方向施以擦法，以局部皮肤透热为度。手法治疗后，用苏氏下肢熏洗药活血化瘀，温热药浴 30 分钟，每日 2 次。

3. 药物治疗　气滞血瘀者，治宜活血化瘀、行气导滞，方选活血舒筋汤加减。肝血不足者，治宜滋养肝血、和营通痹，方选四物汤合黄芪桂枝五物汤加减。

4. 封闭疗法　可选用当归红花注射液 2mL 或确炎舒松-A 注射液 2mg 加 1%普鲁卡因 2mL，做跗管内注射，每周 1~2 次，2~3 周为 1 个疗程。

5. 手术治疗　经过上述保守治疗 1~2 个月仍无好转者，可考虑手术治疗。手术可在局麻下由胫骨踝后方做弧形切开。部分患者在胫后神经的深面有骨性隆起，可游离胫后神经，并向后拉开，切开关节囊，将骨隆起凿去，并切除部分分裂韧带。折线后可配合中药外洗，促进功能恢复，减少局部的术后粘连。

后　记

　　有关整理海城正骨——苏玉新学术思想与临床经验，海城市正骨医院近30年来陆续编撰了一些学术专著。为纪念国家级名老中医药专家苏玉新主任医师逝世三周年，缅怀他对我国中西医结合微创骨科的卓越贡献，系统总结海城正骨的学术思想和临床经验，经过传承人两年多的收集整理编撰此书，并在中国中医药出版社支持下予以出版，可以说是现代中医骨伤科流派传承的一件大事。

　　苏玉新主任医师创建了海城正骨，即海城苏氏正骨。他为骨伤科事业倾注了毕生心血和精力，为弘扬他对中西医结合骨伤科事业的卓越贡献，2018年7月，苏玉新的长子、苏氏正骨第三代传承人苏继承主任医师倡议，拟编纂全面体现苏玉新主任医师学术思想和临床经验的专著，系统介绍苏氏正骨手法、治疗骨折的经验以及与骨折复位固定器疗法结合的基础理论、临床治疗体系和技术方法等基础研究成果，进行抢救性的挖掘整理。从历史资料出发，重点阐述苏玉新在中医正骨及中西医结合骨科领域的学术成就，系统介绍苏氏正骨"四法"的基础理论、临床治疗方案以及实用技术，志在向从事中医正骨与微创骨科等领域的临床医生、科研和教学人员、医学生提供一部全面的专业参考书，也为中西医结合骨科的发展方向和道路提供一部翔实的参考资料。与此同时，本书有幸列入中国中医药出版社的选题计划。在此期间，主编苏继承多次召开编委会，系统研究编写方案，制定编写大纲，进行修改校对等，力争将本书打造成一部学术精品，以造福广大骨伤科工作者及患者。

　　世界中医药学会联合会骨伤专业委员会主委、中国中医科学院骨伤科研究所首席研究员孙树椿教授曾经指出：目前的中医理论体系与诊疗方法在骨伤科临床的应用弱化。中医整体观念、四诊八纲、辨证诊治的理论方法不同程度被忽略。具有简、便、廉效用的骨伤科诊疗方法，如中药、手法、夹板等，由于市场经济的冲击，没有得到有效的传承和保护。具有中医特色的学术越来越少，使得中医的服务人群和服务范围逐渐缩小。不少地方的中医骨伤科门诊量减少。骨伤科门诊就诊者多是软组织疾病或退行性病变引起的疼痛症状，很少有新的骨折患者来就诊。中医骨伤医师难得有机会遇到骨折患者，很多是一些骨裂等稳定性骨折，而且大多是用石膏固定的，很少会选用夹板固定。中医药大学的骨伤科大学生们也面临书本知识与实践脱节的问题。由于中医药大学的骨伤科老教材内容比较陈旧，加之临床见习很少见到具有传统中医骨伤特色与优势体系的内容，使得书本知识常常与实践脱节，名副其实的中医骨伤科人才明显不足。

孙树椿教授指出：但是，我们仍然要看到中医骨伤科的技术优势。中医骨伤科医生兼收并蓄，在发展过程中积累了丰富的正骨经验和治疗手段，针对目前的退行性和老年性疾病也探索出一系列有效的治疗方法，并在全国推广，如对颈椎病、腰间盘突出症等采用手法治疗。因此，中医骨伤在治疗技术上有明显的优势，推动了骨伤科不断发展壮大。

我们还具备团队优势：在中医骨伤科悠久发展历史中，形成了自己丰富的理论体系，锻造出了一代代骨伤科大家，他们通过不断传承与发展，逐渐形成了骨伤科稳固而强大的团队力量。社会各界骨伤科人士为骨伤科事业添砖加瓦，极大丰富并促进了骨伤科的快速发展，扩大了市场优势，骨伤科的迅速发展也促进了骨伤科医疗器械市场的蓬勃发展，骨科设备器械在整个医疗器械市场所占份额逐年增长，这也在一定程度上促进了国产品牌企业的发展壮大，并反过来促进中医骨伤科临床技术水平的提高。

承蒙中国中医药出版社郝胜利编审、李昆编辑等多次指导修改，使该书得以顺利出版。感谢长春中医药大学附属医院著名专家、国医大师刘柏龄教授和天津中医药大学博士生导师、天津医院交通创伤研究所所长金鸿宾教授作序。

编　者